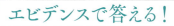

女性診療で必要な栄養素サプリメントの知識90

エビデンスで答える！

編集

岩佐 武
徳島大学医学部
産科婦人科学分野教授

黒田恵司
杉山産婦人科丸の内院長

小谷友美
名古屋大学医学部附属病院
総合周産期母子医療センター
生殖周産期部門病院教授

太田邦明
川崎医科大学産婦人科学
特任准教授

MEDICAL VIEW

本書では，厳密な指示・副作用・投薬スケジュール等について記載されています
が，これらは変更される可能性があります。本書で言及されている薬品につ
いては，製品に添付されている製造者による情報を十分にご参照ください。

Evidence-based Knowledges of Nutrients and Supplements
Required for Women's Health Care
（ISBN978-4-7583-2353-6C3047）

Editors: IWASA Takeshi, KURODA Keiji, KOTANI Tomomi, OTA Kuniaki

2025.4.1 1st ed

©MEDICAL VIEW, 2025
Printed and Bound in Japan

Medical View Co., Ltd.
2-30 Ichigayahonmuracho, Shinjyukuku, Tokyo, 162-0845, Japan
E-mail ed@medicalview.co.jp

序　文

　私たちの身体は，さまざまな栄養素を適切に摂取し，同化することで機能を維持しおり，蛋白質，糖質，脂質，ビタミン，ミネラルなどの栄養素がバランスよく補給されなければ，生命活動を持続することさえ困難になる。そのため，医療現場においても，栄養管理が治療の根幹を成すとされており，「医学の父」ヒポクラテス（紀元前460年～紀元前370年頃）は『食べ物で治せない病気は，医者でも治せない』（ヒポクラテス全集）（Iniesta I.BMJ.2024）と記し，近代看護の創始者フローレンス・ナイチンゲール（1820年5月12日～1910年8月13日）は『看護にとって2番目に重要な分野として栄養（「食事を摂ること」）である』と述べている（NIGHTINGALE, Florence. *Notes on nursing*：*What it is, and what it is not.* Lippincott Williams & Wilkins, 1992）。しかし，日本の医学教育では栄養学を学ぶカリキュラムがほとんど組まれておらず，多くの医学生の初学書である「内科学」（医学書院）では約3,000ページのうち栄養に関する内容は3ページしか収載されていない。さらに，女性診療の一つである産科学の教科書「ウィリアム産科学」では1,626ページ中に栄養に関する内容は6ページしか記載がない。このような状況から，いかに栄養学を医学と併せて学ぶことが難しいのかが理解できる。

　近年のガイドラインの普及により，医療の均てん化が図られているが，前述のごとく日本の医療人は栄養介入が不慣れであり，ガイドラインにもほとんど記載がないため，実臨床においては，食事による「栄養素」の摂取，ならびに栄養素を補助的に摂取するための「サプリメント」は患者主導で介入されることが多い。「栄養素」「サプリメント」は病気の予防や治療効果への補完が期待でき，患者のQOL（quality of life；生活の質）の向上につながることから，医療の質そのものを高めるうえで，無視できない基盤であることは間違いない。もちろん「栄養素」「サプリメント」は万病に効く薬ではないが，適切な栄養介入は多くの疾患に対して何らかの効果が期待できるため，その知識を得ることはガイドラインにとどまらないプラスアルファの臨床的な技術に直結する可能性がある。

　しかし，我々は患者主導で実践されている栄養介入に関して，患者本位で済ましてしまい，質問されたときに答える術を持たずに来たのではないだろうか。そのような現場での声を反映し，実際に臨床の現場で多用されている栄養素・サプリメントを患者主導ではなく，医療者主導でエビデンスを背景に，より高いレベルの医療を実践するための一助として本書を制作した。繰り返しになるが「栄養素」「サプリメント」は薬ではないので，薬を越える薬効はない。しかしながら，各執筆者が提示したエビデンスに基づいて推奨することは臨床医として新しい視野・技術を得ることになるはずであり，外来の診察室に本書を置き，日々の診療に役立てていただければ幸いである。

　最後に，本書を発刊にあたり，第一線で活躍する医師49名に，日々の忙しい臨床のなかで真摯に執筆していただきましたこと，この場を借りて深謝させていただきます。また，企画段階からご尽力いただいたメジカルビュー社浅見直博氏に甚大なる敬意を表します。

　本書が女性診療に携わる医師・助産師・看護師・薬剤師などの医療者に広く活用され，栄養素・サプリメントの活用により目の前の患者の健康福祉の向上に役立つことを願っております。

　2025年2月吉日

太田邦明
岩佐　武
黒田恵司
小谷友美

CONTENTS

序文 3

Ⅰ 栄養素・サプリメント編

基礎知識

Q.1 安心してサプリメントを使いたいのですが，どうすればよいですか？ 14

Q.2 栄養素とサプリメントの違いは何ですか？
サプリメントを信じて大丈夫ですか？ 17

Q.3 妊娠を考えるときのサプリメントの選び方を教えてください。 20

Q.4 栄養やサプリメントに対するFIGO（国際産婦人科連合）の
世界的取り組みについて教えてください。 23

Q.5 DOHaD説からみた妊娠中のサプリメントはどういうものか教えてください。 26

生殖医療（不妊・周産期）

●ビタミンA

Q.6 ビタミンAの作用機序を教えてください。 34

Q.7 美容のためにビタミンAサプリメントを摂っていますが，
妊娠にとって何が問題なのですか？ 37

Q.8 妊娠中のビタミンA摂取について教えてください。 40

●葉酸（ビタミンBを含む）

Q.9 葉酸サプリメントの作用機序を教えてください。 42

Q.10 食事でしっかり葉酸を摂れば，葉酸サプリメントは必要ないですか？ 46

Q.11 葉酸は神経管閉鎖障害の予防になると聞きましたが，
いつから飲んだらよいですか？ 49

Q.12 プレコンセプションケアで葉酸を摂るようにいわれましたが，
いつから飲んだらよいですか？ 52

Q.13 不妊クリニックで葉酸を勧められましたが，妊娠できるようになりますか？ 57

Q.14 葉酸にマルチビタミンが入っていますが，問題ないですか？ 61

Q.15 売っている葉酸サプリメントの含有量が異なりますが，
どのくらい摂取したらよいですか？ 65

CONTENTS

Q.16 妊娠中も葉酸サプリメントは摂ったほうがよいですか？ ……………… 68

COLUMN ▶ 妊娠中の葉酸摂取量について ………………… 72

Q.17 胎盤関連産科合併症（PMPC）の予防と葉酸の関係を教えてください。 ………… 76

COLUMN ▶ 葉酸による胎盤関連産科合併症（PMPC）への予防効果 ……… 78

Q.18 男性不妊でも葉酸は摂取するべきですか？ …………………………… 79

● ビタミンD

Q.19 ビタミンDの作用機序を教えてください。 …………………………… 82

Q.20 ビタミンDが不足すると妊娠にどのように影響しますか？ ……………… 85

Q.21 ビタミンDの摂取方法とメリットとデメリットを教えてください。 ……… 88

Q.22 妊娠中もビタミンDを摂ったほうがよいですか？
子供への影響はありますか？ ……………………………………… 91

Q.23 男性不妊でもビタミンDを摂取するべきですか？ …………………… 93

● ビタミンE

Q.24 ビタミンEの作用機序を教えてください。 …………………………… 95

Q.25 ビタミンEの不妊症への効果を教えてください。 …………………… 97

Q.26 ビタミンEは子宮内膜にどのような影響を与えるのでしょうか？ ……… 100

● メラトニン

Q.27 不妊クリニックでメラトニンを勧められましたが，
摂取する意味を教えてください。 ……………………………… 103

● DHEA

Q.28 卵巣機能が低下していて，DHEAのサプリメントを勧められました。
どれくらい効果がありますか？ ……………………………… 106

Q.29 DHEAの内服方法と副作用を教えてください。 …………………… 108

● コエンザイムQ10

Q.30 卵巣機能が低下していて，コエンザイムQ10のサプリメントを勧められました。
どれくらい効果がありますか？ ……………………………… 110

Q.31 コエンザイムQ10の内服方法と副作用を教えてください。 ………… 112

Q.32 男性不妊症でもコエンザイムQ10を摂取するべきですか？ ………… 114

● レスベラトロール

Q.33 卵巣機能が低下していて，レスベラトロールのサプリメントを勧められました。
どれくらい効果がありますか？ ……………………………… 117

Q.34 レスベラトロールの内服方法と副作用を教えてください。 ………… 120

●ラクトフェリン＋プロバイオティクス

Q.35 子宮内フローラとは何でしょうか。不妊治療中の子宮内フローラ異常の影響と
治療についても，教えてください。 ……………………………………… 123

Q.36 妊娠中もラクトフェリン＋プロバイオティクスを摂取するべきですか？ ……… 126

●ミオイノシトール

Q.37 多嚢胞性卵巣症候群と診断され，ミオイノシトールを勧められましたが，
その理由を教えてください。 ……………………………………………… 129

Q.38 体外受精中にミオイノシトールを摂取していますが，
その理由を教えてください。 ……………………………………………… 131

●アスタキサンチン

Q.39 不妊治療で通院中ですが，酸化ストレスが高いといわれ，
アスタキサンチンを勧められましたが，その理由を教えてください。 …… 133

Q.40 精液検査の結果から，アスタキサンチンを勧められましたが，
その理由を教えてください。 ……………………………………………… 136

●L-カルニチン

Q.41 体外受精がなかなかうまくいかなくて，L-カルニチンを勧められましたが，
その理由を教えてください。 ……………………………………………… 141

Q.42 精液検査の結果から，L-カルニチンを勧められましたが，
その理由を教えてください。 ……………………………………………… 144

●アルギニン

Q.43 精液検査の結果から，アルギニンを勧められましたが，
その理由を教えてください。 ……………………………………………… 149

●亜鉛，鉄，銅（重金属として）

Q.44 不妊症で通院中です。亜鉛を勧められましたが，その理由を教えてください。 … 151

Q.45 不妊症で通院中です。鉄を勧められましたが，その理由を教えてください。 …… 155

Q.46 男性不妊症で亜鉛を勧められましたが，その理由を教えてください。 ……… 158

Q.47 不妊症に銅を摂取することに効果はありますか？ ……………………… 161

Q.48 妊娠中に鉄を摂るようにいわれましたが，その理由を教えてください。 …… 164

Q.49 妊娠中に亜鉛を摂取するべきでしょうか？ ……………………………… 167

Q.50 妊娠中に銅を摂取することにはどのような意味がありますか？ ………… 170

●オメガ3脂肪酸

Q.51 妊娠中にオメガ3脂肪酸を摂取する意味を教えてください。 …………… 172

CONTENTS

女性医学（女性ヘルスケア）

●S-エクオール

Q.52 友達がS-エクオールで若返ったといっていましたが，
摂ったほうがいいですか？ ………………………………………………… 175

Q.53 更年期障害でS-エクオールを勧められましたが，意味はありますか？ ………… 177

●ビタミンE

Q.54 更年期障害でビタミンEを摂取している友人がいました。
摂ったほうがいいですか？ ………………………………………………… 180

Q.55 ビタミンEがPMSに効くって本当ですか？ …………………………………… 182

●レスベラトロール

Q.56 アンチエイジングを目的としてレスベラトロールを摂取している友人がいました。
摂取して効果は期待できますか？ ………………………………………… 186

●イソフラボン

Q.57 アンチエイジングでイソフラボンを摂取している友人がいました。
摂ったほうがいいですか？ ………………………………………………… 189

●ビタミンB

Q.58 アンチエイジングでビタミンBを摂取している友人がいました。
摂ったほうがいいですか？ ………………………………………………… 192

COLUMN ▶ 注目のサプリメントNMNもビタミンB ……………………………195

COLUMN ▶ 神経管閉鎖障害を予防するための葉酸強化政策の副次効果？ ………………195

●ビタミンC

Q.59 アンチエイジングで高濃度ビタミンC点滴をしていますが，
エビデンスはありますか？ ………………………………………………… 197

●ビタミンD（カルシウムも含む）

Q.60 骨を強くしたいのですが，カルシウム以外に摂ったほうがよい栄養素は
ありますか？ ……………………………………………………………… 201

Q.61 骨を強くするために，薬局でビタミンDのサプリメントを勧められました。
なぜですか？ ……………………………………………………………… 207

Q.62 アンチエイジングにビタミンDは効果がありますか？
摂ったほうがいいですか？ ………………………………………………… 211

●鉄（ヘム鉄を含む）

Q.63 貧血気味で鉄のサプリメントを勧められましたが，その理由を教えてください。 …… 214

● DHEA

Q.64 アンチエイジングでDHEAを摂取している友人がいました。
摂ったほうがよいですか？ ··· 217

● アスタキサンチン

Q.65 アンチエイジングでアスタキサンチンを摂取している友人がいました。
摂ったほうがよいですか？ ··· 220

Ⅱ 疾患編

生殖医療

Q.66 PCOSにエビデンスがあるサプリメントはありますか？ ················ 224

Q.67 不育症にエビデンスがあるサプリメントはありますか？ ················ 228

Q.68 着床不全にエビデンスがあるサプリメントはありますか？ ·············· 233

Q.69 子宮内膜が厚くならないときにエビデンスがあるサプリメントはありますか？ ··· 237

Q.70 卵巣機能が低下したときにエビデンスがあるサプリメントはありますか？ ········ 241

Q.71 体外受精，顕微授精がうまくいかないときにエビデンスがあるサプリメントは
ありますか？（女性編）··· 244

Q.72 排卵障害にエビデンスがあるサプリメントはありますか？ ·············· 247

Q.73 不妊治療中には，どんな食事をしたらよいですか？ ···················· 250

女性医学

Q.74 子宮内膜症に対してエビデンスがあるサプリメントはありますか？ ········· 256

Q.75 ホットフラッシュに対してエビデンスがあるサプリメントはありますか？ ······ 260

Q.76 骨粗鬆症予防にエビデンスがあるサプリメントはありますか？ ············ 263
　　COLUMN ▶ 骨粗鬆症予防に有用な健康食品 ·······················265

Q.77 更年期障害にエビデンスがあるサプリメントはありますか？ ············· 267

Q.78 尿漏れにエビデンスがあるサプリメントはありますか？ ················· 270

Q.79 PMSに対してエビデンスがあるサプリメントはありますか？ ············ 272

男性不妊

Q.80 男性不妊に対してエビデンスがあるサプリメントはありますか？ ·········· 275

Q.81 性機能障害に対してエビデンスがあるサプリメントはありますか？ ········· 278

Q.82 精液所見を向上させるためにエビデンスがあるサプリメントはありますか？ ····· 282

CONTENTS

周産期

Q.83 早産予防にエビデンスがあるサプリメントはありますか？ ································· 286

Q.84 妊娠高血圧腎症の予防にエビデンスがあるサプリメントはありますか？ ··········· 290

Q.85 妊娠糖尿病の予防にエビデンスがあるサプリメントはありますか？ ··············· 294

Q.86 妊婦にお勧めしたいサプリメントはありますか？ ································· 299

Q.87 つわりの軽減に効果があるサプリメントはありますか？ ···················· 304

Q.88 地中海食（Mediterranean diet）が妊娠中に良いのだとテレビでみましたが，
理由を教えてください。 ··· 307

Q.89 エコチル調査からわかってきた，栄養からみたプレコンセプションケアについて
教えてください。 ··· 313

Q.90 友人の子どもに生まれつきの病気があったみたいで，葉酸を飲んでいなかった
ことを後悔していましたが，これから妊娠を考えている私にできることはあり
ますか？ ··· 316

索引 ··· 319

執筆者一覧

●編集

岩佐　武	徳島大学医学部産科婦人科学分野教授
黒田恵司	杉山産婦人科丸の内院長
小谷友美	名古屋大学医学部附属病院総合周産期母子医療センター生殖周産期部門病院教授
太田邦明	川崎医科大学産婦人科学特任准教授

●執筆者一覧

岩佐　武	徳島大学医学部産科婦人科学分野教授
太田邦明	川崎医科大学産婦人科学特任准教授
黒田恵司	杉山産婦人科丸の内院長
福岡秀興	千葉大学予防医学センター客員教授，早稲田大学ナノライフ創新研究機構招聘研究員
津田弘之	日本赤十字社愛知医療センター名古屋第一病院第二産婦人科部長，総合周産期母子医療センター長
下屋浩一郎	川崎医科大学産婦人科学主任教授
松山毅彦	医療法人社団厚仁会厚仁病院理事長
谷垣伸治	杏林大学医学部産科婦人科学教室教授，総合周産期母子医療センター長
小林千絵	杏林大学医学部産科婦人科学教室助教
阪口響子	杏林大学医学部産科婦人科学教室
小川誠司	藤田医科大学羽田クリニックリプロダクションセンター准教授
伊藤由美子	日本赤十字社愛知医療センター名古屋第一病院産婦人科医長
竹島徹平	横浜市立大学附属市民総合医療センター生殖医療センター泌尿器科，診療講師
湯村　寧	横浜市立大学附属市民総合医療センター生殖医療センター泌尿器科部長，診療教授
田村博史	山口県立総合医療センター産婦人科診療部長
小宮　顕	亀田IVFクリニック幕張泌尿器科部長，亀田総合病院泌尿器科部長
廣田　泰	東京大学大学院医学系研究科産婦人科学講座教授
平塚大輝	東京大学大学院医学系研究科産婦人科学講座
大槻克文	昭和医科大学江東豊洲病院産婦人科教授，周産期センター長
鍋田基生	つばきウイメンズクリニック理事長・院長
高江正道	聖マリアンナ医科大学産婦人科学教授
鈴木　直	聖マリアンナ医科大学産婦人科学主任教授
中島　章	福岡ARTクリニック院長
瀬山理恵	順天堂大学医学部産婦人科学講座助教
牧野真太郎	順天堂大学医学部附属浦安病院産婦人科教授

今井健史	名古屋大学大学院医学系研究科産婦人科学准教授
内田季之	常葉大学健康科学部看護学科基礎医学教授
永松　健	国際医療福祉大学医学部産婦人科学教授（代表）
小川真里子	福島県立医科大学ふくしま子ども・女性医療支援センター特任教授
平池　修	東京大学大学院医学系研究科産婦人科学講座准教授
岩見菜々子	神谷レディースクリニック診療部長
善方裕美	よしかた産婦人科院長／横浜市立大学医学部産婦人科客員准教授
北島百合子	長崎大学病院産婦人科講師
丸山哲夫	杉山産婦人科生殖内分泌・遺伝・内視鏡診療部長
川井清考	亀田 IVF クリニック幕張院長
髙橋俊文	福島県立医科大学ふくしま子ども・女性医療支援センター教授
甲賀かをり	千葉大学大学院医学研究院産婦人科学講座教授
宮下真理子	フェニックスアートクリニック生殖医療医長
倉林　工	新潟市民病院産科部長
今井　伸	SRH ケアクリニック静岡院長
藤﨑　明	聖隷浜松病院泌尿器科主任医長
辻村　晃	順天堂大学医学部附属浦安病院泌尿器科教授
米田德子	富山大学学術研究部医学系産科婦人科学助教
牛田貴文	名古屋大学大学院医学系研究科産婦人科学講師
春日義史	慶應義塾大学医学部産婦人科講師
小谷友美	名古屋大学医学部附属病院総合周産期母子医療センター生殖周産期部門病院教授
成瀬勝彦	獨協医科大学産科婦人科学教室主任教授
最上晴太	京都大学医学部附属病院総合周産期母子医療センター講師
経塚　標	一般財団法人太田綜合病院太田西ノ内病院産婦人科医長
下地一彰	国際医療福祉大学医学部教授，国際医療福祉大学成田病院脳神経外科

I

栄養素・サプリメント編

Q.1

基礎知識

安心してサプリメントを使いたいのですが，どうすればよいですか？

Answer

　現在，さまざまな健康障害に対して数多くのサプリメントが使用されています。一方，サプリメントによって得られる効果やその根拠（エビデンス）を十分理解しないまま使用されているケースも多々見受けられます。サプリメントの効果について色々な意見がありますが，同じ「効果がある」，「効果がない」でも，個人の体験談や著名人の感想によるものと，科学的手法に基づくものとでは信頼性が異なります。安心してサプリメントを使用するためには，エビデンスレベルの高い情報，具体的には複数の質の高い研究を包括する情報に触れることが必要です。

Point

- 巷にはサプリメントに関する情報が満ち溢れており，使用者本人がこれらのなかから信頼性のあるものを選択することは困難な状況にある。過去に行われた調査では，対象者の半数程度がサプリメントの使用経験ありと回答したが，サプリメントに関する知識を有する割合は30%程度にとどまっていた。また，個人の体験談や効果を示す謳い文句を参考にしている場合が多いこともわかった。
- このような状況であるからこそ，医療者には科学的根拠に基づく信頼性の高い情報を提供することが求められている。そのためには，質の高い複数の研究論文を包括的に検証することで，科学的見地からサプリメントの効果について評価する必要がある。

　　サプリメントは統合医療の一種と位置付けられており，特定成分が効率的に摂取できるものを指す。厚生労働省の「統合医療」のあり方に関する検討会において，サプリメントや「健康食品を利用したことがある」割合は50%前後で，他の方法に比べて利用の割合が高いことが示されている（表1）[1]。

　　サプリメントを使用する際は，含まれている成分や効果に関するエビデンスを知っておくことが重要だが，実際には十分な知識がないまま使用されているケースが散見される。厚生労働省の「統合医療」のあり方に関する検討会において，一般の方々のうちサプリメントについて「わかっている」割合は30%程度と低く，50%近くは「わかっていない」と認識していることが示されている（表2）[1]。

基礎知識

表1 医療機関以外で提供されている各種療法に対する認識

	利用したことがあり，現在も利用することがある	以前利用したが，現在は利用をやめた	利用したことがない	覚えていない，わからない
サプリメント・健康食品	33.8%	19.5%	45.8%	1.0%
各種マッサージ	13.0%	24.3%	62.0%	0.8%
整体	10.4%	25.8%	63.0%	0.7%
温泉療法	9.0%	8.1%	81.0%	2.0%
アロマテラピー	8.4%	8.7%	81.4%	1.6%
漢方（医療機関で処方されるもの以外）	7.1%	15.1%	75.7%	2.0%
はり・きゅう	5.6%	21.4%	72.2%	0.8%
ヨガ	5.3%	10.4%	82.7%	1.6%
骨つぎ・接骨	4.5%	18.3%	75.0%	2.1%
カイロプラクティック	4.5%	14.9%	79.1%	1.5%
磁気療法	3.9%	9.2%	84.4%	2.5%
森林テラピー	3.2%	3.0%	91.2%	2.5%
音楽療法	3.1%	2.1%	92.2%	2.6%
食事療法	2.4%	3.3%	92.4%	1.8%
温熱療法	1.6%	4.8%	90.8%	2.7%
気功	1.1%	4.4%	92.5%	1.9%
断食療法	0.8%	3.2%	94.2%	1.8%
アーユルベーダ	0.8%	1.6%	94.0%	3.6%
ホメオパシー	0.4%	0.9%	94.7%	4.0%
その他	0.3%	0.1%	83.0%	16.5%

（厚生労働省「統合医療」のあり方に関する検討会：これまでの議論の整理，2013年2月より作成）

表2 医療機関以外で提供されている各種療法に対する認識

	療法についてわかっている	療法についてわかっていない	どちらでもない
マッサージ	40.5%	41.4%	18.1%
漢方薬	34.2%	44.9%	20.9%
サプリメント	31.4%	47.3%	21.2%
整体	24.2%	42.8%	33.0%
カイロプラクティック	18.1%	41.7%	40.2%
磁気療法	15.3%	45.3%	39.4%
温熱療法	10.4%	38.1%	51.6%
アーユルベーダ	8.9%	34.2%	56.9%
ホメオパシー	5.5%	27.7%	66.8%

（厚生労働省「統合医療」のあり方に関する検討会：これまでの議論の整理，2013年2月より作成）

I 栄養素・サプリメント編

II 疾患編

表3 医療機関以外で提供されている各種療法に際して参考にする情報

価格	58.9%
一般の人々の体験談	38.5%
研究結果（データ）の提示	**37.7%**
効果を示す文句	37.0%
医師や研究者など権威者による推薦	22.1%
リスクに関する記述	21.5%
発売・製造元	20.8%
施術者の免許や資格の取得の記述	20.6%
お得感・キャンペーン・割引の記述	15.0%
個人差に関する記述	8.8%
販売・利用実績の記述	8.7%
有名・著名人の利用と推薦	4.7%
受賞に関する記述	2.1%
その他	3.4%

（厚生労働省「統合医療」のあり方に関する検討会：これまでの議論の整理. 2013年2月より作成）

表4 エビデンスレベルの例

レベル1	メタアナリシス，システマティック・レビュー
レベル2	ランダム化比較試験
レベル3	非ランダム化比較試験
レベル4	コホート研究，症例対照研究
レベル5	ケースシリーズ，症例報告
レベル6	専門委員会や専門家の意見

　厚生労働省の「統合医療」のあり方に関する検討会において，サプリメントに関する情報源として，個人の体験談，効果を示す文句，権威者による推薦などが多く用いられていることが示されている（表3）[1]。研究結果の提示も同程度に用いられているが，科学論文の中にも結果が拡大解釈されているものが含まれており注意を要する。

　テレビ，雑誌，SNSなどでサプリメントに関するさまざまな情報が提供されているが，効果を過大評価したり，不都合な結果を過小評価したりするケースも多々見受けられる。また，細胞レベルや実験動物を用いた研究によって得られた成果を，そのまま人における効果に置き換えたような情報も散見される。臨床においてサプリメントを有効に用いるためには，エビデンスに基づく情報を得ることが必要不可欠と考えられる。

　科学論文にはRCTのようにエビデンスレベルの高いものから，症例報告などエビデンスレベルの低いものまで存在するので，それらを加味したうえで内容を検証する必要がある（表4）。また，論文以外の媒体を参照とする場合は，それぞれの情報についてエビデンスレベル（研究デザイン）が記載されたものを選択するのが望ましい。

（岩佐　武）

│ 参考文献 │

1) 厚生労働省「統合医療」のあり方に関する検討会：これまでの議論の整理. 2013年2月 https://www.mhlw.go.jp/stf/shingi/2r9852000002vsub-att/2r9852000002vsy2.pdf

Q.2

基礎知識

栄養素とサプリメントの違いは何ですか？
サプリメントを信じて大丈夫ですか？

Answer

サプリメントは栄養素を錠剤やカプセルにしたものです。

Point

- 「栄養素」とは食物中に含まれる身体に必須の成分のうち，蛋白質・脂質・炭水化物の総称である。
- 「サプリメント」とは『栄養素のかたまり』である。
- サプリメントが薬以上に効果があることはない。
- 害のあるサプリメントの摂取は絶対に避けなければならない。

　「栄養素」とは食物中に含まれる身体に必須の成分のうち，蛋白質・脂質・炭水化物の総称である。人の恒常性を保つためになくてはならない栄養素のうち，エネルギー源となる「蛋白質・脂質・炭水化物」を『エネルギー産生栄養素』（三大栄養素）と呼ばれる。そして，栄養素は，生活現象を営むために外界から摂取しなければならない物質のことであり，三大栄養素のほかにはビタミンやミネラルが含まれると五大栄養素となる。また，「栄養」とは，呼吸，消化吸収，排泄，運動，成長，繁殖などの生活現象を維持し，健康な日常生活を送るために必要な物質を外界から摂取し，これを利用し，不要なものを排泄しながら生命を維持していく現象を意味し，栄養の源になる物質を栄養素とよぶ。

　一方で，「サプリメント」とは，ビタミンやミネラルなど特定の成分を補充する目的で用いられる"錠剤やカプセル状のもの"を指すため，『栄養素のかたまり』である。また，わが国では，国が定めた基準を満たすことで一定の機能を表示できる「保健機能食品」という分類がある（表1）が，「サプリメント」のなかには，これに該当するものもあれば，該当しないものもある。つまり，通常の食品とは異なる形状をしているが，かといって医薬品でもないものを，「サプリメント」と定義しているのが現状である。

　また，サプリメントの品質に関しては国による管理システムは存在しないため，あくまでも製造・販売会社の倫理観に委ねられている。

17

表1 健康食品とよばれる食品の分類

分類		認証方法	特徴
保健機能食品	特定保健用食品（通称：トクホ）	国の個別許可	国が個々に安全性と健康維持への有益性を審査し，消費者庁が保健機能の表示を許可しているもの
	機能性表示食品	国への届出	事業者が安全性や機能性を届け出ることで，保健機能の表示を行っているもの
	栄養機能食品	自己認証	有益性に根拠のある栄養成分を，一定基準含むもの
その他	栄養補助食品，自然食品など	—	特に許可や届出，基準などによる評価はされておらず，保健機能の表示ができないもの

日本のサプリメントは大丈夫？①

　いわゆるサプリメントとよばれる食品群のなかには，消費者庁に届け出られた機能性表示食品も多い。機能性食品の有効性を評価するには，ランダム化比較試験（RCT）が一般的であるが，日本では機能性表示食品の有用性は系統的レビューによって確認されることが多い。これらの治験は，CRO（医薬品開発業務受託機関）や民間企業によって実施されている[1]。

　しかし，機能性表示食品の有効性を検討したRCTは総じて質が低く，研究結果を過大に表現している傾向が指摘されている[2]。例えば，「悪玉コレステロールを下げる」との表示についても，医薬品並みの表示として「消費者の誤認を招く」ために，「景品表示法第5条」（不当な表示の禁止）に抵触する可能性があるが，今のところ審査する機関がないため規制されることはない。

　我々医療者こそ，しっかりとエビデンスに向き合い，臨床試験の結果の解釈を歪め，データによって立証されるよりも有利な結果を示唆することで，結論を誤解させるような報告を否定的な見解をもって接するべきであることは言うまでもない。サプリメントは消費者からすれば魅力的に映るものであるが，それが薬以上に効果があることはないため，患者へ過度な期待をもたせることは避けるべきである。

　ただし，サプリメントを意識して摂取することは，自身の食生活をはじめとした生活習慣を見直す結果となり，サプリメントの直接効果がなくても，その個人の取り組みが不妊治療の成功や，健康増進につながる可能性がないとはいえない。そして，患者自身は自分達がサプリメントを摂取することに対して医師に肯定的であってほしいと考える傾向があり，サプリメントを頭ごなしに否定することは，患者との良好な関係を築くことを難しくする。しかしながら，一番大事なことは害がないことであるため，過剰摂取や低品質のサプリメント摂取は防がなければならないことは言うまでもない。

　Q15「売っている葉酸サプリメントの含有率が異なりますが，どれくらい摂取したらいいですか？」の「日本のサプリメントは大丈夫？②」（p66）も参照されたい。

基礎知識

実際にこんな感じで説明してみましょう

　おっしゃるとおり，ビタミンなどの一部のサプリメントを摂取することで流産のリスク低下に関連していることを報告した研究データもあります。ただ，サプリメントに関心の高い人では健康的な食事や生活習慣に配慮している可能性が高く，サプリメントに関心がない人に比べて，もともと流産になりにくいのかもしれません。ビタミンなどサプリメントの有効性について，適切な方法で検証した研究データはまだまだ数が少なく，結論は出ていません。そのため，まずはバランスのよい食習慣に配慮することが大事かもしれません。でも，皆さん忙しいなかで，それがなかなか難しいという状況ならサプリメント摂取を積極的に利用することは，とても大事だと思います。

（太田邦明）

参考文献

1) Roberts DA, Kantarjian HM, Steensma DP：Contract research organizations in oncology clinical research：challenges and opportunities. Cancer 2016；122：1476-82.
2) Someko H, Yamamoto N, Ito T, et al：Misleading presentations in functional food trials led by contract research organizations were frequently observed in Japan：meta-epidemiological study. J Clin Epidemiol 2024；169：111302.

Q.3 妊娠を考えるときのサプリメントの選び方を教えてください。

基礎知識

Answer

妊娠において，サプリメントは有効性や安全性が確立していないことがあるため，医療施設などで正しい情報を確認して選ぶことをお勧めします。

Point

- 妊娠において多くのサプリメントや健康食品は，有効性・安全性のエビデンスが不十分である。
- サプリメントによる有害事象は重症にならないと発覚しないことも多く，特に妊娠においてはその悪影響を判断することは非常に困難である。
- アンチエイジング効果のあるサプリメントなど，妊娠前後で摂取することで妊娠成績が低下することもある。
- 妊娠前後の栄養に関して，患者に正しい情報を提供しヘルスリテラシーを高めることも重要である。

現在，サプリメントや健康食品と称するさまざまな製品が流通しており，ドラッグストアやインターネットで気軽に手に入れることができる。一般的にサプリメントや健康食品は薬剤より副作用が少なく安全性が高いため，妊娠にも影響しないと考えている方も多い。しかし，健康食品は法令上の定義はなく，有効性や安全性について科学的根拠は一概に十分とは言えず，特に妊娠にとってはエビデンスが不足していることが多い。

医薬品以外では疾患の予防や治療効果を表示することができないが，サプリメントや健康食品が医薬品と誤認されていることも多々ある。またサプリメントは特定成分を凝縮しているため効率的に摂取できる利点もあるが，気づかずに過剰量を摂取する可能性もある。

妊婦に対するアンケート調査では，高齢で学歴が高く，かつ不妊治療歴がある方が多数のサプリメントを使用していることがわかっている[1]。さらに他の調査研究ではその情報源は医療従事者よりもインターネットが多く，使用しているサプリメントは主に葉酸とビタミンDが多いが，他にさまざまなサプリメントが妊娠中に使用されていることがわかっている[2]。

また，サプリメントの購入先は病院や薬局だけではなく，インターネットなどからも購

基礎知識

図1 ヘルスリテラシーに影響する主な因子

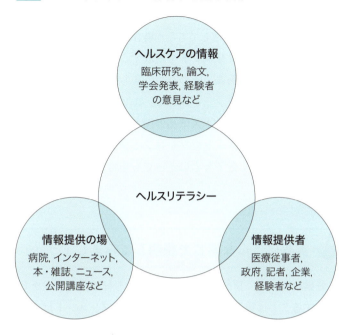

入している。インターネットには，妊娠にとって誤った情報源が蔓延しており，そのため妊娠やその後の胎児に悪い影響を及ぼすサプリメントを摂取している可能性もある[1]。

妊娠にとって正しい情報を信頼できる提供者が信頼のある場から発信し，患者のヘルスリテラシーを向上させることが，妊娠における栄養管理にとって重要である（図1）。

妊娠におけるサプリメントとして，葉酸は妊娠前から摂取すると胎児の神経管閉鎖障害や流死産の発症リスクを抑えることは有名であり[3,4]，またビタミンDは不足している女性が適度に補充すると妊娠成績の向上に寄与するため[5]，これらを含むマルチビタミンサプリメントを摂取することの重要性は，多数の臨床研究より明らかになっている[3,5]。しかし他のサプリメントに関して，その有効性や副作用に関するエビデンスは現在も不十分なものばかりである。またマルチビタミンサプリメントも妊娠のためのサプリメントでないと，美容効果のために高用量のビタミンAやプラセンタなどが含まれているものも海外では販売されているため，気をつける必要がある。

サプリメントによる有害事象は重症にならないと発覚しないことも多い。特に不妊症や不育症の患者が，妊娠のために摂取しているサプリメントが妊娠成績を下げていても，サプリメントによる影響か，偶発的に妊娠しない，もしくは流産しているのかを判断することは非常に難しい。

例えば，アンチエイジング効果のあるサプリメントのレスベラトロールは，卵巣機能の低下を抑制する効果があるが，継続的に摂取しながら胚移植を行った場合，妊娠率が低下し流産率が上がることがわかっている[6]。着床にとって重要な子宮内膜脱落膜化過程において細胞老化作用が起きることがわかっており，レスベラトロールがその重要な子宮内膜から脱落膜細胞に変化する過程を阻害し，妊娠成績を低下させている可能性がある[7]。

また排卵や胚の着床の過程において局所の一時的な炎症反応が起きており[8,9]，アンチ

エイジング効果のあるサプリメントの多くは抗炎症作用があるため，これらを抑制する可能性も否定できない。そのため，アンチエイジング効果のあるサプリメントはむやみな摂取は控える必要があり，摂取してもらう場合にはその投与方法もよく相談する必要がある[10]。

さらにさまざまなサプリメントを摂取することで，相互作用が起こり予期せぬ妊娠への悪影響が出る可能性もある。そのため，きちんと患者に妊娠にとって必要な栄養について情報提供しヘルスリテラシーを向上し，エビデンスのあるサプリメントを摂取してもらうことが重要である。特に日本人は諸外国と比較しヘルスリテラシーが低いことが知られている[11]。正しいサプリメントでプレコンセプションケアを行うことは，妊娠成績の向上だけに限らず産まれてくる子どもにとっても非常に重要である。

（黒田恵司）

 実際にこんな感じで説明してみましょう

> 妊婦において，葉酸やビタミンDを含む妊娠用のマルチビタミンサプリメントを摂取することは重要ですが，他の多くのサプリメントは有効性や安全性が確立していないことがあるため，医療施設などで正しい情報を確認して選ぶことをお勧めします。

参考文献

1) Xiang C, Luo J, Yang G, et al：Dietary Supplement Use during Pregnancy：Perceptions versus Reality. Int J Environ Res Public Health 2022；19：4063.
2) Funnell G, Naicker K, Chang J, et al：A cross-sectional survey investigating women's information sources, behaviour, expectations, knowledge and level of satisfaction on advice received about diet and supplements before and during pregnancy. BMC Pregnancy Childbirth 2018；18：182.
3) Balogun OO, da Silva Lopes K, Ota E, et al：Vitamin supplementation for preventing miscarriage. The Cochrane database of systematic reviews 2016；2016：CD004073.
4) Botto LD, Moore CA, Khoury MJ, et al：Neural-tube defects. N Engl J Med 1999；341：1509-19.
5) Meng X, Zhang J, Wan Q, et al：Influence of Vitamin D supplementation on reproductive outcomes of infertile patients：a systematic review and meta-analysis. Reprod Biol Endocrinol 2023；21：17.
6) Ochiai A, Kuroda K, Ikemoto Y, et al：Influence of resveratrol supplementation on IVF-embryo transfer cycle outcomes. Reproductive biomedicine online 2019；39：205-10.
7) Ochiai A, Kuroda K, Ozaki R, et al：Resveratrol inhibits decidualization by accelerating downregulation of the CRABP2-RAR pathway in differentiating human endometrial stromal cells. Cell Death Dis 2019；10：276.
8) van Mourik MS, Macklon NS, Heijnen CJ：Embryonic implantation：cytokines, adhesion molecules, and immune cells in establishing an implantation environment. J Leukoc Biol 2009；85：4-19.
9) Russell DL, Robker RL：Molecular mechanisms of ovulation：co-ordination through the cumulus complex. Hum Reprod Update 2007；13：289-312.
10) Ochiai A, Kuroda K：Preconception resveratrol intake against infertility：Friend or foe? Reprod Med Biol 2020；19：107-13.
11) Nakayama K, Osaka W, Togari T, et al：Comprehensive health literacy in Japan is lower than in Europe：a validated Japanese-language assessment of health literacy. BMC Public Health 2015；15：505.

Q.4

.... 基礎知識

栄養やサプリメントに対するFIGO（国際産婦人科連合）の世界的取り組みについて教えてください。

Ａnswer

世界的に次世代を意識した栄養介入への重要性が注目され，実践される傾向にあります。

Point

● FIGOがプレコンセプションケアを実践するための医療資材を積極的に作成・提供している。

FIGO（The International Federation of Gynecology and Obstetrics，国際産婦人科連合）はは妊娠時の栄養状況は周産期の一時期のみならず，女性の生涯にわたるものであることを『Think Nutrition First』として強調している[1]。また，FIGOは思春・青年期女性の栄養不良の原因として，医療従事者のリテラシー欠如と，臨床で使用する資料の不足が，要因の一つと考え，食事習慣，肥満度，食事の質（特定の食品のサービング数または摂取頻度）および微量栄養素（葉酸，ビタミンDおよび鉄）に関する情報を簡便に収集可能なFIGO栄養チェックリストを作成した（オンラインで入手でき，無料でダウンロードできる https://www.figo.org/news/figo-nutrition-checklist）。

FIGO栄養チェックリストは裏表の1ページから構成されており，表面は妊娠前，妊娠初期の女性の栄養状態を下記の9つの質問項目から，"はい/いいえ"（YES/NO）で回答し，1つでも"いいえ"（NO）がある場合には栄養不良と判定される（図1）。また，裏面には思春期，妊娠前，および妊産婦の栄養に関するFIGOの勧告に基づく医療提供者向けのエビデンスに基づく情報が記載されているため，適切な栄養指導が可能となっている。

FIGO栄養チェックリストの使用を支持する研究がいくつか存在する。アイルランドおよび香港では，FIGO栄養チェックリストは80％以上の女性の栄養状態が不良であることを検出し，既存の食物摂取頻度質問票データと比較しても質的に問題ないことを報告している[2, 3]。さらに，単胎妊婦：112人の妊娠初期（11〜13週）にFIGO栄養チェックリストの質問項目が妊娠転帰の予測マーカーとなるか解析したところ，母体の栄養状態が良いと胎盤形成が良好であることを報告した[4]。また質的研究として，2の分で終わる問診で，患者の意識・行動変容があり，FIGO栄養チェックリスト導入は有効であることから臨床的に実用的であることを報告している[2, 5]。現在，FIGO栄養チェックリストの有効

I 栄養素・サプリメント編

II 疾患編

23

図1 FIGO栄養チェックリスト（表面）

1. 週2〜3回，肉（鶏肉）を食べますか？
2. 毎日，果物・野菜を2〜3切れ以上食べますか？
3. 週1〜2回，魚を食べますか？
4. 毎日，乳製品を摂ってますか？
5. 一日に一回，穀物系炭水化物を摂ってますか？
6. スナック菓子・ペストリー（甘いパン）・ジュースを週5回未満にしてますか？
7. 妊娠前・妊娠初期に葉酸を摂ってましたか？
8. 1日15分以上，日光浴をしてますか（ビタミンD）？
9. 自分のヘモグロビン値を知ってますか（鉄）？

（https://www.figo.org/news/figo-nutrition-checklist より引用）

図2 FIGOプレコンセプションチェックリスト

1．**慢性疾患**
　家族で高血圧・糖尿病・血栓症・遺伝病はありますか？

2．**サプリメント**
　・少なくとも妊娠の3ヵ月前から葉酸を摂取を開始してください
　・複数の微量栄養素を摂取を開始してください。
　・貧血がないかヘモグロビン値を確認して下さい。
　・カルシムとビタミンDをチェックして，必要に応じて摂取してください

3．**生活習慣**
　・喫煙はしていますか？⇒もし，"はい"なら妊娠前に中止してください。あるいは専門外来受診してください。
　・飲酒はしますか？⇒もし，"はい"なら妊娠前に中止してください。あるいは専門外来受診してください。
　・違法薬物は使用してますか？⇒もし，"はい"なら妊娠前に中止してください。あるいは専門外来受診してください。
　・有害化学物質は使ってますか？ ⇒もし，"はい"なら妊娠前に中止してください。あるいは専門外来受診してください
　・運動をしていますか？⇒週5回以上，1日30分以上あるいは，週に150分以上の運動はしてください。

4．**ワクチン接種**
　⇒妊娠前に接種してください：B型肝炎ウイルス，ヒト乳頭腫ウイルス，インフルエンザ，麻疹・おたふくかぜ・風疹（MMR），髄膜炎菌（ACWYおよびB），水痘，破傷風，ジフテリア，百日咳

5．**妊娠間隔**
　妊娠間隔が短いと周産期合併症が増加するため，妊娠間隔を12〜24カ月空けましょう。

（https://www.figo.org/news/figo-nutrition-checklist より引用）

性を検証する試験が世界各国で実施されており，『Think Nutrition First』の標準化が期待される。

　さらに，FIGOはプレコンセプションケアの先制的な介入のために，FIGOプレコンセプションチェックリストを作成した[6]（図2）。医療資材として普及させ，プレコンセプションケアが長期的な健康に与える影響を認識させることを目指したものである。FIGO

栄養チェックリストと併用することによって，今後の栄養のリテラシー向上とプレコンセプションケアの普及が期待される。

（太田邦明）

参考文献

1) Hanson MA, Bardsley A, De-Regil LM, et al. The International Federation of Gynecology and Obstetrics (FIGO) recommendations on adolescent, preconception, and maternal nutrition : "Think Nutrition First". *Int J Gynaecol Obstet.* 2015 ; 131 Suppl 4 : S213-53. https://doi.org/10.1016/s0020-7292 (15) 30034-5

2) Killeen SL, Callaghan SL, Jacob CM, Hanson MA, McAuliffe FM. Examining the use of the FIGO nutrition checklist in routine antenatal practice : multistakeholder feedback to implementation. *International Journal of Gynecology & Obstetrics.* 2020 ; 151 : 51-6

3) Tsoi KY, Chan RS, Li LS, et al. Evaluation of dietary pattern in early pregnancy using the FIGO Nutrition Checklist compared to a food frequency questionnaire. *International Journal of Gynecology & Obstetrics.* 2020 ; 151 : 37-44

4.) Parisi F, Savasi VM, di Bartolo I, Mandia L, Cetin I. Associations between first trimester maternal nutritional score, early markers of placental function, and pregnancy outcome. *Nutrients.* 2020 ; 12 (6) : 1799

5) Killeen SL, Callaghan SL, Jacob CM, Hanson MA, McAuliffe FM. Examining the use of the FIGO Nutrition Checklist in routine antenatal practice : multistakeholder feedback to implementation. *Int J Gynaecol Obstet.* 2020 ; 151 Suppl 1 (Suppl 1) : 51-6. https://doi.org/10.1002/ijgo.13323

6) Benedetto C, Borella F, Divakar H, et al. FIGO Preconception Checklist : Preconception care for mother and baby. *International Journal of Gynecology & Obstetrics.* 2024 ; 165 (1) : 1-8. https://doi.org/https://doi.org/10.1002/ijgo.15446

Q.5

基礎知識

DOHaD説からみた妊娠中のサプリメントはどういうものか教えてください。

Answer

特に葉酸，ビタミンB_{12}，ビタミンDが重要です。葉酸は広く摂取されるようになってきましたが，合成葉酸（Folic acid）の過剰摂取には注意が必要です。また，葉酸の補酵素であるビタミンB_{12}は不足しがちですので，積極的に摂取すると良いでしょう。ビタミンDについても葉酸同様重要であり，これら3つについて，過剰・不足・欠乏に十分配慮して摂取する必要があります。

Point

- 妊娠中のサプリメントを含む栄養素の不足・過剰は将来の児の疾病発症リスクを高くする。
- 葉酸は，メチル基を供与する大きな代謝系を構成している重要な栄養素で，その過剰・不足に十分注意して摂取する。
- ビタミンB_{12}は葉酸代謝で重要な補酵素として機能しており，不足は避ける。
- ビタミンDは，多くの妊婦で不足・欠乏しており，妊娠合併症，児の健康障害の発症リスクを高くする。
- これら栄養素は妊娠前からの摂取充足が望ましい（プレコンセプション）。

DOHaD説の経緯とサプリメントの重要性

現在生活習慣病（成人病，non communicable diseases：NCDs）が世界的に多発しており，その発症機序の解明とそれに基づく発症抑制・予防こそが，人類最大テーマの一つである（先制医療：井村裕夫）。受精時・胎生期とそれに続く乳幼児期のきわめて短時間（developmental stage：人生最初の1,000日）に，環境（栄養，ストレス，環境化学物質）と遺伝子の相互関連でエピゲノム変化が生じ，それが将来の健康・疾病リスクを大きく決めるという，新しい健康と疾患の発症機序（エピゲノム変化）が明らかとなりつつあり，今や生命科学・基礎臨床医学，さらに農学領域での中心的な説となりつつある（Developmental Origins of Health and Diseases；DOHaD説）。これは1990年代英国デイビッド・バーカーのグループが出生体重と成人病（特に虚血性心疾患）発症が密接な関係にあること（小さくあるいは大きく産まれ過ぎると発症リスクが大きい）を見出し，以降

大掛かりな疫学調査，臨床・基礎研究が行われて明らかになってきた考え方である。

それを決定した実証研究こそが，20世紀に人類が経験した飢餓の大規模で詳細な分析である。その代表が「オランダの飢餓事件」，「中国の大躍進事件」である。なお，これらの経緯を解説した安次嶺の優れた総説[1]があるので参照されたい。「オランダの冬の飢餓事件」は，第二次世界大戦末期（1944～1945年）にナチス・ドイツがオランダ西部の食糧補給路を封鎖し記録的寒波が重なったことで，約2万2,000人が餓死した事件である[2]。「中国の大躍進事件」（1958～1962年）は政策の失敗により中国全土で，推定4,000～6,000万人が餓死した大規模な飢饉である[3]。飢餓に暴露された母親から生まれた子供には，心臓循環器・腎臓疾患，糖尿病，肺疾患，発達障害・精神疾患等が高率に発症しており，さらに孫世代にも生じる世代を超えた連鎖も明らかになった。胎児期・乳幼児期の低栄養がエピゲノム修飾変化を起こし，深刻な健康リスクを高めるのである。

それに関与する栄養素の詳細な研究が大きく展開しており，分子レベルでの分析も検討されつつある。ビタミン類（葉酸，ビタミンA，ビタミンB$_6$，ビタミンB$_{12}$，ビタミンD），アミノ酸（アルギニン，分枝アミノ酸等），ミネラル（亜鉛，硫黄，ヨウ素，鉄，Ca）等が注目されている。本論では，妊娠糖尿病，妊娠高血圧症候群，早産の発症にも関与して，児のエピゲノム修飾に影響する（A）メチル基供与体である葉酸関連栄養素としての葉酸とビタミンB$_{12}$，（B）ビタミンDについての概要を述べたい。

葉酸とビタミンB$_{12}$

葉酸は広く摂取されているが，葉酸代謝系は，葉酸代謝，メチオニン代謝，硫酸基転移，コリン代謝という複雑な代謝系より構成されている（One carbon metabolism；OCM）[4]。それはDNA合成と修復・ヌクレオチド合成，エピゲノム修飾に不可欠なメチル基の供与等に関与し，胚発生，妊娠の転帰，児神経発達，NCDs発症リスク等を含めて次世代や母親の健康に影響するDOHaDの中心的物質といえる。発がん，精神疾患や老化にも関連している。

葉酸には天然型（Folate）と合成型（Folic acid；FA）の2種があり，Folic acidの過剰摂取による健康影響が危惧されはじめている。水溶性ビタミンであるので，過剰摂取しても尿中に排泄され過剰蓄積は起こらないとの考えは誤りである。水溶性であるが近位尿細管の葉酸トランスポーターで約95%が再吸収されており，胆汁で排泄されて再吸収されないもののみが便に排泄されている。過剰に摂取すると過剰状態（未代謝葉酸 Unmetabolized folic acid；UMFAの蓄積）は容易に生じうる。葉酸の不足と過剰はともに，DNA不安定化，エピゲノム修飾，受容体やシグナル伝達系の変化などを引き起こす。過剰なUMFAは細胞内に蓄積され中間代謝産物とともにOCM関連酵素を阻害して，極端な場合に葉酸不足に近い状況が出現する。Folic acidを穀類に添加している国は多く，サプリメントも広く普及している現在，多くの人々が高濃度な葉酸に暴露されている。しかし現在では過剰摂取による健康障害の報告は必ずしも多くない。それだけに今は，葉酸の至適摂取量と不足や過剰摂取による影響を十分に理解して厳格に摂取していくことが強く求められている。またOCM代謝がスムーズに回転するには，補酵素として機

能するビタミンB_{12}不足は避けなくてはならない。

葉酸の付加量，許容条件摂取量

『日本人の食事摂取基準（2025年版）』では，葉酸（プテロイルモノグルタミン酸）相当量として，非妊娠時の推奨量240μgに加えて，妊娠中期および後期に240μg/日，授乳婦では100μg/日が推奨付加量とされている。妊娠を予定している，または妊娠の可能性のある女性および妊娠初期の妊婦では，神経管閉鎖障害のリスク低減のために通常の食品以外の食品に含まれる葉酸を400μg摂取することが望まれる，とされている。また，通常の食品以外の食品に含まれる葉酸の許容上限摂取量は，18～29歳で900μg/日，30～49歳で1,000μg/日としている[5]。

OCM代謝系で重要な律速酵素がMTHFRで，その酵素活性は一塩基多型（特にMTHHRC677T）で差があり，活性の最も低いのがTT型で，葉酸血中濃度はCC＞CT＞TTと差がある。Hiraokaら[6]は各多型群を抽出して，FAを200μgと400μgを4週間投与して血中葉酸濃度を検討した。200μgでは濃度の上昇はあるが，4週間後でも投与開始時と同様な濃度差が各多型群間で存在していた。400μgでは濃度は上昇して，4週間後には群間の濃度差がなくなるとの結果を得ている。この介入試験は重要な知見を示している。FA400μg摂取を4週間続ければ，酵素活性の低い人であっても神経管閉鎖障害を防止する血中濃度が確保可能であること，異なる遺伝子多型でも3群はほぼ同じ血中葉酸濃度に到達すること，摂取葉酸は体内に蓄積されていくこと，この3点を示している。受精3カ月前からの400μg摂取を開始すれば，先天奇形防止が十分可能であるとする，安全性を考慮した食事摂取基準の根拠を示すものである。ただし奇形発症の危険性がなくなったとして，妊娠中期以降に服用を中止することは禁忌である。それ以降は推奨量240μg摂取を，妊娠・授乳期間中も継続するべきである。葉酸は免疫系に関与しており，中期以降の葉酸欠乏は川崎病の発症リスクを高めること[7]が報告されている。また許容上限量は900～1,000μgであり，UMFAの血中出現は意外に容易に生ずることも留意すべきである。

妊婦のビタミンB_{12}付加量，耐用上限量

『食事摂取基準2025年版』[5]でビタミンB_{12}について，妊婦及び授乳婦の目安量は4.0μg/日であり，許容上限量は設定されていない。またビタミンB_{12}は胃の壁細胞から分泌される内因子と結合し，結合体が回腸受容体を介して吸収されるので，毎食ビタミンB_{12}約2.0μgで内因子を介する吸収機構は飽和するため，1日3回の食事からは約6.0μgのビタミンB_{12}が吸収されるに過ぎない。受精前のビタミンB_{12}濃度は低値例が多く，葉酸に加えビタミンB_{12}の不足を改善することが，妊娠糖尿病，妊娠高血圧症候群の予防になることが明らかとなってきており，今後の重要なテーマといえる。

葉酸摂取と非NTD先天奇形

神経管閉鎖障害の予防に妊娠3カ月前からFolic acid 400μgが広く服用されており，有効性が確認されている。しかしそれには受精1～3カ月前からの服用が必須である。また他の先天奇形の予防効果も検討されている。先天性心疾患は現在特に増加傾向が著しい。妊娠前のFolic acid非摂取群と妊娠8週以降のFolic acid摂取群にその発症リスクが高いとの報告[5～8]があり，FAの予防の可能性検討や介入試験が展開している。口腔口蓋裂に対してはその有効性に相反する報告があり，早急に研究が進むことが期待される。

妊娠糖尿病（GDM）（葉酸とビタミンB_{12}）

　妊娠糖尿病（gestational diabetes mellitus；GDM）が増加しており，低ビタミンB_{12}血症と低葉酸または高葉酸血症が，その発症の一部に関与している。葉酸過剰と不足，ビタミンB_{12}低値はそれぞれ，母児のGDM，インスリン抵抗性の発症リスクを高くする可能性がある。血中葉酸濃度が高い期間が長いとGDM発症リスクが上昇し，そこにビタミンB_{12}濃度の低値が加わるとGDMリスクがより高くなることが中国から報告されている[9]。英国では，妊娠初期のビタミンB_{12}および葉酸値と妊娠26〜28週のGDM妊婦（IADPSG-GDM）で，関連が検討された[10]。妊娠初期は，高頻度にビタミンB_{12}欠乏（42.3％）と葉酸の過剰（36.5％）が存在し，葉酸欠乏はまれとの結果であった。26〜28週のGDM群では，ビタミンB_{12}値は低く，葉酸値は高く，ビタミンB_{12}値は空腹時血糖値および2時間血糖値と負の相関性が認められた。また葉酸と空腹時血糖値には，葉酸値が低いほど，あるいは高いほど，血糖値が高いというU字型を示す結果であった。多様な交絡因子（年齢，分娩数，喫煙の有無，家族歴等）で調整後のGDMリスク（RR）をみると，ビタミンB_{12}値が高いほどRRは低く（調整RR 0.856，95％CI：0.786，0.933；p＝0.0004），葉酸値が高いほどRRは高いとの結果であった（調整RR 1.11，95％CI：1.036，1.182；p＝0.002）。さらに低ビタミンB_{12}血症と高葉酸血症を組み合わせるとRRは著しく高くなった（調整RR1.742，95％CI：1.226，2.437；p＝0.003）。GDM発症に葉酸高値とビタミンB_{12}低値が相互に関与してGDMが発症することを示すものである。人々は妊娠初期のFolic acid摂取に関心が高く，ビタミンB_{12}の不足と葉酸過剰は意外によくみられる現象といえる。ビタミンB_{12}は重要な補酵素でありながら関心が低くなりがちな栄養素であり，GDMの予防に妊娠前及び妊娠初期のビタミンB_{12}と葉酸濃度の最適化が重要であることが示されている。葉酸以上にビタミンB_{12}の重要性に注意する必要がある。

妊娠高血圧症（葉酸とビタミンB_{12}）

　妊娠高血圧症候群（hypertensive disorders of pregnancy；HDP）に対してFolic acid補充は発症リスクを下げる可能性が指摘されてきたが，有効であるとの報告は少ない。中国で25,866名の妊婦を対象にFolic acid投与の予防効果の検討がなされたところ[11]，FA補給は発症リスクをわずかに減少させたに過ぎなかった（調整RR＝0.87，95％CI：0.73〜1.04）。しかし詳しく分析すると妊娠前からfolic acid摂取群は，妊娠判明後からの摂取群に比べそのリスクは確実に低下していた（調整RR＝0.59，95％CI：0.45〜0.78）。しかしその有効群でも，妊娠前BMIが正常妊婦（調整RR＝0.64，95％CI：0.49〜0.84）と，30歳以上の妊婦（調整RR＝0.75，95％CI：0.58〜0.98）でのみリスクの低下がみられていたのである。すなわち非肥満妊婦と30歳以上の妊婦群で，妊娠前からのFolic acid摂取がリスクの抑制効果があるとの結果が示されたのである。適応対象群が限定される結果であるが，対象を選べばその有効性が十分に確保できるといえる。

　なお，この有効性の機序の一つはホモシステインの低下によるものである。ところが，この低下効果には，Folic acid 5mg/日を3カ月間投与しても40％以上はホモシステイン値は正常化せず，0.2mg以下の低用量Folic acidであっても長期間の摂取でその低下がみられるというfolic acid容量依存性はみられていない点も注意すべきである。さらにビタミンB_{12}の相対的不足があるとホモシステイン低下効果は低い。それ故GDMと同じく

Ⅰ　栄養素・サプリメント編

Ⅱ　疾患編

Folic acid摂取の場合にはビタミンB_{12}の同時摂取がその効果を挙げることを理解するべきである。

アレルギー 免疫機能における葉酸の意義

葉酸は炎症性サイトカイン産生を介して免疫機能を調整する。葉酸欠乏は，免疫細胞の機能低下，炎症性サイトカイン（TNF-aやIL-6）の増加，免疫能の低下，慢性炎症，炎症性疾患を生ずる。逆に過剰摂取した場合には，児に喘息の発症と重症化を起こし，小児喘息リスクの上昇を起こすとの報告[12]がある。明確な関連性はないとの報告もあり，一定の見解に達していないが，このような報告例が多くなっている現在，Folic acid摂取の不足，過剰があってはならないことが痛感される。それだけに25(OH)Dと同じく，妊娠中の複数回の葉酸測定が可能になることに期待したい。

ビタミンB_{12}と葉酸（メチルトラップ現象）

極端な葉酸過剰とビタミンB_{12}欠乏状態では，独特の代謝状況 "メチルトラップ，metyl-trap現象" が生ずることがある[13]。OCMで，5-m-THFのメチル基がホモシステインに移行して，ホモシステインがメチオニンに変換し，5-m-THFはテトラヒドロ葉酸（THF）に転換する。この過程をメチオニン合成酵素（MTR）が司っている。細かく見ると5-m-THFのメチル基はまずビタミンB_{12}に転移し，ビタミンB_{12}に結合したメチル基がホモシステインに転移しメチオニンが形成され，一方の5-m-THFはテトラヒドロ葉酸（THF）に転換される。このとき5-m-THFからメチルを受けとるべきビタミンB_{12}が相対的な不足・欠乏状態にあると，5-m-THFが代謝されず蓄積していくとともにTHFが減少し，ホモシステインは増加していく。ホモシステインの上昇は，血管障害等を生じ，血圧上昇等が生じる。またTHFの減少はプリンとピリミジン合成の障害を起こし，DNAとRNAの合成が影響を受ける。これらのメチル基の代謝が進行していかない異常な代謝動態（メチルトラップ）はビタミンB_{12}の不足により生ずる。ビタミンB_{12}は葉酸以上に妊娠前からの摂取を心がけるべきといえる。

ビタミンD

ビタミンDは，骨Ca代謝に加え，糖代謝，血圧調節，細胞分化，免疫系・感染症，細胞機能制御，がん発症の抑制作用等を持ち，糖尿病，循環器系疾患，精神疾患等の多様な疾患に関与している。特に受精時，胎盤・胎芽形成・胎児期，乳幼児期にはその不足は避けなくてはならない。母体のビタミンDの不足が，妊娠糖尿病，妊娠高血圧症候群，子宮内胎児発育抑制，流産，早産，自閉症等と関連しているといわれている。日本では母乳哺育児でビタミンD欠乏性くる病が増えており，妊婦・授乳婦のビタミンD欠乏・不足が増悪していることが危惧されている。ビタミンDの栄養状態は，中間代謝物25(OH)D濃度から，ビタミンD欠乏（VD insufficiency；VDI，30ng/mL未満），ビタミンD不足（Vitamin D deficiency；VDD，20ng/mL未満）と分類されており，30ng/mL以上の維持が望ましい。Otaらは約2,000名の不妊治療中女性のビタミンDを測定し，大部分がビタミンD不足であるという驚くべき事象を報告[14]しており，くる病多発も考え併せると，日本の女性は大きな健康リスクを抱えている状況にある。

妊娠前・妊娠中のビタミンD不足状態を知るには25(OH)D測定は必須である。現在保険診療での25(OH)D測定は難しく，妊娠中にその測定が可能となることを期待したい。

妊婦授乳婦のビタミンD目安量，耐用上限量（食事摂取基準2025）

『日本人の食事摂取基準2025版』では，妊娠婦及び授乳婦のビタミンD目安量は9.0μg/日（360IU/日）とし，耐容上限量は設定されていない[5]。25(OH)D濃度が80〜88ng/mL以上の極端な高値になった場合には，高カルシウム血症が生ずる可能性があるが，妊婦の報告例はなく，多くの妊婦はビタミンD不足（20ng/mL以下）レベルにあり，ビタミンD補充は必要である。

（＊ビタミンDの重量・濃度の参考値，目安：ビタミンD_3：1.0IU＝0.025μg，25(OH)D濃度：1.0ng/mL＝25.0nmol/L）

ビタミンDと妊娠糖尿病（GDM）

ビタミンDは糖代謝に深く関与している。膵臓には，活性型VD産生酵素（P450c27B）が存在しその転換産生が生じており，プロインスリン遺伝子上流にビタミンD応答エレメントが存在している。さらにビタミンD受容体（VDR）を介して，細胞内カルシウムフラックス関連遺伝子発現を制御して脱分極刺激によるインスリン分泌を調節している。また絨毛細胞のmTORシグナル系を阻害して絨毛細胞のインスリン抵抗性を改善する作用がある[15]。過体重・肥満者やGDMの多くはビタミンD濃度が低く，インスリン抵抗性が高い傾向がある。ビタミンD欠乏ではVDR，PPARγ発現が亢進して脂肪細胞への分化が促進され，肥満が生じやすい。軽度肥満というべき妊娠前BMIが23.5〜27.0のGDM妊婦では血清ビタミンDが低い例が多く，ビタミンD投与でこのGDM状態が軽快したとの報告もある。

ビタミンDのGDM発症抑制効果ありとの報告があるが，必ずしも信頼性の高い報告は今なお少ない。446人を対象とした4報告のメタアナリシスがある[16]。ビタミンD補充を妊娠25週以前から開始しその後妊娠期間中，1週間ビタミンD計1,400〜30,000IUを継続投与して，GDMリスクの減少を認めている（RR 0.51，95％CI：0.27〜0.97）。この抑制効果はメトフォルミンよりも優れた効果といえる。しかし残念ながら対象例が少なく，信頼性は必ずしも高くないとの評価が下されており，この追試を含み効果を確認する成果を待ちたい。

高血圧及び早産予防効果

ビタミンD不足は妊娠高血圧症候群の発症に関連している。胎盤絨毛では活性型ビタミンDが転換産生され，不足していると産生量は少ない。活性型ビタミンDは，レニン-アンジオテンシン-アルドステロン系に作用して，血圧，電解質バランス，体液の恒常性を調節している。正常妊婦と比較して妊娠高血圧症候群では25(OH)D濃度が低く，逆に低値群で妊娠高血圧症候群発症リスクが高いとの報告がある。

また妊娠中期に低用量のビタミンD 400〜600IU/日を摂取している群では，非摂取群に比べ発症リスクが低下（OR：0.73，95％CI：0.58〜0.92）しており，25(OH)D値がわずか25nmol/L増加するだけで，重度の妊娠高血圧症候群リスクは63％減少することが報告されている[17]。妊娠中のビタミンD補充の重要性を示すものである。同様に妊娠中，低用量ビタミンD（400IU）補充による妊娠糖尿病，妊娠高血圧症候群の予防効果をメタアナ

リシスした研究では[18]，低用量の補充で，妊娠高血圧症候群の発症リスクの低減（RR＝0.55，95%CI：0.43，0.71，P＜0.0001]，34週以前早産の抑制効果（RR＝0.70，95%CI：0.51，0.96）が認められている。補充群での平均25(OH)D濃度はわずかであるが32.42nmol/L上昇していた。この2報告では，低用量VD投与とわずかの血液濃度の上昇でありながら，これだけの妊娠高血圧症候群抑制効果が得られている。想像される以上にビタミンD投与は妊娠経過に良好な結果を与えるといえる。なお早産抑制は34週以前のもののみに認められている点は注意すべき点である。ちなみに日本での摂取目安量は9μg（360IU）であって，この治験量に近い量である。なお英国ではビタミンD 1,600IU投与が推奨されている。

　以上，DOHaDの視点から妊娠中のエピゲノム修飾に関与し，妊娠合併症リスク軽減や児のNCDs発症リスクを下げる生化学特性を有するサプリメントとしての葉酸，ビタミンB12，ビタミンDに絞って概要を述べた。この3つはきわめて重要であり，過剰・不足・欠乏に十分配慮して摂取することが望まれる。しかし，なお不明な生物学的な機能があり，基礎・臨床での研究がさらに発展していくことが期待されている。

（福岡秀興）

参考文献

1）安次嶺　馨：DOHaD研究の意義. 周産期医学 2024（11）：54：1465-69.

2）Roseboom TJ: Epidemiological evidence for the developmental origins of health and disease: effects of prenatal undernutrition in humans. J Endocrinol 2019; 242(1): T135-44.

3）Li C, Lumey LH: Exposure to the Chinese famine of 1959-61 in early life and long-term health conditions: a systematic review and meta-analysis. Int J Epidemiol 2017; 46(4): 1157-70.

4）Kubo Y, Shoji K, Tajima A, et al., Serum 5-Methyltetrahydrofolate Status Is Associated with One-Carbon Metabolism-Related Metabolite Concentrations and Enzyme Activity Indicators in Young Women. Int J Mol Sci 2023; 24(13): 10993.

5）佐々木敏 監：日本人の食事摂取基準2025年版：第一出版，東京，2025.

6）Hiraoka M, Kagawa Y: Genetic polymorphisms and folate status.Congenit Anom (Kyoto). 2017; 57(5): 142-9.

7）Fukuda S, Tanaka S, Kawakami C, et al: Maternal Serum Folic Acid Levels and Onset of Kawasaki Disease in Offspring During Infancy. JAMA Network Open 2023; 6(12): e2349942.

8）Kolmaga A, Trafalska E, Gaszynńska E, et al: Folic Acid and Selected Risk Factors for Fetal Heart Defects-Preliminary Study Results. Nutrients 2024; 16(17): 3024.

9）Li S, Hou Y, Yan X, et al: Joint effects of folate and vitamin B12 imbalance with maternal characteristics on gestational diabetes mellitus. J Diabetes 2019; 11(9): 744-51.

10）Saravanan P, Sukumar N, Adaikalakoteswari A, et al: Association of maternal vitamin B12 and folate levels in early pregnancy with gestational diabetes: a prospective UK cohort study (PRiDE study). Diabetologia 2021; 64(10): 2170-82.

11）Wantong H, Meng W, Zhang J, et al: Periconceptional Supplementation with Folic Acid or Multiple Micronutrients Containing Folic Acid and the Risk for Hypertensive Disorders in Pregnancy. Med Princ Pract 2024; 33(6): 578-86.

12）Zetstra-van der Woude PA, De Walle HE, Hoek A, et al: Maternal high-dose folic acid during pregnancy and asthma medication in the offspring. Pharmacoepidemiol Drug Saf 2014; 23(10): 1059-65.

13）Maher A, Sobczyńska-Malefora A: The Relationship Between Folate, Vitamin B12 and Gestational

Diabetes Mellitus with Proposed Mechanisms and Foetal Implications.J Family Reprod Health 2021; 15(3): 141-49.

14) Ota K , Mitsui J , Katsumata S,et al: Seasonal Serum 25(OH) Vitamin D Level and Reproductive or Immune Markers in Reproductive-Aged Women with Infertility: A Cross-Sectional Observational Study in East Japan Nutrients 2023; 15(24): 5059.

15) Zhang H, Wang S, Tuo L, et al: Review Relationship between Maternal Vitamin D Levels and Adverse Outcomes ,Nutrients 2022; 14(20): 4230.

16) Griffith RJ, Alsweiler J, Moore AE, et al: Interventions to prevent women from developing gestational diabetes mellitus: an overview of Cochrane Reviews. CA.Cochrane Database Syst Rev 2020; 6(6): CD012394.

17) Haugen M, Brantsaeter AL, Trogstad L, et al: Vitamin D supplementation and reduced risk of preeclampsia in nulliparous women. Epidemiology 2009; 20(5): 720-6.

18) Moghib K, Ghanm TI, Abunamoos A, et al: Efficacy of vitamin D supplementation on the incidence of preeclampsia: a systematic review and meta-analysis. BMC Pregnancy Childbirth 2024; 24(1): 852.

Q.6 ビタミンAの作用機序を教えてください。

ビタミンA

Answer

緑黄色野菜に含まれるβカロテンやレバーに含まれるレチニルエステルはともにレチノールに変換，標的細胞に輸送され，レチナールを介してレチノイン酸として働きます。

Point

- ビタミンAは妊娠において，卵子の成熟，胚の形成，胎児の発育などに必要だが，過剰摂取は胚や胎児に強い毒性がある。
- 緑黄色野菜ではβカロテン（ビタミンA前駆体）として摂取され，レバーや乳製品ではレチノールやレチニルエステルとして摂取される。
- βカロテンやレチニルエステルはともにレチノールに変換され，標的細胞に輸送され，レチナールを介してレチノイン酸として働く。
- レチナール，レチノール，レチニルエステルは互いに可逆性があり，レチナールからレチノイン酸への変換は不可逆性である。

多くの作用機序をもつビタミンA（レチノール）誘導体をレチノイドといい，細胞内のさまざまな機能の制御や免疫寛容の調節，目の発達などに関与している[1]。妊娠において，レチノイドの合成は卵子の成熟や胚の形成，胎児の発育などに必要であるが，ビタミンAの過剰摂取は胚や胎児に強い毒性があることは有名である[2,3]。

レチノイド代謝経路

レチノイド代謝経路を図1に示す。レチノイドの主な供給源は緑黄色野菜，レバー，乳製品などであり，食事から摂取される。緑黄色野菜ではβカロテンというビタミンA前駆体として摂取され，レバーや乳製品ではレチノールや貯蔵型レチノイドであるレチニルエステルの状態で摂取される。ともに必須脂溶性ビタミンであるレチノールに変換される。

レチノール

過剰なレチノールは肝臓もしくはさまざまな細胞の脂溶滴内にレチニルエステルとして貯蔵される。一方で必要なレチノールは標的細胞に輸送され，レチナールに変換された後

生殖医療（不妊・周産期）

図1 レチノイド代謝経路

摂取されたβカロテンやレチニルエステルはともに，レチノールに変換，輸送される。過剰なレチノールは肝臓などにレチニルエステルとして貯蔵され，必要なレチノールは標的細胞に輸送され，レチナールを介してレチノイン酸に変換される。レチノイン酸結合蛋白質のCRABP2に結合したレチノイン酸は，レチノイン酸受容体（RAR）を活性化し，細胞老化および細胞死を誘導し，FABP5と結合したレチノイン酸は核内受容体のPPARβ/δを活性化し細胞分化を誘導する。

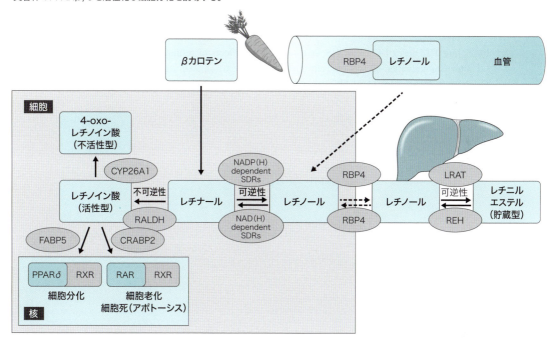

に，最も活性の高いレチノイドであるレチノイン酸に変換される[1, 4]。

レチノイン酸

レチノイン酸は，特定の活性化によって細胞分化と細胞死（アポトーシス）という2つの相反する細胞の運命を制御している。レチノイン酸結合蛋白質のCRABP2に結合したレチノイン酸は，レチノイン酸受容体（RAR）を活性化し細胞老化および細胞死を誘導する。一方でFABP5と結合したレチノイン酸は核内受容体のPPARβ/δを活性化し細胞分化を誘導する[5]。

胎児の催奇形性

レチノイド代謝経路において，レチナール，レチノール，レチニルエステルは互いに可逆性がありコントロールされているが，レチナールからレチノイン酸への変換は不可逆性である。そのため妊娠前後において，βカロテンとして摂取する場合に妊娠への影響で問題になることはほとんどないが，ざ瘡などの皮膚疾患で使われる合成レチノイドなどでは胎児の催奇形性があることもわかっており，妊娠を考えている女性では気をつける必要がある[6]。

（黒田恵司）

参考文献

1) Napoli JL：Retinoic acid biosynthesis and metabolism. FASEB J 1996；10：993-1001.
2) Geelen JA：Hypervitaminosis A induced teratogenesis. CRC Crit Rev Toxicol 1979；6：351-75.
3) Clagett-Dame M, DeLuca HF：The role of vitamin A in mammalian reproduction and embryonic development. Annu Rev Nutr 2002；22：347-81.
4) Kedishvili NY：Enzymology of retinoic acid biosynthesis and degradation. J Lipid Res 2013；54：1744-60.
5) Schug TT, Berry DC, Shaw NS, et al：Opposing effects of retinoic acid on cell growth result from alternate activation of two different nuclear receptors. Cell 2007；129：723-33.
6) Chan A, Hanna M, Abbott M, et al：Oral retinoids and pregnancy. Med J Aust 1996；165：164-7.

Q.7

ビタミンA

美容のためにビタミンAサプリメントを摂っていますが，妊娠にとって何が問題なのですか？

Answer

　美容目的のレチノイン酸の摂取はの流産や胎児形態異常の発症リスクを上げる可能性があるため，妊娠を考えたら中止すべきです。

Point

● 流産・死産に関してはレチノールやβカロテンとして摂取する場合は発症リスクを上げることはない。

● 美容目的で用いるイソトレチノインなどのレチノイン酸は，妊娠初期に投与すると流産や胎児形態異常の発症リスクを上昇させる可能性がある。

● 妊娠を考えている場合は，レチノイン酸の投与は局所投与でも中止したほうがよい。

　ビタミンAとは主にレチノールを指し，レチノイドはレチノールを含めたレチナール，レチノイン酸などの総称である。今回はレチノイドを広義のビタミンAとして解説する。

　ビタミンAはさまざまな細胞の機能や免疫機構を調節する重要な栄養素である[1]。妊娠においてビタミンAは卵子や精子の成熟や胎児の発育に必須であるが，過剰になると胚や胎児に毒性がある[2, 3]。また子宮内膜脱落膜化においても至適なビタミンAは，細胞分化と細胞老化のバランスをとり脱落膜化を誘導しているが，過剰になると脱落膜化は抑制される[4, 5]。つまり妊娠にとって，適度なビタミンAの調整が重要である。

　ビタミンAの食事からの供給源は緑黄色野菜，レバーなどであり，緑黄色野菜ではビタミンA前駆体であるβカロテンとして摂取される。そのため，βカロテンは過剰に摂取しても体内で調整されるためビタミンA過剰症になることはない[6]（「レチノイド代謝経路」参照）。厚生労働省の「日本人の食事摂取基準」によると生殖年齢女性のビタミンA推奨摂取量は妊娠の有無に限らず，650〜700μgRAE（レチノール活性当量≒レチノール（μg）＋βカロテン（μg）×1/12）であり上限量が2,700μgRAEである[6]。ちなみにニンジン1本で約720μgRAE，ウナギの蒲焼1串で約1,500μgRAE，豚や鶏のレバー100gで約13,000〜14,000μgRAEであり，妊娠を考えた場合にレバーの過剰摂取は気をつける必要がある[7]（表1）。またバランスのよい食事をとっていれば積極的にビタミンAを摂取する必要はない。

　過剰なビタミンAの補充は，胚や子宮へ影響し不妊や流産のリスクを上げる可能性が

表1 ビタミンAを多く含む主な食材

食品	100gあたりのレチノール活性当量
鶏レバー	14,000μgRAE
豚レバー	13,000μgRAE
ウナギの蒲焼き	1,500μgRAE
しその葉	880μgRAE
無塩バター	800μgRAE
ニンジン	720μgRAE
チーズ	300～400
かぼちゃ	330μgRAE

レチノール活性当量（μgRAE）≒レチノール（μg）＋βカロテン（μg）×1/12

（文部科学省科学技術・学術審議会資源調査分科会：日本食品標準成分表（八訂）増補2023年より作成）

ある。不妊に関しては体外受精の妊娠成績などを評価した論文はなく，流産に関してはメタアナリシスでレチノールやβカロテンとして摂取する場合は流産や死産へリスクを上げることはないことがわかっている[8]。しかしイソトレチノインなどのレチノイン酸はニキビの治療などの美容目的で使われており[9]，妊娠初期に投与していた女性は約2倍流産率が上昇することが報告されている[10]。レチノイン酸の局所投与では流・死産や胎児形態異常の発症リスクは上げないというメタアナリシスもある[11]。ただし妊娠前後でレチノイン酸を投与していた場合に，胎児形態異常の発症を恐れて中絶している方が多数存在することもわかっており，妊娠後の影響について過小評価されている可能性もある[12]。そのため妊娠を考えている場合には，レチノイン酸の投与は局所投与でも中止したほうがよい[9]。

Evidence

- **Balogun OO, et al. 2016**[8]：3論文を含むメタアナリシス。妊娠前もしくは妊娠初期にビタミンAをレチノールやβカロテンとして摂取した群とプラセボ群の比較。プラセボ群と比較してビタミンA摂取群の流産率や死産率は有意差はない（それぞれリスク比0.86［95％CI 0.46～1.62］，リスク比1.29［95％CI 0.57～2.91］）。

- **Cha EH, et al. 2022**[10]：妊娠初期にイソトレチノインを投与していた者と投与していなかった者の流産率を比較。対照群と比較し投与群は有意に流産率が高かった（それぞれ17.7％（9/51），8.7％（59/676），オッズ比2.02［95％CI 1.06～3.84］，$p = 0.035$）。

実際にこんな感じで説明してみましょう

　美容のために使用しているビタミンAは過剰に摂取することで，妊娠後の流産や胎児形態異常の発症リスクを上げる可能性があります。妊娠を考えたら中止してください。

　ビタミンAは緑黄色野菜などの食事で摂取する場合には過剰症になることはなく，バランスのよい食事をとっていれば，原則サプリメントなどで積極的に摂取する必要はありません。

（黒田恵司）

参考文献

1) Napoli JL: Retinoic acid biosynthesis and metabolism. Faseb Journal 1996; 10: 993-1001.
2) Geelen JA: Hypervitaminosis A induced teratogenesis. CRC Crit Rev Toxicol 1979; 6: 351-75.
3) Clagett-Dame M, DeLuca HF: The role of vitamin A in mammalian reproduction and embryonic development. Annu Rev Nutr 2002; 22: 347-81.
4) Ozaki R, Kuroda K, Ikemoto Y, et al: Reprogramming of the retinoic acid pathway in decidualizing human endometrial stromal cells. PLoS One 2017; 12: e0173035.
5) Kuroda K: Impaired endometrial function and unexplained recurrent pregnancy loss. Hypertens Res Pregnancy 2019; 7: 16-21.
6) 「日本人の食事摂取基準」策定検討会：日本人の食事摂取基準（2020年版），厚生労働省，2020. https://www.mhlw.go.jp/content/10904750/000586553.pdf（最終閲覧日：2024年9月4日）
7) 文部科学省科学技術・学術審議会資源調査分科会：日本食品標準成分表（八訂）増補2023年．文部科学省，2023. https://www.mext.go.jp/a_menu/syokuhinseibun/mext_00001.html（最終閲覧日：20204年9月4日）
8) Balogun OO, Lopes LS, Ota E, et al: Vitamin supplementation for preventing miscarriage. Cochrane Database Syst Rev 2016; 2016: CD004073.
9) Chivot M: Retinoid therapy for acne. A comparative review. Am J Clin Dermatol 2005; 6: 13-9.
10) Cha EH, Kim N, Kwak HS, et al: Pregnancy and neonatal outcomes after periconceptional exposure to isotretinoin in Koreans. Obstet Gynecol Sci 2022; 65: 166-75.
11) Kaplan YC, Ozsarfati J, Etwel F, et al: Pregnancy outcomes following first-trimester exposure to topical retinoids: a systematic review and meta-analysis. Br J Dermatol 2015; 173: 1132-41.
12) Choi EJ, Kim N, Kwak HS, et al: The rates of major malformations after gestational exposure to isotretinoin: a systematic review and meta-analysis. Obstet Gynecol Sci 2021; 64: 364-73.

Q.8 妊娠中のビタミンA摂取について教えてください。

ビタミンA

Answer
健康で通常の食事がとれている場合には，ビタミンAのサプリメントの使用は勧められません。

Point
- 日本において，一般にビタミンAの摂取量は十分であると考えられるため，妊娠中のサプリメントによる補充は一般に不要である。むしろ妊娠初期に過剰摂取となった場合，児への催奇形性に関与する可能性もある。
- サプリメントのみならず，妊娠中はビタミンAを豊富に含むレバーを食べすぎないよう注意する必要がある。

　ビタミンAは，細胞分裂，胎児の臓器および骨格の成長，免疫系の維持，胎児の視覚発達，母体の視覚の維持において重要である。資源に乏しい国々（東南アジアやサハラ以南のアフリカなど）ではビタミンA欠乏症が懸念されており，母体の夜盲症に加え，眼球乾燥症，貧血，易感染症などのリスクがある。しかしながら，欠乏していない対象者へのビタミンA補充は，妊娠転帰を改善することは示されておらず[1]，毒性のリスクを増大させる可能性が指摘されている[2]。

　ビタミンAはさまざまな食品に含まれており，牛乳，魚，卵，ニンジン，葉物野菜，ブロッコリー，カボチャなどの食品を摂取することで必要量を満たすことができる。妊娠中の1日当たりの推奨摂取量は，750～770mcgレチノール当量（2,500～2,560国際単位）とされており[3]，わが国のような資源が豊富な国では，ビタミンAの過剰摂取が主な懸念事項である。

　わが国の報告で，妊娠初期のビタミンAサプリメント摂取により，児が先天性心疾患を発症する調整オッズ比が約5.8と有意に高く[4]，妊娠初期や妊娠を希望する女性はビタミンAサプリメントの摂取を控えることが勧められる。またレバーはビタミンAを豊富に含むため，妊娠中は摂取を避けるよう推奨している団体もある[5]。

　以上の点から，わが国においては，妊娠中にビタミンAを補充する必要性は乏しく，サプリメントの摂取は不要と考えられる。

生殖医療（不妊・周産期）

> **Evidence**
> - **産婦人科診療ガイドライン産科編2023**：妊娠初期のビタミンA大量投与による催奇形性の危険性について記載がある。
> - **エビデンスに基づく助産ガイドライン―妊娠期・分娩期・産褥期2020**：健康で通常の食事がとれている場合には，ビタミンAのサプリメント使用は勧められないと記載がある。
> - **McCauley ME, et al：2015**[1]：妊娠中のビタミンA補充は母体死亡率または周産期死亡率を減少させない。
> - **Rothman KJ, et al：1995**[2]：妊娠初期のビタミンA過剰摂取により催奇形性の可能性がある。
> - **National Institutes of Health**[3]：妊娠中の1日当たりの推奨摂取量は750～770mcgレチノール当量（2,500～2,560国際単位）である。
> - **Kawai S, et al：2023**[4]：妊娠初期のビタミンAサプリメント摂取により，児の先天性心疾患のリスクが約5.8倍上昇する。
> - **Hartmann S, et al：2005**[5]：妊娠中のレバーを含んだ食事には注意すべき。

実際にこんな感じで説明してみましょう

　健康で通常の食事がとれている場合には，ビタミンAのサプリメントの使用は勧められません。ビタミンAはさまざまな食品に含まれており，牛乳，魚，卵，ニンジン，葉物野菜，ブロッコリー，カボチャなどの食品を摂取することで必要量を満たすことができます。わが国においては，ビタミンAの欠乏よりも過剰摂取のほうが心配されます。日本の研究で，妊娠初期にビタミンAサプリメントを摂取していた場合，児の先天性心疾患のリスクが約5.8倍上昇したという報告があります。妊娠中は適切なバランスの取れた食事を心掛け，ビタミンAの過剰摂取には注意してください。またビタミンAが豊富に含まれているレバーの過剰摂取にも注意してください。

（津田弘之）

参考文献

1) McCauley ME, van den Broek N, Dou L, et al：Vitamin A supplementation during pregnancy for maternal and newborn outcomes. Cochrane Database Syst Rev 2015；2015：CD008666.
2) Rothman KJ, Moore LL, Singer MR, Nguyen US, Mannino S, Milunsky A. Teratogenicity of high vitamin A intake. N Engl J Med 1995；333（21）：1369-73.
3) National Institutes of Health：Vitamin A. Fact sheet for health professionals. https://ods.od.nih.gov/factsheets/VitaminA-HealthProfessional/（最終閲覧日2024年9月4日）.
4) Kawai S, Pak K, Iwamoto S, et al：Association Between Maternal Factors in Early Pregnancy and Congenital Heart Defects in Offspring：The Japan Environment and Children's Study. J Am Heart Assoc 2023；12：e029268.
5) Hartmann S, Brørs O, Bock J, et al：Exposure to retinoic acids in non-pregnant women following high vitamin A intake with a liver meal. Int J Vitam Nutr Res 2005；75（3）：187-94.

Q.9 葉酸サプリメントの作用機序を教えてください。

葉酸（ビタミンBを含む）

Answer
葉酸はGenomic（遺伝的）にもNon-Genomicにも働く，ポテンシャルの高いビタミンです。

Point
- 利用効率は合成型のモノグルタミン酸型葉酸のほうが高い。
- 葉酸は細胞分裂を促進する。
- 日本人は葉酸代謝酵素の遺伝子変異の頻度が高い。
- 葉酸はDNAメチル化に関与する。
- 葉酸不足はホモシステインの蓄積を引き起こす。

葉酸は，ビタミンB_9やビタミンMとも呼ばれる水溶性ビタミンであり，それ自身が作用を有するのではなく，葉酸代謝経路（メチオニン代謝経路を含む）により，さまざまな因子が合成されることにより作用効果をもつ。また，葉酸代謝経路をOne Carbon Metabolism（一炭素代謝）と呼ぶこともあるが，これはメチレンTHFがセリンとグリシンよりメチレン基（-CH3）の供給を受けて，還元型の葉酸であるメチルTHFとなる反応である。またメチオニン代謝経路はDNAメチル化に主に関与する重要な代謝経路であるが，いずれも葉酸により代謝が促進される。このため，これらの代謝経路の理解することが，葉酸の作用メカニズムを理解するうえで重要である（図1）。

また，後述するビタミンB群の作用も，葉酸代謝経路が促進されることにより，さまざまな作用が期待される。

① 利用効率（図1）

葉酸は食物に含まれる天然型のポリグルタミン酸型葉酸（folate）とサプリメントなどに含まれる合成型のモノグルタミン酸型葉酸（folic acid）が存在する。ポリグルタミン酸型葉酸は，モノグルタミン酸型として消化吸収されるまでの代謝過程で様々な影響を受けるため，生体利用率は低く（50％程度），水溶性ビタミンであるため調理損失も受けやすい。一方で，モノグルタミン酸型葉酸は生体利用効率が高い。そのため，葉酸の効果を示

生殖医療（不妊・周産期）

図1 葉酸代謝経路 "One Carbon Metabolism"

葉酸代謝は主に①〜⑤の役割を担っている。さらにビタミンB群も葉酸代謝の補酵素として働く（❶〜❸）。

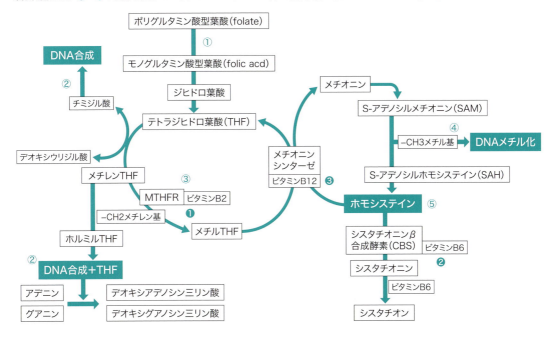

した諸外国の大規模な疫学研究の結果は，葉酸サプリメント（folic acid）によるものである。

② 細胞分裂を促進する（図1）

葉酸はテトラヒドロ葉酸（THF）からメチレンTHFに変換されるときに，チミジル酸が産生される。チミジル酸は，DNAを構成する塩基であるチミンであり，葉酸摂取によりDNA合成される。ちなみに細胞増殖が盛んな細胞（特に，がん細胞）では，チミジル酸の合成が盛んであり，抗がん剤のピリミジン薬は，チミジル酸合成を阻害する薬である。つまり，葉酸摂取により，チミジル酸合成が高まれば，細胞分裂が盛んとなり，様々な疾病の予防効果をもつこととなる。

③ 細胞分裂を促進する（図1）

メチレンTHFからホルミルTHFに変換される際にデオキシアデノシン三リン酸やデオキシグアノシン三リン酸が産生される。デオキシアデノシン三リン酸やデオキシグアノシン三リン酸はDNA複製の際に必要であり，葉酸摂取により葉酸代謝経路が促進することにより，細胞分裂が促進されることになる。

④ 葉酸代謝経路を促進する遺伝子 (図1)

　葉酸代謝は遺伝的変異の存在によって，影響を受ける。葉酸代謝経路におけるメチレンテトラヒドロ葉酸還元酵素（methylenetetrahydrofolate reductase；MTHFR）は摂取した葉酸を効率よく代謝させるための重要な酵素として働くが，様々な遺伝子多型があり，神経管閉鎖障害のリスク因子としてよく知られている[1]。特に，MTHFR遺伝子多型C677Tでは，ホモ変異（TT型）やヘテロ変異（CT型）であるとMTHFRの酵素活性が低下し，葉酸代謝よる様々な作用が低下する[2]。4517人の日本人のMTHFR遺伝子多型C677T頻度を見た研究では，CC型，CT型，TT型がそれぞれ39.0％，45.6％，15.4％で観察されており，60〜65％の日本人がTアレル保因者であり，日本人は葉酸を有効に使うことが苦手な人種である[3]。

④ DNAのメチル化 (図1)

　DNAを構成する4つの塩基（グアニン・アデニン・シトシン・チミン）の組み合わせの中で，シトシンの次にグアニンが続く配列のシトシンにメチル基（-CH3）が付加され，5メチルシトシンになることをDNAメチル化という。S-アデノシルメチオニン（SAM）は，メチオニンと Adenosine triphosphate（ATP）から合成され，メチル基の供給源となり，DNAメチル化に関与する。DNA配列のなかには，C（シトシン）G（グアニン）配列が集まって密に存在する領域（CpG island）があり，CpG island のDNAメチル化は，遺伝子が働きはじめる過程に深く関与する。そのため，葉酸摂取により様々な遺伝子修飾が期待される。

⑤ ホモシステインの蓄積 (図1)

　SAM は DNA メチル化等に基質として用いられ脱メチル化した後，加水分解を受けてホモシステインとなる。メチオニン代謝経路によって，ホモシステインは葉酸から合成されるメチルTHF をメチル基供給源としてメチオニンへと戻され，再び SAM の合成に用いられる。一方で，葉酸が摂取されたないと，ホモシステインがメチオニンが合成されずにホモシステインが蓄積する。ホモシステインは，細胞毒性・酸化ストレス・血栓形成作用などがあり，様々な疾患との関連性が指摘されており，早期発見のバイオマーカーとしても活用されている。

ビタミンB₂，ビタミンB₆，ビタミンB₁₂の働き (図1)

　いずれのビタミンBもホモシステインを低下させるのに重要な働きをする補酵素である。ビタミンB_2は葉酸の代謝酵素であるMTHFRの活性に必要な補酵素であり，メチルTHFを合成する。メチルTHFはメチオニンシンチターゼによりホモシステインからメチオニンを変換するのに必要であるため，ビタミンB_2の摂取は血中ホモシステイン濃度の

低下と関連する（図1❶）[4]。ビタミンB_6はシスタチオンβ合成酵素（CBS）の補酵素として ホモシステインをシステイン・シスタチオンに変換するために必要である（図1❷）。 ビタミンB_{12}はホモシステインをメチオニンに変換するメチオニンシンチターゼの補酵素 として働く（図1❸）。含硫アミノ酸代謝の中間体であるホモシステインの代謝は，最適 な生理機能および健康に必要な栄養素の間の相互関係の例である。そのため，血中ホモシ ステイン濃度は，葉酸，ビタミンB_2，ビタミンB_6，ビタミンB_{12}という4つのビタミンB によって調整されているため[4]，多くのマルチビタミンサプリメントには，これらのビタ ミンB群が含有されていることが多い。

（太田邦明）

参考文献

1) Ueland PM, Hustad S, Schneede J, Refsum H, Vollset SE. Biological and clinical implications of the MTHFR C677T polymorphism. *Trends in pharmacological sciences* 2001；22：195-201.

2) Crider KS, Zhu J-H, Hao L *et al.* MTHFR 677C→T genotype is associated with folate and homocysteine concentrations in a large, population-based, double-blind trial of folic acid supplementation. *The American Journal of Clinical Nutrition* 2011；93：1365-1372.

3) Wakai K, Hamajima N, Okada R *et al.* Profile of Participants and Genotype Distributions of 108 Polymorphisms in a Cross-Sectional Study of Associations of Genotypes With Lifestyle and Clinical Factors：A Project in the Japan Multi-Institutional Collaborative Cohort（J-MICC）Study. *Journal of Epidemiology* 2011；21：223-235.

4) Jacques PF, Bostom AG, Wilson PW, Rich S, Rosenberg IH, Selhub J. Determinants of plasma total homocysteine concentration in the Framingham Offspring cohort. *Am J Clin Nutr* 2001；73：613-621.

Q.10 食事でしっかり葉酸を摂れば，葉酸サプリメントは必要ないですか？

葉酸（ビタミンBを含む）

Answer
食事性葉酸の生体利用率が低いので，サプリメントに入っている合成葉酸を摂取するようにしてください。

Point
- 葉酸を効果的に摂取できるのは葉酸サプリメントである。

　葉酸は，野菜や柑橘類，レバーなどに多く含まれており，小腸でモノグルタミン酸として吸収され，食事性葉酸（dietary folate）としての大部分は『ポリグルタミン酸型葉酸』として存在し，モノグルタミン酸として消化吸収されるまでの代謝過程で様々な影響を受けるため，生体利用率は一定でない。

　これに対していわゆるサプリメントなどの栄養補助食品や葉酸添加食品などに使用される合成型の葉酸（folic acid）『モノグルタミン酸型葉酸』に分けることができるが，通常の食品中の葉酸（dietary folate）『ポリグルタミン酸型葉酸』と比較すると生体利用率が高いことが報告されている[1]。それゆえに，葉酸サプリメントではART成績の向上や，流産の予防が期待されるが，食事によるそれらの効果は期待できないため，できるだけ葉酸サプリメントの摂取を推奨するべきである（図1）。

図1 食事型葉酸と合成型葉酸の摂取効率

酸は調理などにより分解されやすく，体内でも小腸粘膜の酵素によって分解されるために，最終的に摂取した量の約50％が生体内利用率とされている。一方で，モノグルタミン酸型葉酸は体内に取り込みやすく，摂取した量の約85％が生体内利用率とされている。

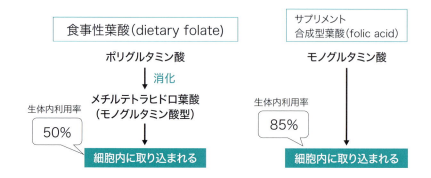

生殖医療（不妊・周産期）

folic acid food fortification は本当に効いているのか？

　葉酸の食品強化の義務化（folic acid food fortification）は，生殖年齢の女性の葉酸不足を本質的に解消し，二分脊椎や無脳症を予防するための有効な公衆衛生学的アプローチとして，1998年1月から主要な穀類100gへ，葉酸（プテロイルモノグルタミン酸）140μgを添加するように法律で規定した[2]。Food Fortification Initiative（FFI，食品強化推進協議会）の報告によれば，2019年現在全世界の97カ国でビタミン，ミネラルなどを小麦粉，トウモロコシ粉，コメなどに添加する食料強化政策（Food Fortification Legislation）が実施されている。このうち，葉酸を特に強化した政策を実施しているのは97カ国中の74カ国であり，米国，カナダ，オーストラリア，中国，インドネシア，メキシコなどが含まれる[3]。

　葉酸添加政策の結果，神経管閉鎖障害の発症率は劇的に減少し，米国では24%[4]，カナダでは46%[5]，チリでは43%[6]，南アフリカでは31%[7]と報告されている。一方で，EU，中国，日本を含む100カ国以上が葉酸強化の義務化を導入していないため，予防可能な神経管閉鎖障害が回避されてない。そのため，2023年5月，世界保健総会（WHO）は，神経管閉鎖障害の有病率を低下させるため，すべての加盟国が主食に葉酸の添加強化を導入するよう勧告した[8]。

　一方で，米国予防医療専門委員会（USPSTF）はタスクフォースとして神経管閉鎖障害予防のために妊娠を計画しているすべての人に，400～800μgの葉酸を含むサプリメントを毎日摂取するようエビデンスレベルAとして推奨した[9]。つまり，米国においてはfolic acid food fortificationがありつつ，葉酸サプリメントが推奨されていることは実際に効いていたのは各人で摂取している葉酸サプリメントである可能性もある。

　実際に，発展途上国のような国においてはfolic acid food fortificationは効果的である（表1）[10] が，日本やEUのような先進国でのfolic acid food fortificationによる神経管閉鎖障害を予防は効果的でないのかもしれない。また，folic acid food fortificationを実施していない中国ではthe National Free Preconception Health Examination Project（NFPHEP）が国家レベルで遂行されており，妊娠前3カ月から産後3カ月まで葉酸サプリメント400μg/日を無料で配布した結果，約75%の女性が妊娠前から摂取し，神経管閉鎖障害の予防に成功している[11]。このことはWHOが推奨する主食への葉酸の食品強化の義務化（folic

表1 葉酸の食品強化の義務化（folic acid food fortification）の効果

		研究数	出生1万人あたりの 神経管閉鎖障害の発生数		95%CI
ラテンアメリカ					
	葉酸強化前	1	22.89	↓減っている	18.01～28.69
	葉酸強化後	12	7.78		6.58～8.97
サブサハラ・アフリカ					
	葉酸強化前	6	15.27	↓減っている	10.19～20.34
	葉酸強化後	1	9.95		7.26～13.30

（Blencowe H, et al: Ann N Y Acad Sci 2018; 1414(1): 31-46より引用）

I 栄養素・サプリメント編

II 疾患編

acid food fortification）と葉酸サプリメントの無料配布（米国やEUの多くの国は無料配布が実施されている）のどちらが効果的か議論の必要があることを意味している。

> **実際にこんな感じで説明してみましょう**
>
> 葉酸は食事で摂るよりサプリメントで摂ったほうがしっかりと体の中で使われます。厚生労働省は葉酸サプリメントに入っているモノグルタミン酸型葉酸を640μg/日摂取するように推奨しているので，400μg/日では足りない可能性があるので，1,000μg/日を超えない範囲でしっかりと毎日摂取してください（Q12「プレコンセプションケアで葉酸を摂るように言われましたが，いつから飲んだらいいですか？」の「葉酸サプリメントの安全性は？」p53参照）。

（太田邦明）

参考文献

1) Molloy AM: Folate bioavailability and health. Int J Vitam Nutr Res 2002; 72(1): 46-52.
2) Food and Drug Administration: Food standards: amendment of standards of identity for enriched grain products to require addition of folic acid. Federal Register 1996; 61: 8781-97.
3) Watanabe H, Miyake T: Folic and folate acid. Functional food—improve health through adequate food. Hueda MC eds. InTech 2017: 43-56.
4) Cavalli P, Tonni G, Grosso E, et al: Effects of inositol supplementation in a cohort of mothers at risk of producing an NTD pregnancy. Birth Defects Research Part A: Clinical and Molecular Teratology 2011; 91(11): 962-5.
5) De Wals P, Tairou F, Van Allen MI, et al: Reduction in neural-tube defects after folic acid fortification in Canada. N Engl J Med 2007; 357(2): 135-42.
6) Hertrampf E, Cortés F: National food-fortification program with folic acid in Chile. Food Nutr Bull 2008; 29(2_suppl1): S231-S7.
7) Sayed AR, Bourne D, Pattinson R, Nixon J, Henderson B. Decline in the prevalence of neural tube defects following folic acid fortification and its cost‐benefit in South Africa. Birth Defects Res A Clin Mol Teratol 2008; 82(4): 211-6.
8) Gomez MG, Arynchyna-Smith A, Ghotme KA, et al: Global Neurosurgery at the 76th World Health Assembly(2023): First Neurosurgery-Driven Resolution Calls for Micronutrient Fortification to Prevent Spina Bifida. World Neurosurg 2024; 185: 135-40.
9) US Preventive Services Task Force: Folic Acid Supplementation to Prevent Neural Tube Defects: US Preventive Services Task Force Reaffirmation Recommendation Statement. JAMA 2023; 330(5): 454-9.
10) Blencowe H, Kancherla V, Moorthie S, et al: Estimates of global and regional prevalence of neural tube defects for 2015: a systematic analysis. Ann N Y Acad Sci 2018; 1414(1): 31-46.
11) Zhou Q, Dong G, Wang Q, et al: Preconception folic acid supplementation for the prevention of birth defects: a prospective, population-based cohort study in mainland China. BMC Pregnancy Childbirth 2024; 24(1): 114.

Q.11

葉酸（ビタミンBを含む）

葉酸は神経管閉鎖障害の予防になると聞きましたが，いつから飲んだらよいですか？

Answer
少なくとも妊娠の1〜3か月前から摂取してください。

Point
- 神経管は妊娠6週で閉鎖する。
- 葉酸は高いエビデンスで神経管閉鎖障害を予防する。
- 神経管閉鎖障害を予防する平均赤血球葉酸濃度に達するまで葉酸サプリメント摂取量：400μg/日では6〜8週間，葉酸サプリメント摂取量：800μg/日では4週間を要する。

　受精後17日には神経胚形成が始まり，19日頃に神経板が形成され，神経ヒダが盛り上がり，神経溝が形成される。脊椎神経を収納する神経管は受精後28日（妊娠6週）に閉鎖するが，この過程が障害されると神経管閉鎖障害（neural tube defects；NTDs）が発生する[1]。NTDsは脊髄髄膜瘤と無脳症を包括する名称であるが，脊髄髄膜瘤患児は，生後24時間以内に適切な手術を受けることで生存することができるようになった。しかし患児の大多数では，水頭症，尿失禁，便失禁，歩行障害，脊椎側弯症などに罹患し，脳室腹腔シャント，清潔間欠導尿，下部尿路の手術，下肢と脊柱への矯正手術，終生にわたるリハビリテーションとフォローアップなどが必要である。一方無脳症は生後数時間で死亡するため，90％以上の胎児は人工妊娠中絶を受けている。神経管閉鎖障害は先天異常疾患のうち，唯一の予防可能な疾患であることはあまり知られていない。

　妊娠前から妊娠初期にかけて葉酸摂取により，児のNTDsの発症リスクの低減が期待できる。そのため，近年でも海外ではサプリメントによる1日400μgの葉酸摂取の有効性が相次いで報告され，米国ではサプリメントによる1日400〜800μgの葉酸摂取が推奨されている[2]。さらに，わが国でも日本産科婦人科学会『産婦人科診療ガイドライン 産科編2023』にも，「妊娠前から市販のサプリメントにより1日400μgの葉酸を摂取することで，児の神経管閉鎖障害発症リスクの低減が期待できると説明する」と推奨レベル：Bとして明記されている[3]。また，日本先天異常学会では神経管閉鎖障害が起きるリスクが低下させるために妊娠を計画している女性，または妊娠中と考えられる女性が，妊娠前4週から妊娠12週までの期間，葉酸サプリメントを0.4mg/日を摂取することを推奨している[4]。

最近，米国・カナダの5都市を対象としたSlone Epidemiology Center Birth Defects Studyを利用して，NTDsリスクが高い集団（NTDの家族歴を持つ女性，抗てんかん薬使用，糖尿病，肥満）において，妊娠1カ月前以上の葉酸サプリメント摂取とNTDsリスクの関連性を検討したところ，葉酸サプリメントを毎日摂取している群は，葉酸サプリメントを摂取してない群と比較して，調整オッズ比が0.32（95％CI：0.12〜0.77），葉酸サプリメント摂取量が400〜1,000μg/日や1,000μg/日の群は，摂取量が400μg未満/日の群と比較して，調整オッズ比がそれぞれ0.38（95％CI：0.12〜1.02），0.26（95％CI：0.05〜0.95）であった[5]。このことは，NTDsリスクのある集団でさえ，妊娠前からの葉酸サプリメント摂取を毎日400μg以上摂取することは非常に効果があるため，一般女性では葉酸サプリメントのNTDs予防効果はかなり期待されることが想定される。一方で，『産婦人科診療ガイドライン産科編2023』[3]でも，「神経管閉鎖障害の発症は多因子によるものであり，葉酸摂取不足のみが発症要因ではないと説明する」と明記されているように，NTDsの発症要因は多因子であるため，葉酸サプリメント摂取をしていても，一定数はNTDsが発症する可能性がある。

　また，米国予防医療専門委員会（USPSTF）はタスクフォースとして神経管閉鎖障害予防のために妊娠を計画しているすべての人に，400〜800μgの葉酸を含むサプリメントを毎日摂取するようエビデンスレベルAとして推奨した[6]。このタスクフォースは20年前に出されたものを再通告した形にはなっているが，当時にはなかった葉酸のエビデンスが追加されたため，当時もエビデンスレベルはAであったが，さらに強い推奨として通告している[7]。

　また，妊娠前の葉酸サプリメント摂取開始時期を決定づけるようなエビデンスは存在しないが，神経管閉鎖障害を予防される平均赤血球葉酸濃度*：906nmol/L以上[8]を目標とした場合に，平均赤血球葉酸濃度：906nmol/Lに達するのは葉酸サプリメント摂取量：400μg/日では6〜8週間を要するのに対して，葉酸サプリメント摂取量：800μg/日では4週間で到達するため使用するサプリメントの葉酸含有量に合わせる必要がある（図1）。さらに，葉酸はメチレンテトラヒドロ葉酸還元酵素（MTHFR）により代謝されるが，日本人の半数以上は遺伝子多型の異常が認められるため（p44参照），摂取量に見合った効果が出ないことも考慮して，高容量に摂取することも検討する必要がある。ただし，厚生労働省の摂取基準量の中で摂取上限は1,000μg/日であることは留意するべきである。

＊一般的な血清葉酸濃度ではないので注意が必要である。

 実際にこんな感じで説明してみましょう

葉酸はNTDsを予防することは強いエビデンスで知られています。しかし，妊娠6週までに神経管の発生は終了してしまうので，妊娠前からしっかりと葉酸サプリメントを摂取する必要があります。具体的には1,000μg/日を越えないように，最低でも400μg/日以上を摂取してください。

生殖医療（不妊・周産期）

図1 葉酸摂取から平均赤血球葉酸濃度：906nmol/Lへの到達期間

神経管閉鎖障害予防に必要な平均赤血球葉酸濃度は≧906nmol/Lとされている。葉酸サプリメント400μg/日では8週間（①），800μg/日では4週間（②）で平均赤血球葉酸濃度：906nmol/Lに達するといわれている。

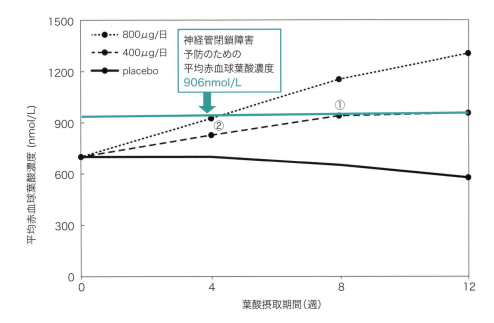

（Lamers Y et al: Am J Clin Nutr.84: 156-161.2006, Brämswig S, et al: Int J Vitam Nutr Res 2009; 79: 61-70より作図）

（太田邦明，下屋浩一郎）

参考文献

1) Sadler TW: Mechanisms of neural tube closure and defects. Mental retardation and developmental disabilities research reviews. 1998; 4(4): 247-53.
2) US Preventive Services Task Force, Bibbins-Domingo K, Grossman DC, et al: Folic acid supplementation for the prevention of neural tube defects: US Preventive Services Task Force recommendation statement. JAMA 2017; 317(2): 183-9.
3) 日本産科婦人科学会，日本産婦人科医会：産婦人科診療ガイドライン産科編2023．p.81〜3，日本産科婦人科学会，2023．
4) 日本先天異常学会のメッセージ．
5) Petersen JM, Parker SE, Benedum CM, et al: Periconceptional folic acid and risk for neural tube defects among higher risk pregnancies. Birth Defects Res 2019; 111(19): 1501-12.
6) US Preventive Services Task Force, Barry MJ, Nicholson WK, et al: Folic Acid Supplementation to Prevent Neural Tube Defects: US Preventive Services Task Force Reaffirmation Recommendation Statement. JAMA 2023; 330(5): 454-9.
7) Nelson DB, Spong CY: Reaffirming Recommendations for Folic Acid Supplementation: Everything Old Is New Again. JAMA 2023; 330(5): 419-20.
8) Daly LE, Kirke PN, Molloy A, et al: Folate levels and neural tube defects. Implications for prevention. JAMA 1995; 274(21): 1698-702.

Q.12

葉酸（ビタミンBを含む）

プレコンセプションケアで葉酸を摂るようにいわれましたが，いつから飲んだらよいですか？

Answer

少なくとも妊娠3カ月前から摂るようにしてください。

Point

- プレコンセプションケアにおいて，葉酸による神経管閉鎖障害の予防は最も強いエビデンスがある。
- 葉酸サプリメントの摂取が妊孕性向上・奇形発生の予防・児の発達異常の予防に効果があるという研究成果を多数認める。
- 葉酸サプリメントによる安全性は証明されているが，一部で長期間内服することによる弊害が報告されている。

　プレコンセプションケアは2006年，CDC（米国疾病管理予防センター）[1]により「"女性"の医学的，行動的，社会的リスクに介入し妊娠関連のアウトカムを改善する取り組み」として提唱されたことから始まり，2012年にはWHO（世界保健機関）が，「"妊娠前の女性とカップル"に医学的，行動的，社会的な保健介入を行うこと」と定義されたことによりに，プレコンセプションケアの黎明期となる。そして，エビデンスが確立されたプレコンセプションケアとしてCDCが提唱した14項目のなかにも『葉酸欠乏症：葉酸を含むビタミン補助食品を毎日使用することで，神経管閉鎖障害の発生が3分の2減少することが証明されている』があげられており，プレコンセプションケアにおいて葉酸摂取はエビデンスのある最も基本的な介入である[1]。そのため，葉酸摂取の一番の目的は神経管閉鎖障害の予防であることには変わりない。一方で，CDCの提唱から20年近くが経過したため，葉酸摂取による神経管閉鎖障害の予防以外の副次的な効果も明らかとなりつつある。

　The China National Free Preconception Health Examination Project（NFPHEP）は，2010年から4～6カ月以内に妊娠を計画している中国全土を対象とした国家プロジェクトであり，プレコンセプションケア研究において，現在のところ最も大規模な前向きコホート研究である。NFPHEPでは，妊娠3カ月前から産後3カ月まで葉酸サプリメント400μg/日が無料で配布され，約150万人（対照群（葉酸サプリメント未摂取）：約35万人）のコホート研究によると，3カ月前から葉酸サプリメントを摂取した場合に，対照群と比較して全出生異常（オッズ比0.66，95%CI：0.58～0.76），神経管閉鎖障害（オッズ比 0.42，

生殖医療（不妊・周産期）

95%CI：0.30～0.60)，口唇裂（オッズ比 0.48，95%CI：0.28～0.81)，顔面奇形（オッズ比 0.62，95%CI：0.41～0.98)，早産（オッズ比 0.67，95%CI：0.66～0.67)，低出生体重（オッズ比 0.74，95%CI：0.71～0.78)，流産（オッズ比 0.53，95%CI：0.52～0.54)，死産（オッズ比 0.70，95%CI：0.64～0.77)，新生児死亡率（オッズ比 0.0，95%CI：0.63～0.78）のすべてにおいて有意に低かった[2]。さらに，同プロジェクトから，約56万組のカップルを対象に女性が葉酸サプリメントを摂取した状況をマッチさせたうえで，男性側の喫煙状況と児の先天形態異常のリスクを解析したところ，男性パートナーが喫煙してない群に対して，男性パートナーが妊娠中も継続的に喫煙していた群の調整後オッズ比は先天形態異常 2.20（95% CI：1.31～3.70)，先天性心奇形 2.73（95% CI：1.17～4.81)，神経管閉鎖障害 2.40（95% CI：1.18～4.87）であった[3]。このことは，プレコンセプションケアがカップルや夫婦で取り組むべきことであると強く印象付ける研究成果と考えられる。このように NFPHEPから妊娠3カ月前からの葉酸サプリメント摂取によるプレコンセプションケアの有効性がエビデンスとして報告されており，人種としても近似しているため，日本人も妊娠前の葉酸サプリメントが有効である可能性が高い。

　NFPHEPの前向きコホート研究は対象が妊娠を予定としている男女であるが，出生コホート研究が盛んな北欧では，母体の栄養状態と児の予後に関して大規模な研究成果が多数存在する。葉酸の児への長期的な効果としては，歴史的な報告はノルウェー全土の女性を対象とし，小児8万5,176人を対象とした出生コホート研究MoBa（The Norwegian Mother, Father and Child Cohort Study）である。Rothらは，妊娠4週前から妊娠8週までの期間の葉酸サプリメント摂取した母親から出生した児：3万8,954人の3歳時点での言語発達遅延との関連を調べたところ，葉酸を含むサプリメントを摂取した群（1万9,005人）では，摂取しなかった群に対するオッズ比は0.55（95% CI：0.39～0.78）と有意に低いと報告した[4]。さらに，Surenらは，同MoBaから妊娠4週前から妊娠8週までの期間の葉酸サプリメント摂取した母親から出生した児：8万5,176人（単胎，在胎32週以上，出生体重2,500g以上）の6歳時（平均6.4歳）の自閉スペクトラム症の発症リスクを検討したところ，自閉スペクトラム症の発生率は葉酸摂取群0.10%，非摂取群0.21%であり，葉酸サプリメント摂取により39%も自閉スペクトラム症が予防できることが報告された（調整後オッズ比0.61，95% CI：0.41～0.90)[5]。

葉酸サプリメントの安全性は？

　葉酸摂取より児への影響が懸念されているが，『産婦人科診療ガイドライン産科編 2017』では“妊娠後期に葉酸サプリメント摂取をした生後3～5歳児で喘息のリスク上昇がある”と記載されていたが，その後の報告により，『産科編2020』『産科編2023』では葉酸摂取が喘息・喘鳴・アレルギー性疾患発症の発症リスクを上昇させるというエビデンスはないと変更になっている[6, 7]。また，高容量が問題になることが指摘されているが，スペインの多施設共同前向き母子コホートInfancia y Medio Ambiente（INMA）プロジェクトでは母親の妊娠中の葉酸サプリメントの摂取量と，出生後一年時点の神経発達障害の関連性を検討したところ，統計学的な有意差はないものの葉酸サプリメント：5mg/

日以上の摂取が，神経発達に有害な影響を及ぼすことが報告した（オッズ比1.59，95%CI：0.82～3.08）[8]。厚生労働省による『日本人の食事摂取基準（2020年版）』では耐容上限量として1,000μg/日としているので，安全領域内で使用する分には有害事象が起こる可能性が低いと思われる。しかし，中国の出生コホート研究では，何も摂取していない群に比較して，葉酸サプリメント：800μg/日を長期間（妊娠前4週間以上かつ妊娠中16週間以上）摂取していると，糖尿病の家族歴があると妊婦では，GDMのオッズ比：5.53であった[9]。一方で，オーストラリアで行われている出生コホート研究：The Environments for Healthy Living（EFHL）では，2,619人の妊婦を対象に葉酸サプリメントの妊娠高血圧腎症への発症リスクを解析したところ，何も摂取していない群に比較して，葉酸サプリメント800μg/日摂取した群は年齢や喫煙歴などで調整したオッズ比が0.42（95％CI：0.14～075）と妊娠高血圧腎症の予防効果が確認された[10]。このことは，妊娠初期に葉酸サプリメントを高容量に摂取することは神経管閉鎖障害を強力に予防する反面（p49参照），妊娠経過を通して高容量に摂取することは一部の周産期合併症に関与する可能性があり，今後議論が必要であることを意味している（COLUMN「妊娠中の葉酸摂取量について」p72参照）。

　これらの弊害の原因の一つとして考えらえれている“代謝されない葉酸”unmetabolized folic acid（UMFA）が生体内に蓄積する（表1）こととされており[11, 12]，一般的に認知機能や免疫機能の低下をもたらすことが報告されている[13～15]。最近，ボストンで行われている出生コホート研究では，臍帯血中UMFAが高いと自閉スペクトラム症の発症リスク（調整済みOR，aORquartile 4：2.26，95%CI：1.08, 4.75）[16]や，食物アレルギーの発症が高くなることを報告した[17]。一方で，ノルウェー全土の女性を対象とし，小児8万5,176人を対象とした出生コホート研究MoBa（The Norwegian Mother, Father and Child Cohort Study）からは妊娠17～19週の母体血中UMFA値と出生後3歳，8歳での自閉スペクトラム症の中長期的リスクを検討したところ，3歳（unstandardized B：－0.01，95%CI：－0.03, 0.004）または8歳（unstandardized B：0.01，95%CI：－0.02, 0.03）の調整済み多重回帰分析では，母体血中UMFA値と自閉スペクトラム症の間に関連はなかった[18]。また，血中UMFA高値（0.53 nmol/L以上）の母親から出生した児は，血中UMFA低値（0.53 nmol/L未満）の母親から出生した児と比較して，3歳時（調整オッズ比：0.98，95％CI：0.2, 4.2）または8歳時（調整オッズ比：0.1，95％CI：0.01, 1.4）において自閉スペクトラム症リスク増加を認めなかった[18]。

　また，妊娠12週まで葉酸サプリメント：800μg/日摂取し，妊娠12週以降に葉酸サプリメント：0μg/日と葉酸サプリメント：800μg/日のランダム化により2群に割り付けたところ，葉酸サプリメント：800μg/日を摂取した女性のほうが，血中UMFA値，血清葉酸濃度，赤血球平均葉酸濃度のいずれも有意に高かった（表1）[19]。しかし，母体血中UMFA値が測定可能（それ以外は測定感度以下）であったのが，葉酸サプリメント：0μgでは約50%であったのに対して，葉酸サプリメント：800μg/日では約25%であるため，血中UMFA値の体内蓄積はかなりの個人差が存在するため，UMFAを意識するばかりに，高容量の葉酸サプリメントのメリットが損なわれる可能性があるため，UMFAの弊害については引き続き，研究成果が待たれる。

生殖医療（不妊・周産期）

表1 葉酸サプリメントによる血中 Unmetabolized folic acid の蓄積量

	葉酸サプリメント なし	葉酸サプリメント 800μg/日摂取	治療効果 (95% CI)	p値
血中UMFA (n=90)	0.6±0.7	1.4±2.7	−0.85 (−1.62, −0.08)	0.03
血清葉酸濃度, nmol/L (n=90)	23.2 (18.0, 28.4)	49.3 (32.7, 57.7)	0.56 (0.46, 0.68)	0.001
平均赤血球葉酸濃度, nmol/L (n=90)	1340 (1150, 1510)	1910 (1530, 2300)	0.69 (0.61, 0.77)	0.001

血中UMFA：平均値±標準偏差, 血清葉酸濃度・平均赤血球葉酸濃度：中央値（四分位範囲）

 実際にこんな感じで説明してみましょう

　プレコンセプションケアにおいて，葉酸サプリメントが神経管閉鎖障害を予防することには強いエビデンスがあります。そのため，少なくとも妊娠前3カ月以上前から葉酸サプリメントは摂取しましょう。一番の目的は神経管閉鎖障害を予防することですが，最近では妊娠しやすくなったり，生まれてくる子供の奇形を減らすような研究成果も出てきました。妊娠のいつまで飲めばいいかというのはまだ結論は出ていませんが，安全領域（1,000μg/日）以内であれば，問題ないと思います。
（Q15「売っている葉酸サプリメントの含有量が異なりますが，どれくらい摂取したらよいですか？」p65参照）

（太田邦明）

参考文献

1) Johnson K, Posner SF, Biermann J, et al: Recommendations to improve preconception health and health care--United States. A report of the CDC/ATSDR Preconception Care Work Group and the Select Panel on Preconception Care. *MMWR Recomm Rep* 2006; 55(RR-6): 1-23.
2) He Y, Pan A, Hu FB, Ma X: Folic acid supplementation, birth defects, and adverse pregnancy outcomes in Chinese women: a population-based mega-cohort study. *Lancet* 2016; 388: S91. https://doi.org/https://doi.org/10.1016/S0140-6736(16)32018-9
3) Zhou Q, Zhang S, Wang Q, et al: Association between preconception paternal smoking and birth defects in offspring: evidence from the database of the National Free Preconception Health Examination Project in China. *BJOG* 2020; 127(11): 1358-64. https://doi.org/https://doi.org/10.1111/1471-0528.16277
4) Roth C, Magnus P, Schjølberg S, et al: Folic acid supplements in pregnancy and severe language delay in children. *JAMA* 2011; 306(14): 1566-73. https://doi.org/10.1001/jama.2011.1433
5) Surén P, Roth C, Bresnahan M, et al: Association Between Maternal Use of Folic Acid Supplements and Risk of Autism Spectrum Disorders in Children. JAMA 2013; 309(6): 570-7. https://doi.

org/10.1001/jama.2012.155925

6) Viswanathan M, Treiman KA, Kish-Doto J, et al: Folic Acid Supplementation for the Prevention of Neural Tube Defects: An Updated Evidence Report and Systematic Review for the US Preventive Services Task Force. *JAMA* 2017; 317(2): 190-203.
https://doi.org/10.1001/jama.2016.19193

7) 日本産科婦人科学会，日本産婦人科医会：産婦人科診療ガイドライン　産科編　2023. p.81-3，日本産科婦人科学会，2023.

8) Valera-Gran D, García de la Hera M, Navarrete-Muñoz EM, et al: Folic Acid Supplements During Pregnancy and Child Psychomotor Development After the First Year of Life. *JAMA* Pediatr 2014; 168(11): e142611-e.
https://doi.org/10.1001/jamapediatrics.2014.2611

9) Li Q, Zhang Y, Huang L, et al. High-Dose Folic Acid Supplement Use From Prepregnancy Through Midpregnancy Is Associated With Increased Risk of Gestational Diabetes Mellitus: A Prospective Cohort Study. *Diabetes Care* 2019; 42(7): e113-e5.
https://doi.org/10.2337/dc18-2572

10) Vanderlelie J, Scott R, Shibl R, et al: First trimester multivitamin/mineral use is associated with reduced risk of pre-eclampsia among overweight and obese women. *Matern Child Nutr* 2016; 12(2): 339-48.
https://doi.org/10.1111/mcn.12133

11) Kelly P, McPartlin J, Goggins M, Weir DG, Scott JM. Unmetabolized folic acid in serum: acute studies in subjects consuming fortified food and supplements. *Am J Clin Nutr* 1997; 65(6): 1790-5.
https://doi.org/10.1093/ajcn/65.6.1790

12. Maruvada P, Stover PJ, Mason JB, et al. Knowledge gaps in understanding the metabolic and clinical effects of excess folates/folic acid: a summary, and perspectives, from an NIH workshop. *Am J Clin Nutr* 2020; 112(5) : 1390-403.
https://doi.org/10.1093/ajcn/nqaa259

13) Morris MS, Jacques PF, Rosenberg IH, et al: Folate and vitamin B-12 status in relation to anemia, macrocytosis, and cognitive impairment in older Americans in the age of folic acid fortification. *Am J Clin Nutr* 2007; 85(1): 193-200.
https://doi.org/10.1093/ajcn/85.1.193

14) Morris MS, Jacques PF, Rosenberg IH, et al: Circulating unmetabolized folic acid and 5-methyltetrahydrofolate in relation to anemia, macrocytosis, and cognitive test performance in American seniors. *Am J Clin Nutr* 2010; 91(6): 1733-44.
https://doi.org/10.3945/ajcn.2009.28671

15) Troen AM, Mitchell B, Sorensen B, et al: Unmetabolized folic acid in plasma is associated with reduced natural killer cell cytotoxicity among postmenopausal women. *J Nutr* 2006; 136(1): 189-94.
https://doi.org/10.1093/jn/136.1.189

16) Raghavan R, Selhub J, Paul L, et al: A prospective birth cohort study on cord blood folate subtypes and risk of autism spectrum disorder. *Am J Clin Nutr* 2020; 112(5): 1304-17. https://doi.org/10.1093/ajcn/nqaa208

17) McGowan EC, Hong X, Selhub J, et al: Association Between Folate Metabolites and the Development of Food Allergy in Children. *J Allergy Clin Immunol Pract* 2020; 8(1): 132-40. e5.　https://doi.org/https://doi.org/10.1016/j.jaip.2019.06.017

18) Husebye ESN, Wendel AWK, Gilhus NE, et al: Plasma unmetabolized folic acid in pregnancy and risk of autistic traits and language impairment in antiseizure medication-exposed children of women with epilepsy. *Am J Clin Nutr* 2022; 115(5): 1432-40.
https://doi.org/10.1093/ajcn/nqab436

19) Sulistyoningrum DC, Sullivan TR, Skubisz M, et al: Maternal serum unmetabolized folic acid concentration following multivitamin and mineral supplementation with or without folic acid after 12 weeks gestation: A randomized controlled trial. Matern Child Nutr 2024; 20(4):e13668. https://doi.org/https://doi.org/10.1111/mcn.13668

Q.13

葉酸（ビタミンBを含む）

不妊クリニックで葉酸を勧められましたが，妊娠できるようになりますか？

Answer

　葉酸サプリメントは神経管閉鎖障害を予防するため，ぜひ摂取してください。直接的な因果関係はわかりませんが，葉酸の妊孕性向上を示唆する研究は複数認められますので，その効果もあわせて摂取してください。

Point

- 葉酸摂取の一番の目的は神経管閉鎖障害の予防である
- 葉酸サプリメントによって妊孕性が向上する可能性がある
- 高容量の葉酸サプリメントはART成績を向上させ，流産を予防する可能性がある
- 男性への葉酸サプリメントの効果は不明である

　動物の卵子を用いた研究では，葉酸が卵子の質や成熟に促進的に働くことが報告されているが，ヒトにおいてその有効性を示すことが困難であるため，多くのがコホート研究のような分析的観察研究が主となる。葉酸サプリメントが妊孕性を向上させる報告は多数ある。

　下記にエビデンスを示すので，患者に合わせて説明に利用していただきたい。ただし，日本人のデータは存在せず，MTHFR遺伝子多型のヘテロ・ホモ変異の頻度が高い日本人が同様な結果とならない可能性があることも留意しておく。

Evidence

■ Cueto HT, et al：Eur J Clin Nutr 2016[1]：デンマークの大規模前向きコホート研究：自然妊娠希望のある女性：3,895人を対象に，生殖機能や生活様式などの交絡因子を調整した比例確率回帰モデルを用いて解析したところ，葉酸サプリメントを摂取した者は，摂取してない者に比べて，出生比（出産まで到達する可能性）：1.15（95％CI：1.06〜1.25）であった[1]。

■ Chavarro JE, et al：Fertil Steril 2008[2]，Gaskins AJ, et al：Obstet Gynecol 2014[3]：女性看護師を対象とした前向きコホート研究：The Nurses' Health Study II：試験のエントリー時に食事摂取調査（food-frequency questionnaire；FFQ）を行い，1991年から1999年までの8年間で妊娠を試みた女性18,550人のうち，438人が排卵障害を認めた。そのうち，葉酸摂取量が大きく，摂取頻度が多いほ

I 栄養素・サプリメント編

II 疾患編

57

ど排卵障害の相対リスク比が低下した（図1）[2]。

1992年から2009年の間で11,072人（妊娠数：15,950例）を追跡し，葉酸摂取量と自然流産（2,756例）の関係を解析したところ，葉酸サプリメント摂取量が1日730μg以上（中央値：1000μg）だと，摂取していない群と比較して，流産リスクが20%（調整リスク比：0.80，95% CI：0.71～0.90）も低下することが判明した[3]。一方で，食物からの葉酸摂取では量にかかわらず，流産リスクを低下させることができなかった[3]（表1）。

図1 葉酸摂取量と排卵障害の相対リスク比

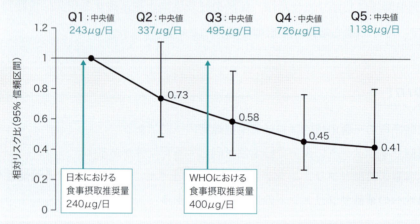

（Chavarro JE, et al. *Fertil Steril*. 2008; 89(3): 668-676 より引用）

表1 葉酸サプリメントと食事型葉酸の流産リスク

サプリメントからの葉酸摂取

葉酸摂取量 （μg/日）[中央値]		流産数/症例数	流産率（%）	調整リスク比
0	[0]	1,145/6,638	17.3	1.00（基準値）
0.1-399.9	[228]	701/3,779	18.6	0.95（0.87, 1.03）
400-729.9	[400]	589/3,351	17.6	0.95（0.87, 1.04）
>730	[1000]	321/2,182	14.7	0.80（0.71, 0.90）
p値				<0.001

食事からの葉酸摂取

葉酸摂取量 （μg/日）[中央値]		流産数/症例数	流産率（%）	調整リスク比
<243.9	[213]	514/3,177	16.2	1.00（基準値）
244-288.9	[267]	497/3,180	15.6	0.97（0.86, 1.08）
289-336.9	[311]	551/3,204	17.2	1.03（0.93, 1.15）
337-398.9	[364]	576/3,199	18.0	1.05（0.94, 1.17）
>399	[461]	618/3,190	19.4	1.07（0.96, 1.19）
p値				0.09

二項回帰分析（調整因子：年齢，調査時期，エネルギー，BMI，喫煙状況，身体活動度，不妊の既往，婚姻状況，人種）

（Gaskins AJ, et al: Obstet Gynecol 2014; 124(1): 23-31 より引用）

生殖医療（不妊・周産期）

■ Gaskins AJ, et al：Obstet Gynecol 2014[4]，Kadir M, et al：Fertil Steril 2022[5]：
体外受精患者を対象とした前向きコホート研究Environment and Reproductive Health（EARTH）study：体外受精開始前の患者353名に食事摂取調査をエントリー時に施行し，ART成績・妊娠成績を前方視的に追跡調査したところ，食事から摂取した葉酸摂取量ではART成績・妊娠成績ともに関連性を認められなかったが，葉酸サプリメントに限定した解析において葉酸サプリメント800μg/日以上の摂取群は葉酸サプリメント400μg/日未満の摂取群に比べて，ART成績では受精率が有意に高く，妊娠成績では着床率・臨床的妊娠率・出生率がともに20％以上も有意に高くなることが報告された[4]（表2）。

体外受精を用いた場合に葉酸サプリメント摂取量が1200μg/日までは人種やBMIなどで補正した調整出生率が正の相関関係があることが判明した[4]（図2a）。葉酸サプリメント摂取量が800μg/日までは，卵巣予備能を反映する前胞状卵胞数と正の相関関係を認めることを報告した[5]（図2b）。

表2 葉酸サプリメント摂取量と体外受精成績

葉酸サプリメント摂取量	調整平均（95%　信頼区間）					
	採卵数	成熟卵子数	受精率	着床率	臨床妊娠率	生児獲得率
Q1：＜400μg/日	12.1 (10.9-13.6)	10.7 (9.6-11.9)	0.68 (0.62-0.73)	0.43 (0.31-0.51)	0.41 (0.29-0.53)	0.35 (0.24-0.48)
Q2：400–543μg/日	10.3 (9.3-11.5)*	8.8 (7.9-9.8)*	0.70 (0.65-0.75)	0.66 (0.55-0.75)*	0.55 (0.44-0.65)	0.43 (0.32-0.54)
Q3：544–800μg/日	10.3 (9.1-11.5)*	8.6 (7.7-9.6)*	0.73 (0.67-0.78)	0.58 (0.46-0.70)	0.55 (0.42-0.66)	0.39 (0.28-0.52)
Q4＊≧800μg/日	10.4 (9.4-11.6)	8.8 (8.0-9.8)*	0.76 (0.71-0.80)*	0.67 (0.56-0.77)*	0.62 (0.51-0.73)*	0.55 (0.43-0.66)*
P値	0.08	0.02	0.03	0.03	0.03	0.07

＊P＜0.05（Q1と比較して）
（Gaskins AJ, et al: Obstet Gynecol 2014; 124(4): 801-9より引用）

図2 葉酸サプリメント摂取量と調整出生率ならびに前胞状卵胞の相関関係

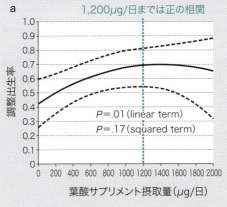
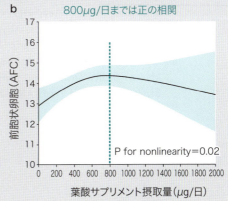

（Gaskins AJ, et al: Obstet Gynecol 2014; 124(4): 801-9より引用）
（Kadir M, et al: Fertil Steril 2022; 117(1): 171-80より引用）

- **Schisterman EF, et al：JAMA 2020**[6]：大規模なプラセボ対照ランダム化比較試験：体外受精を含む妊活中の2,370カップルに対して1,185名の男性に対して葉酸5mg・亜鉛30mgの含有サプリメントを6カ月間内服した場合（対照群（118名）はプラセボを6カ月間内服）の精液の質に関するパラメーターや妊娠率・生産率・周産期予後まで解析したところ，葉酸・亜鉛による精液の質に関するパラメーターを改善させることもなく，妊娠率や出生率の向上を確認することはできなかったと報告した。さらに，葉酸・亜鉛含有サプリメント内服群では早産リスクの上昇が確認された[6]。男性生殖機能の対する葉酸サプリメントの効果は現状では不明である。

実際にこんな感じで説明してみましょう

葉酸摂取の一番の目的は神経管閉鎖障害ですが，最近の研究では葉酸摂取が妊孕性を向上させることが報告されています。ただし，葉酸での実験的な研究は難しいため，ある一定の集団を見たときに葉酸が妊孕性・体外受精の成績を向上させたり，流産を低下させたという事実は報告されていますが，直接的な理由は明らかになっていません。

（太田邦明，松山毅彦）

参考文献

1) Cueto HT, Riis AH, Hatch EE, et al: Folic acid supplementation and fecundability: a Danish prospective cohort study. Eur J Clin Nutr 2016; 70(1): 66-71.
2) Chavarro JE, Rich-Edwards JW, Rosner BA, et al: Use of multivitamins, intake of B vitamins, and risk of ovulatory infertility. Fertil Steril 2008; 89(3): 668-76.
3) Gaskins AJ, Rich-Edwards JW, Hauser R, et al: Maternal prepregnancy folate intake and risk of spontaneous abortion and stillbirth. Obstet Gynecol 2014; 124(1): 23-31.
4) Gaskins AJ, Afeiche MC, Wright DL, et al: Dietary folate and reproductive success among women undergoing assisted reproduction. Obstet Gynecol 2014; 124(4): 801-9.
5) Kadir M, Hood RB, Mínguez-Alarcón L, et al: Folate intake and ovarian reserve among women attending a fertility center. Fertil Steril 2022; 117(1): 171-80.
6) Schisterman EF, Sjaarda LA, Clemons T, et al: Effect of Folic Acid and Zinc Supplementation in Men on Semen Quality and Live Birth Among Couples Undergoing Infertility Treatment: A Randomized Clinical Trial. JAMA 2020; 323(1): 35-48.

Q.14 葉酸(ビタミンBを含む)

葉酸にマルチビタミンが入っていますが、問題ないですか？

Answer
問題ないので、葉酸以外のビタミンやミネラルも一緒に摂取してください。

Point
- マルチビタミンはビタミンやミネラルが含まれたサプリメントであり、定義はない。
- 葉酸単独よりも葉酸＋マルチビタミンのほうが、効能が高い場合がある。
- ビタミンB_{12}は葉酸代謝経路において、キーとなる補酵素である。

まずマルチビタミンはビタミンやミネラルが含まれたサプリメントとして考えられているが、学術的な定義はなく、製造・販売元が任意に含有成分を決めることができる。そのため、製品ごとに含有成分・量が異なる。ただし、ほとんどのマルチビタミン製剤にはカルシウム、鉄、葉酸、ヨウ素、ビタミンDとビタミンB_{12}を含むことが多い。

また、図1のように複雑な葉酸代謝経路においてビタミンB_2, B_6, B_{12}は補酵素として

図1 葉酸代謝経路 "One Carbon Metabolism"（『Q9 葉酸サプリメントの作用機序を教えてください。』p42参照）

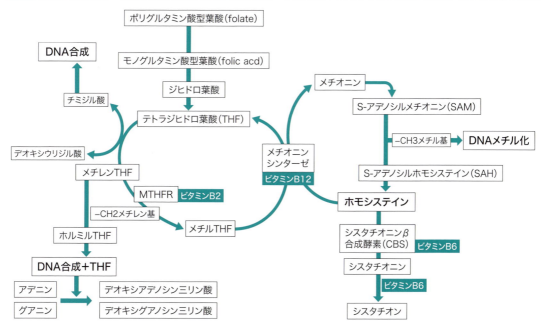

働くため葉酸のみの摂取よりもビタミンB群を合わせた摂取のほうが臨床的効果が高いことがある。

◤ Evidence ◢

◆ マルチビタミン

- **Chavarro JE, et al：Fertil Steril 2008[1]**：前向きコホート研究：The Nurses' Health Study Ⅱでは，試験のエントリー時に食事摂取調査（food-frequency questionnaire；FFQ）を行い，1991年から1999年までの8年間で妊娠を試みた女性18,550人のうち，438人が排卵障害を認めたが，葉酸＋マルチビタミン製剤を内服した場合には，葉酸単独の内服に比べて，調整後相対リスク比：0.65（95%CI：0.53～0.80）が低下した。

- **Levine SZ, et al：JAMA Psychiatry 2018[2]**：出生コホート研究：45,300人を対象に，15歳まで追跡する出生コホートでは，葉酸サプリメントにマルチビタミンを併用した場合には，何も摂取していない群に比較して，妊娠前から葉酸・マルチビタミン併用群（相対リスク比0.39；95%CI，0.30～0.50；P<0.001）も，妊娠中の葉酸・マルチビタミン併用群（相対リスク比0.27，95%CI：0.22～0.33，P＜0.001）のいずれも葉酸を含むマルチビタミンの介入により，大きく自閉症の発症リスクを低下させることが報告された。

- **Vanderlelie J, et al：Matern Child Nutr 2016[3]**：出生コホート研究：The Environments for Healthy Living（EFHL）では，2,619人の妊婦を対象に葉酸サプリメントの妊娠高血圧腎症への発症リスクを解析したところ，何も摂取していない群に比較して，葉酸サプリメント800μg/日摂取した群は年齢や喫煙歴などで調整したオッズ比が0.42（95%CI：0.14～075）と妊娠高血圧腎症の予防効果が確認された[3]。さらに，葉酸サプリメント800μg/日に加えてマルチビタミンも併せて摂取していた場合には，何も摂取していない群に比較して調整オッズ比が0.33（95%CI：0.13～0.98）さらに低下した（表1）。

- **Nilsen RM, et al：Am J Epidemiol 2008[4]**：後方視的データベース研究：Medical Birth Registryに1999年から2004年に記録された280,127件の単胎分娩のデータを用いて，葉酸サプリメントとマルチビタミンの使用と常位胎盤早期剝離の関連性を検討したところ，葉酸サプリメント単独摂取群は，サプリメント

表1 The Environments for Healthy Living（オーストラリア）による葉酸・マルチビタミンと妊娠高血圧腎症の予防効果

	調整オッズ比	95% CI
何もなし	1	
葉酸800μg	0.42	0.14～0.75
葉酸800μg＋マルチビタミン	0.33	0.13～0.98

調整因子：年齢，出産歴，GDM，人種，喫煙歴
(Vanderlelie J, et al: Matern Child Nutr 2016; 12(2): 339-48より引用)

生殖医療（不妊・周産期）

表2 Medical Birth Registry（デンマーク）による葉酸・マルチビタミンと妊娠高血圧腎症の予防効果

	常位胎盤早期剥離(n=1070)		
	症例数	調整オッズ比	95% CI
なし	155,728	1	
マルチビタミン	27,345	0.72	0.57〜0.91
葉酸のみ	47,070	0.81	0.68〜0.98
マルチビタミン＋葉酸	49,984	0.68	0.56〜0.83
P値		＜0.001	

調整因子：年齢, 結婚歴, 出産歴, 喫煙, GDM, 高血圧
(Nilsen RM, et al: Am J Epidemiol 2008; 167(7): 867-74より引用)

非使用者に比べて，調整オッズ比が0.81（95％CI：0.68〜0.98）だったのに対し，マルチビタミン使用群は調整オッズ比0.72（95％CI：0.57〜0.91）であった。さらに，葉酸サプリメントとマルチビタミンの両方を摂取していた群は，サプリメント非使用群に比べて調整オッズ比0.68（95％CI：0.56〜0.83）であった（表2）。

■ **Nguyen PH, et al：T Am J Clin Nutr 2021**[5]：出生コホート研究：妊娠前サプリメント摂取（葉酸サプリメント（2,800µg/日）単独摂取群：葉酸・マルチビタミン摂取群）の二重盲検ランダム化比較試験に参加した女性から生まれた1,599人を追跡調査したところ，6〜7歳の時点で，Wechsler Intelligence Scale for Childrenを用いて，フルスケールIQ（FSIQ）と知的機能の4つの関連領域（Verbal Comprehension Index（VCI），Perceptual Reasoning Index（PRI），Working Memory Index（WMI），Speed Index（PSI）スコア）を検討したところ，妊娠前から葉酸・マルチビタミンを摂取していた母親から出生した子供のFSIQ（$\beta = 1.7$, 95％CI：0.1〜3.3），WMI（$\beta=1.7$, 95％CI：0.2〜3.2），PSI（$\beta = 2.5$, 95％CI：0.9〜4.1）は，いずれも妊娠前からの葉酸単独摂取された母親から出生した子供と比較して，有意に優っており葉酸とマルチビタミンを併用したほうが，長期的な利益として子供の知的機能を上げる可能性が報告された。

◆ **ビタミンB_{12}**

■ **Finkelstein JL, et al：Am J Clin Nutr 2015**[6]：ビタミンB_{12}はメチオニンシンチターゼの補酵素として機能するため，DNA合成やメチル化を含む，One Carbone Metabolismにおいて重要であるため，その単独効果も報告されている。そのため，ビタミンB_{12}欠乏症と流産・低出生体重児・神経管閉鎖障害との関連性が報告されている。

■ **Gaskins AJ, et al：Am J Clin Nutr 2015**[7]：前向きコホート研究：Environment and Reproductive Health（EARTH）studyで血清の葉酸値とビタミンB_{12}値を指標に体外受精後のART成績と妊娠成績を検討した場合には，血清葉酸値の最高四分位値（＞26.3ng/mL）の女性は，最低四分位値（＜16.6ng/mL）の女性と

比較して，1.62倍（95%CI：0.99〜2.65）の着床率が高く，血清ビタミンB_{12}の最高四分位値（＞701pg/mL）の女性は，最低四分位値（＜439pg/mL）の女性と比較して，2.04倍（95%CI：1.14〜3.62）の生児獲得率が高かった。さらに，血清葉酸およびビタミンB_{12}濃度が中央値より高い女性は，葉酸およびビタミンB_{12}濃度が中央値以下の女性と比較して，生児獲得率が1.92倍（95%CI：1.12〜3.29）であり，葉酸だけでなく，ビタミンB_{12}も同時摂取したほうが，臨床的効果が高かった。

- **Groenen PMW, et al：Am J Obstet Gynecol 2004**[8]：症例対照研究：ビタミンB_{12}濃度の低下（≦185pmol/L）は，3.5倍（95%CI：1.3〜8.9）の二分脊椎リスクと関連していた[8]。

 実際にこんな感じで説明してみましょう

　葉酸は妊娠前から摂取する重要な栄養素ですが，その他のビタミン・ミネラルもバランスよく摂取することが，葉酸の効果をより強めるので，マルチビタミンが入っているものをなるべく選ぶようにしてください。

（太田邦明）

参考文献

1) Chavarro JE, Rich-Edwards JW, Rosner BA, et al: Use of multivitamins, intake of B vitamins, and risk of ovulatory infertility. Fertil Steril 2008; 89(3): 668-76.
2) Levine SZ, Kodesh A, Viktorin A, et al: Association of Maternal Use of Folic Acid and Multivitamin Supplements in the Periods Before and During Pregnancy With the Risk of Autism Spectrum Disorder in Offspring. JAMA Psychiatry 2018; 75(2): 176-84.
3) Vanderlelie J, Scott R, Shibl R, et al: First trimester multivitamin/mineral use is associated with reduced risk of pre-eclampsia among overweight and obese women. Matern Child Nutr 2016; 12(2): 339-48.
4) Nilsen RM, Vollset SE, Rasmussen SA, et al: Folic Acid and Multivitamin Supplement Use and Risk of Placental Abruption: A Population-based Registry Study. Am J Epidemiol 2008; 167(7): 867-74.
5) Nguyen PH, Young MF, Tran LM, et al: Preconception micronutrient supplementation positively affects child intellectual functioning at 6 y of age: A randomized controlled trial in Vietnam. Am J Clin Nutr 2021; 113(5): 1199-208.
6) Finkelstein JL, Layden AJ, Stover PJ. Vitamin B-12 and Perinatal Health. Am J Clin Nutr 2015; 6(5): 552-63.
7) Gaskins AJ, Chiu Y-H, Williams PL, et al: Association between serum folate and vitamin B-12 and outcomes of assisted reproductive technologies. The Am J Clin Nutr 2015; 102(4): 943-50.
8) Groenen PMW, van Rooij IALM, Peer PGM, et al: Marginal maternal vitamin B12 status increases the risk of offspring with spina bifida. Am J Obstet Gynecol 2004; 191(1): 11-7.

Q.15

葉酸（ビタミンBを含む）

売っている葉酸サプリメントの含有量が異なりますが,どのくらい摂取したらよいですか？

Answer

厚生労働省は妊娠を計画している女性にはモノグルタミン酸型葉酸を640μg/日の摂取を推奨しているので，1,000μg/日を超えない範囲でしっかりと毎日摂取してください。

Point

● 妊娠を計画している女性には，モノグルタミン酸型葉酸（合成葉酸）を640μg/日が必要であることを厚生労働省は推奨している。

厚生労働省による『日本人の食事摂取基準（2020年版）』[1] では，生殖可能年齢の女性における推奨量は240μg/日と記載されている。ところが，この240μgには注釈が付与されており，プテロイルモノグルタミン酸型の葉酸としてある。つまり，食事摂取としながらも摂取効率のいい「モノグルタミン酸型葉酸」240μg/日であるため注意が必要である。

さらに，もう一つの注釈として「妊娠を計画している女性，妊娠の可能性がある女性及び妊娠初期の妊婦は，胎児の神経管閉鎖障害のリスク低減のために，通常の食品以外の食品に含まれる葉酸（狭義の葉酸）を400μg/日摂取することが望まれる」と記載されている（表1）。やや解釈が難しい文章ではあるが筆者は厚生労働省に問い合わせたところ，"通常の食品以外の食品" とはプテロイルモノグルタミン酸型葉酸のことであり，"狭義の

表1 厚生労働省が設定する生殖可能な日本人女性の食事摂取基準（2020年版）

性　別	女性：葉酸の食事摂取基準（μg / 日）[注1]			
年齢等	推定平均 必要量	推奨量	目安量	耐容 上限量
18〜29（歳）	200	240	—	900
30〜49（歳）	200	240	—	1,000
妊婦（付加量）[注2]	＋200	＋240	—	—
授乳婦（付加量）	＋80	＋100	—	—

注1 プテロイルモノグルタミン酸（分子量＝441.40）の重量として示した。
注2 妊娠を計画している女性、妊娠の可能性がある女性及び妊娠初期の妊婦は，胎児の神経管閉鎖障害のリスク低減のために，通常の食品以外の食品に含まれる葉酸（狭義の葉酸）を400μg/日摂取することが望まれる。

（厚生労働省：日本人の食事摂取基準2020年版より引用）

葉酸"とは葉酸サプリメントのことを意味しているとの回答を得た。つまり，プレコンセプション期にはモノグルタミン酸型葉酸で640μg/日が必要であることを厚生労働省は推奨しており，耐容上限量が1,000μg/日に設定されている。

さらに，葉酸はメチレンテトラヒドロ葉酸還元酵素（MTHFR）により代謝されるが，日本人の半数以上は遺伝子多型の異常が認められるため（p44参照），耐容上限量を超えない範囲で高容量に摂取することも検討する必要がある。

表2のように，わが国で売られている葉酸サプリメントのほとんどが400μg/日となっているが，前述のように「モノグルタミン酸型葉酸＝葉酸サプリメント」240μg/日を摂取したうえでの補完としては十分であるが，実際にモノグルタミン酸型葉酸をサプリメント以外で摂取することは困難であるため，MTHFRの遺伝子多型を考慮すると800μg/日が耐容上限量を超えない範囲であるため，最も実用的だと考える。

表2 代表的な葉酸サプリメントの価格ならびに栄養素配合量

社名	商品名	1日当たりの価格（税込み）＊	モノグルタミン酸型葉酸配合量（μg）	ビタミンB2配合量（mg）	ビタミンB6配合量（mg）	ビタミンB12配合量（μg）
バイエル薬品	エレビット	150円	800	1.5	1.4	2.8
富士製薬	ラフィル	150円	800	1.5	1.4	2.8
ファンケル	Mama Lula 葉酸	50円	480	0.49	0.42	
ベルタ	葉酸サプリ	199.3円	480	3.73（μg）	3.34	1.4
ネーチャーメイド	葉酸	11.3円	400			
パートナーズ	葉酸＋	36円	400	25	25	100
アサヒディアナチュラ	葉酸400μg	10.25円	400		3.0	6.0
雪印ビーンスターク	葉酸＋鉄	24.3円	400	0.3	0.8	0.4
ピジョン	葉酸プラス	32円	400	1.5	1.3	2.8
DHC	葉酸	8.6円	400	1.3	1.7	2.5

＊：希望小売価格から算出
筆者調べ（2024年9月）

日本のサプリメントは大丈夫？②

わが国ではサプリメントは食品に分類されるため，国の審査はなく，サプリメントと名前をつけてどんなものでも，誰でも売ることが可能である。そのため製造工程が不適切な場合には有害物質や異物が混入したり，表示以上の成分が含まれていることがある。

公益財団法人日本健康・栄養食品協会，一般社団法人日本健康食品規格協会が厚生労働省『健康食品GMPガイドライン』に準拠して，工場ごとにGMP（適正製造規範）認定を実施することで，品質管理に努めている。しかし，日本のGMPは米国のGMPと比べると審査基準が低く（表3），いまだに低品質のサプリメントが多く存在している。国民生活センターによる『錠剤・カプセル状の健康食品の品質等に関する実態調査』[2]では，調査対象100銘柄のうち，42銘柄が医薬品に定められた規定時間内に崩壊せず，また，2銘柄では，有効成分の含有量と表示量の大きな乖離が確認された。

表3 日本と米国のサプリメント認可制度の違い

	日本	米国
GMP基準	任意	法律で取得を義務付け
製造工程ガイドライン	5ページ	815ページ
表示通りの栄養素が入っているか？	検査省略は可能	検査は必須
体内できちんと溶けているか？	試験規定なし	試験は必須（30～60分以内）
金属異物混入検査	規定なし	検査は必須
国の査察	なし	専門機関の抜き打ち検査あり

では，良質なサプリメントはどのように判断したらいいのか？　答えは，サプリメントに表示量が含有されているか，体内でしっかりと崩壊されているか，などの検査を定期的に実施している製品は信頼性が高いと思われるが，実際にそのような検査を実施することはある程度費用がかかる。その点，薬は法律でしっかりと品質管理されているため製薬会社にはそのノウハウがあり，製薬会社によるサプリメントは信頼性が高いと思われる。一方で，品質管理を自社で行えない場合は外部委託となるため，そのぶん費用がかかる可能性があり，非製薬会社かつ安価なサプリメントの販売は事実上不可能である。また，サプリメント会社のホームページには商品の宣伝が"個人の体験"だけのものを認めるが，そこにはエビデンス（医学的証拠）がないと考えるべきである。

Q2「栄養素とサプリメントの違いはなんですか？　サプリメントを信じて大丈夫ですか？」内「日本のサプリメントは大丈夫？①」(p18) も参照されたい。

 実際にこんな感じで説明してみましょう

　厚生労働省は葉酸サプリメントに入っているモノグルタミン酸型葉酸を640μg/日摂取するように推奨しているので，400μg/日では足りない可能性があるので，1,000μg/日を超えない範囲でしっかりと毎日摂取してください。また，サプリメントに対する国の審査はなく，あくまでも販売会社の倫理観の下に製造・販売されているので，安いほうがよいと判断するのは間違いで，丁寧に作られているか確認して購入してください。

（太田邦明）

参考文献

1) 厚生労働省：日本人の食事摂取基準2020年版. https://www.mhlw.go.jp/content/10904750/000586553.pdf（最終閲覧日：2024年12月10日）
2) 国民生活センター：錠剤・カプセル状の健康食品の品質等に関する実態調査. https://www.kokusen.go.jp/news/data/n-20190801_1.html（最終閲覧日：2024年12月10日）

Q.16
葉酸（ビタミンBを含む）

妊娠中も葉酸サプリメントは摂ったほうがよいですか？

Answer

妊娠1カ月前から妊娠11週まで葉酸サプリメントを摂取することにより，無脳児や二分脊椎症の発症リスクが低下します。また，妊娠前・妊娠中の葉酸サプリメントの摂取と，出生児の自閉スペクトラム症発症リスクの低下との関連が報告されています。妊娠中は葉酸の分解・排泄が多くなるため妊娠期間を通じて葉酸を摂取することも勧めます。葉酸と妊娠高血圧症候群（HDP）など胎盤関連産科合併症（placenta-mediated pregnancy complication；PMPC）との関連はQ17に詳述します。

Point

- 食品からの葉酸摂取に加え，妊娠1カ月前より葉酸を強化した食品やサプリメントから1日0.4mg葉酸を補充することで，児の神経管閉鎖障害（neural tube defects；NTDs）発症リスクの低減が期待できる。
- 特にNTDs児の妊娠既往がある女性は，妊娠前から妊娠11週末まで，1日4～5mgの葉酸を服用することで，同胞における発症リスクが低減する。
- 抗てんかん薬服用中の女性は，妊娠前から1日0.4mgの葉酸を補充することが望ましいとされている[1]。
- 妊娠前・妊娠中の葉酸サプリメントの摂取は，出生児の自閉スペクトラム症の発症リスクの低下と関連しているが，直接的な因果関係は不明である。
- 葉酸を含むマルチビタミンの摂取は，長期的な視点で子供の知的機能を上げる可能性が報告されている。

『産婦人科診療ガイドライン産科編2023』に，2000年に旧厚生省から上記通達があったことが記載されている（推奨レベルB）[2]。食品中の天然起源の葉酸は，不安定なポリグルタミン酸型であるため消化吸収の影響を受け，生体利用率は約50％にとどまる。一方，サプリメントに含まれるモノグルタミン酸型葉酸は，生体利用率が高いことから，サプリメントによる補充が推奨されている。葉酸は，水溶性ビタミンであり過剰に投与されても尿中に排泄され，体内蓄積は困難である。しかし，葉酸の過剰摂取は悪性貧血等ビタミンB_{12}欠乏の症状をマスクすることや運動神経発達遅延のリスクを高める可能性，マルチビタミンサプリメントの摂取に伴い催奇形性のある葉酸以外のビタミンも過剰摂取する懸念

があることから，高用量の葉酸投与は医師の管理が求められ，妊娠12週以降は1日0.4mg
の摂取とすることが勧められている[2]。

Evidence

- **Bibbins-Domingo K, et al：JAMA 2017**[3]：ガイドライン（米国）：2017年，米国予防医療専門委員会（US Preventive Service Task Force）は，挙児希望または妊娠可能年齢の女性へサプリメントによる1日0.4〜0.8mgの葉酸補充を最も高い推奨とした（grade A）。

- **Czeizel AE, et al：Birth Defects Res A Clin Mol Teratol 2004**[4]：前向きコホート研究（ハンガリー）：妊娠前から1日0.8 mgの葉酸を含むビタミンサプリメントを提供された女性と提供されていない女性を比較し，NTDs発症に有意な差を示した（OR：0.11，95％CI：0.01〜0.91）。

- **Milunsky A, et al：JAMA 1989**[5]：後ろ向きコホート研究（米国）：妊娠1〜6週に葉酸を含むマルチビタミンを摂取した女性と，摂取しなかった女性を比較し，同様に有意な効果を示した（OR：0.27，95％CI：0.11〜0.63）。

- **MRC VITAMIN STUDY RESEARCH GROUP：Lancet 1991**[6]：NTDs児の妊娠既往がある女性は，同胞における発症リスクが10倍高く，毎日の高用量（4mg）の葉酸補給は再発リスクを約70％減少させた（RR：0.28，95％CI：0.12〜0.71）。

- **Kerr SM, et al：Birth Defects Res 2020**[7]：カルバマゼピンやバルプロ酸等の抗てんかん薬は葉酸拮抗作用を有し，NTDs発生のリスクを上昇させる。ただし，本リスクが葉酸補充によりリスクが低減されるエビデンスは得られていない。

- **日本神経学会：てんかん診療ガイドライン 2018**[1]：ガイドライン：抗てんかん薬服用中の女性は妊娠前から1日0.4mgの葉酸を補充することが望ましいとしている。

- **Surén P, et al：JAMA 2013**[8]：前向きコホート研究（ノルウェー）：妊娠4週間前から妊娠8週までの母体葉酸サプリメント摂取と，児の自閉症発症リスクとの関連を調べた。対象となった85,176人の児（単胎，在胎32週以上，出生体重2500g以上）の3.3〜10.2歳（平均6.4歳）の自閉スペクトラム症発症率は，葉酸摂取群0.10％，非摂取群0.21％であった（調整後オッズ比0.61，95％CI：0.41〜0.90）。ただし，因果関係は立証に至らなかったため，さらなる検討が必要と注意を促している。

- **Li M, et al：Nutrients 2019**[9]：6本の前向きコホート研究によるメタアナリシス：妊娠前・中の葉酸サプリメント摂取は，自閉スペクトラム症の発症リスクを36％低下させる（調整後オッズ比，95％CI：0.46〜0.90）と報告されている（図1）。

- **Nguyen PH, et al：Am J Clin Nutr 2021**[10]：二重盲検ランダム化比較試験（ベトナム）：妊娠前から葉酸単独摂取群（2,800μg/日）と葉酸・マルチサプリメント摂取群を比較した（対象1,599人）。葉酸とマルチビタミンを併用したほうが，子供の知的機能を上げる可能性が報告された。

- McNulty H, et al：BMC Medicine 2019[11]：ランダム化比較試験の追跡調査（英国）：妊娠14週から妊娠終了まで葉酸サプリメント400μg/日あるいはプラセボをランダム化し摂取した母体から出生した児の追跡調査では，葉酸摂取群は7歳時において同年代の全国平均認知能力に比し優っていたが，プラセボ群と比較すると差がなかった．

図1 葉酸摂取と自閉スペクトラム症に関する前向きコホート研究を用いたメタアナリシス

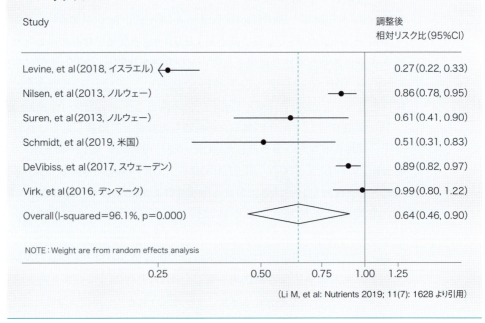

(Li M, et al: Nutrients 2019; 11(7): 1628 より引用)

実際にこんな感じで説明してみましょう

葉酸は，牛レバー，葉物野菜，エンドウ豆と豆，アボカド，卵，牛乳などに含まれていますが，無脳児や児の二分脊椎を予防するためには，妊娠1カ月前から市販のサプリメントで葉酸を補充しましょう．他のビタミンの過剰な摂取をさけるために複数のサプリメントの服用は控えてください．推奨量の葉酸補充と児の喘息・喘鳴・アレルギー性疾患の発症は，明らかではなく，まだ検討がなされているところです．病気の発症は多因子であり，葉酸摂取不足のみが原因ではないので，葉酸を摂取しているからといって，これらの疾患が発症しないということではありません．また，葉酸摂取と自閉スペクトラム症の発症低下との関連が報告されていますが，その理由は明らかではありません．

（谷垣伸治，小林千絵，阪口響子）

生殖医療（不妊・周産期）

参考文献

1）日本神経学会編：てんかん診療ガイドライン2018. 医学書院，東京，2018.（ガイドライン）
2）日本産科婦人科学会，日本産婦人科医会編：産婦人科診療ガイドライン 産科編2023. p81-3, 日本産科婦人科学会，東京，2023.（ガイドライン）
3）US Preventive Services Task Force, Kirsten Bibbins-Domingo K, Grossmanet DC, et al: Folic Acid Supplementation for the Prevention of Neural Tube Defects: US Preventive Services Task Force Recommendation Statement. JAMA 2017; 317: 183-189.（ガイドライン）
4）Czeizel AE, Dobo M, Vargha P: Hungariancohort-controlled trial of periconceptional multivitamin supplementation shows a reduction in certain congenital abnormalities. Birth Defects Res A Clin Mol Teratol 2004; 70(11): 853-861.
5）Milunsky A, Jick H, Jick SS, et al: Multivitamin/folic acid supplementation in early pregnancy reduces the prevalence of neural tube defects. JAMA. 1989; 262(20): 2847-52.
6）MRC VITAMIN STUDY RESEARCH GROUP: Prevention of neural tube defects: Results of the Medical Research Council Vitamin Study. Lancet 1991; 338(8760): 131-7.
7）Kerr SM, Parker SE, Mitchell AA, et al: Folic acid antagonist use before and during pregnancy and risk for selected birth defects. Birth Defects Res 2020; 112(18): 1526-40.
8）Surén P, Roth C, Bresnahan M, et al: Association Between Maternal Use of Folic Acid Supplements and Risk of Autism Spectrum Disorders in Children. JAMA 2013; 309(6): 570-7.
9）Li M, Francis E, Hinkle SN, et al: Preconception and Prenatal Nutrition and Neurodevelopmental Disorders: A Systematic Review and Meta-Analysis. Nutrients 2019; 11(7): 1628.
10）Nguyen PH, Young MF, Tran LM, et al: Preconception micronutrient supplementation positively affects child intellectual functioning at 6 y of age: A randomized controlled trial in Vietnam. Am J Clin Nutr 2021; 113(5): 1199-208.
11）McNulty H, Rollins M, Cassidy T, et al: Effect of continued folic acid supplementation beyond the first trimester of pregnancy on cognitive performance in the child: a follow-up study from a randomized controlled trial (FASSTT Offspring Trial). BMC Medicine 2019; 17(1): 196.

COLUMN

妊娠中の葉酸摂取量について

　厚生労働省の葉酸の推奨量としては，妊娠前（プレコンセプション）や妊娠初期はモノグルタミン酸型葉酸として240μg/日の摂取に，400μg/日の追加摂取が望まれるため，モノグルタミン酸型葉酸：640μg/日の摂取が推奨されている。また，耐容上限量としては1,000μg/日となっているため，安全性を考慮すると葉酸サプリメントの摂取量は1,000μg/日までと考えるべきである（p66参照）。

　ただし，妊娠中の葉酸効果を確認したコホート研究により，葉酸摂取量400〜800μg/日では妊娠高血圧腎症・常位胎盤早期剥離への予防効果などが示されている（Q17「胎盤関連産科合併症（PMPC）の予防と葉酸の関係を教えてください。」p76参照）。一方で，葉酸摂取量800μg/日では妊娠糖尿病のリスクが上昇するという報告がある（下記エビデンス参照）。このパラドックスは混乱を招くことになるが，厚生労働省の妊娠中期・後期の葉酸推奨量はモノグルタミン酸型葉酸として240μg/日の摂取に，付加量として240μg/日の摂取を推奨している（注意として『望まれる』ではなく推奨である），そのため妊娠中期・後期の葉酸摂取推奨量は480μg/日となる。さらに妊婦に対しては葉酸の耐容上限量の記載がなく，妊婦がどこまで葉酸を摂取していいのかが不明であることが，問題を難しくしている。

　ただし，米国予防医療専門委員会（USPSTF）は神経管閉鎖障害予防のために妊娠を計画しているすべての人に，400〜800μg/日の葉酸を含むサプリメントを毎日摂取することをエビデンスレベルAとして推奨したように，葉酸サプリメントで最もエビデンスが高いものは神経管閉鎖障害の予防であることから（Q69参照）[1]，神経管閉鎖障害予防の効果を前提することは問題ないと思われる。加えて，葉酸サプリメント摂取量・期間を各読者がエビデンスを活用して，妊娠高血圧症候群（HDP）の予防を優先するべきか，妊娠糖尿病（GDM）の予防を優先するべきか，患者個人に合わせてテーラーメイドに説明することが重要と思われる。また葉酸サプリメントはあくまでも食品であることを留意して，害がない範囲で摂取する必要があり，薬のように効果があるわけではないこともしっかりと伝えるべきである（Q2参照）。

Evidence

◆ プレコンセプションケア

- 前向きコホート研究（Nurses' Health Study II）Li M et al , Diabetes Care 2019[2]：1991年から2001年の間に少なくとも1回の単胎妊娠を報告した14,553人を対象とし，20,199例の妊娠のうち824例のGDM発症が報告された。GDMと妊娠前からの葉酸摂取量について解析を行ったところ，葉酸総摂取量が400μg/日以上の女性の場合，400μg/日未満の妊婦と比較し

て，GDMの相対リスク比：0.83（95％CI：0.72，0.95，P = 0.007）であった。さらに葉酸サプリメント摂取量がQ1：葉酸サプリメントなし，Q2：1〜399μg/日，Q3：400〜599μg/日，Q4：≧600μg/日におけるGDMの調整相対リスク比は，Q1：葉酸サプリメントはなしと比較して，それぞれ0.83，0.77，0.70であった（P_{Trend} = 0.002）。

◆ 妊娠中

■ **前向きコホート研究：Li Q et al. Diabetes Care 2019**[3]：妊娠前から葉酸サプリメントを摂取していた糖尿病や耐糖能異常が診断されていない妊婦4,353名が登録され，患者選択で葉酸サプリメント摂取量が＜400μg/日，400〜799μg/日，≧800μg/日でカテゴリー化された。さらに妊娠24〜28週における75gOGTTにて，8.6％（約361名）がGDMの診断となった。摂取期間を長期間（妊娠前4週間以上継続し，OGTT前の妊娠中16週間以上継続）または短期間（妊娠前4週間未満および／またはOGTT前の妊娠中16週間未満継続）に分類した場合に，ロジスティック回帰により，短期間の葉酸摂取量：400〜800μg/日，長期間の葉酸摂取量：400〜800μg/日，短期間の葉酸摂取量：800μg/日，長期間の葉酸摂取量：800μg/日のGDMのオッズ比は，葉酸サプリメント未使用者と比較して，それぞれ1.23（95％CI：0.84〜1.80），1.23（95％CI：0.78〜1.94），1.37（95％CI：0.93〜2.01），2.36（95％CI：1.51〜3.69）であった。かつ，長期間の葉酸摂取量：800μg/日で摂取した場合には，妊娠中に葉酸サプリメントを摂取していない妊婦と比較して糖尿病の家族歴がない場合にはGDMのオッズ比1.78，家族歴がある場合ではオッズ比：5.53であった（図1）。妊娠前から妊娠中期にかけての葉酸サプリメントの使用量≧800μg/日を長期間摂取した場合には，GDMリスクが上昇することが明らかとなった。

図1 葉酸サプリメント摂取量・期間と家族歴別GDM発症リスク

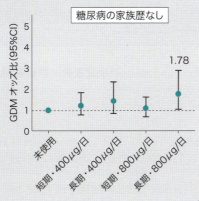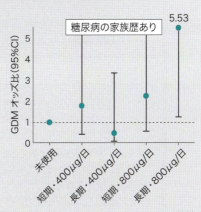

（Li Q et al: Diabetes Care. 2019;42(7): e113-e115 より引用）

表1 葉酸サプリメント摂取量・期間とGDM発症リスク

葉酸摂取状況	症例数	調整オッズ比 （95%信頼区間）	P値
未使用	22 （1.7%）	3.28 （1.08〜9.96）	<0.001
400μg/日を妊娠前1カ月未満	96 （7.4%）	1.28 （1.03〜1.59）	0.038
400〜799μg/日，短期間	387 （29.8%）	1.16 （0.84〜1.60）	0.392
400〜799μg/日，適切期間	409 （31.5%）	1.00	―
≧800μg/日，短期間	201 （15.5%）	1.19 （0.80〜1.77）	0.401
≧800μg/日，適切期間	185 （14.2%）	2.88 （1.98〜4.28）	<0.001

短期間：妊娠前1カ月から妊娠3カ月までに摂取期間が合計で1カ月間
適切期間：妊娠前1カ月間以上および妊娠中3カ月間以上
調整：年齢，民族，学歴，分娩数，糖尿病の家族歴，喫煙，飲酒，OGTT時年齢，妊娠前BMI
(Zou J, et al: Can J Diabetes 2023; 47: 78-84 より引用)

- **症例対照研究：Zou J et al. Can J Diabetes 2023**[4]：GDM妊婦：396名と非GDM妊婦：904名を対象に葉酸サプリメント摂取量と使用期間について妊娠24〜28週の調査したところ，葉酸サプリメント摂取量400〜799μg/日を妊娠前1カ月間以上および妊娠中3カ月間以上使用した妊婦と比較して，GDMの発症リスクは未使用妊婦でオッズ比：3.28（95% CI：1.08〜9.96），葉酸サプリメント摂取量≧800μg/日を妊娠前1カ月間以上および妊娠中3カ月間以上使用した妊婦でオッズ比：2.88（95% CI：1.98〜4.28）であった（表1）。葉酸サプリメントの未使用でも，葉酸サプリメント≧800μg/日を長期間の摂取でも，GDMリスクが高くなることが明らかとなった。

- **前方視的コホート研究：Li M et al. BMC Pregnancy Childbirth 2023**[5]：妊娠4〜14週の2,095名の妊婦で，GDMに対する葉酸摂取の影響を検討。サプリメントと食品からの総葉酸摂取量の四分位，38〜602μg，603〜833μg，834〜1,001μg，1,001〜2,296μgにおけるGDMの発症率は，それぞれ19.5%（102/524），15.2%（80/527），18.2%（95/522），18.2%（95/522）で，調整オッズ比（95%CIは）1.00（reference），0.78（0.56〜1.10），0.82（0.58〜1.17），0.84（0.57〜1.24）で，葉酸摂取量によるGDMの発症リスクに有意差は認めなかった。

（小谷友美，黒田惠司，太田邦明）

| 参考文献 |

1) Barry MJ, Nicholson WK, Silverstein M, et al: Folic Acid Supplementation to Prevent Neural Tube Defects: US Preventive Services Task Force Reaffirmation Recommendation Statement. *Jama* 2023; 330: 454-9.
2) Li M, Li S, Chavarro JE, et al: Prepregnancy Habitual Intakes of Total, Supplemental, and Food Folate and Risk of Gestational Diabetes Mellitus: A Prospective Cohort Study. *Diabetes Care* 2019; 42: 1034-41.

3) Li Q, Zhang Y, Huang L, et al: High-Dose Folic Acid Supplement Use From Prepregnancy Through Midpregnancy Is Associated With Increased Risk of Gestational Diabetes Mellitus: A Prospective Cohort Study. Diabetes Care 2019; 42: e113-5.

4) Zou J, Fu Q, Huang X, et al: U-shaped Association Between Folic Acid Supplementation and the Risk of Gestational Diabetes Mellitus in Chinese Women. Can J Diabetes 2023; 47: 78-84.

5) Li M, Wang L, Du Z, et al: Joint effect of maternal pre-pregnancy body mass index and folic acid supplements on gestational diabetes mellitus risk: a prospective cohort study. BMC Pregnancy Childbirth 2023; 23: 202.

Q.17 胎盤関連産科合併症（PMPC）の予防と葉酸の関係を教えてください。

葉酸（ビタミンBを含む）

Answer

葉酸不足は，胎盤形成不全，胎盤機能不全及びPMPC［胎児発育不全（FGR）や妊娠高血圧症候群（HDP），常位胎盤早期剥離，死産，早産］が生じる可能性があります。妊娠中に葉酸を含むサプリメントを摂取することは，これらの疾患の発症リスクを下げる可能性があります。

Point

- 葉酸は，メチオニン回路の補酵素として利用される。葉酸不足はホモシステインからメチオニンへの変換が停滞し，血中ホモシステイン濃度が上昇する。妊娠中のホモシステインの蓄積は，血管内皮細胞障害から胎盤形成不全，ひいてはPMPCを惹起すると推測されている。
- 妊娠中に葉酸を含むサプリメントを摂取した女性は，摂取しなかった女性に比し，これらの疾患の発症が少ないとの報告が認められることから，葉酸はこれらの疾患を予防する可能性がある。

葉酸不足は，メチオニン回路が停滞し，ホモシステインが細胞内から血中に移行・蓄積する。血中ホモシステイン濃度の上昇は，血管内皮細胞障害から血管内血栓を形成し（図），心血管疾患や中枢神経疾患の発症リスクの増加と関連している[1]。妊婦におけるホ

図　ホモシステインの血栓メカニズム

（荒田尚子ほか：プレコンセプションケア．P138，メジカルビュー社，東京，2024より引用）

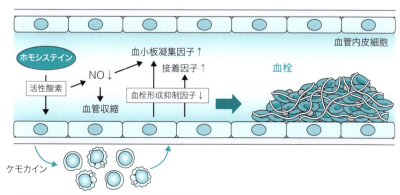

モシステインの蓄積は，胎盤血管内皮における cytotoxic stress と oxidative stress を誘導し，トロホブラストのアポトーシスを促進させる。これらは，妊娠初期の胎盤形成不全，妊娠中期・後期の胎盤機能不全，胎盤循環不全の原因となり PMPC（placenta-mediated pregnancy complication）を惹起すると考えられる。

Evidence

- **Shi Wu Wen, et al：PLoS One 2016[2]**：前向きコホート研究（カナダ）：妊娠初期中期に葉酸を含むマルチビタミンのサプリメントを摂取していた女性は，摂取しなかった女性に比し妊娠高血圧腎症（preeclampsia；PE）の発生率が低かった。特にBMI＞35，PEの既往，慢性高血圧，糖尿病，多胎等，PEの高リスク女性は統計的に有意であった（RR：0.42［0.18，0.98］）。
- **Nilsen RM, et al：Am J Epidemiol 2008[3]**：後方視的研究（ノルウェー）：妊娠中葉酸サプリメントを摂取した女性は，まったく摂取しなかった女性に比し胎盤剥離のリスクが26％減少していた（OR：0.74［0.65，0.84］）。
- **Liu X, et al：Eur J Nutr 2016[4]**：コホート研究（中国）：妊娠中12週間以上葉酸を含むサプリメントを摂取した女性は，摂取しなかった女性に比し早産リスクが減少していたという報告がある（OR：0.67［0.55〜0.83］）。しかし，サプリメントの摂取時期が妊娠前および／または妊娠中に摂取とされており，摂取時期や摂取期間についてのさらなる検討が待たれる。

 実際にこんな感じで説明してみましょう

葉酸の不足は，血管の細胞を傷害したり，血管内に血栓をつくったりします。このために胎盤の形成が悪くなることや，胎盤の血液の流れが悪くなることにより，胎盤の機能が悪くなる可能性があります。胎盤に関連した産科合併症として，胎児の発育が悪くなることや，妊娠高血圧症候群，胎盤早期剥離，早産が知られています。葉酸を含むサプリメントを妊娠中摂取することをで，これらの疾患の発症を抑える可能性が報告されています。

（谷垣伸治，小林千絵，阪口響子）

参考文献

1) Smith AD, Refsum H: Homocysteine - from disease biomarker to disease prevention. J Intern Med 2021;290(4): 826-54.
2) Wen SW, Guo Y, Rodger M, et al: Folic Acid Supplementation in Pregnancy and the Risk of Pre-Eclampsia-A Cohort Study. PLoS One 2016; 11(2): 1-11.
3) Nilsen RM, Vollset SE, Rasmussenet SA, et al. : Folic acid and multivitamin supplement use and risk of placental abruption: a population based registry study. Am J Epidemiol 2008; 167(7): 867-74.
4) Liu X, Lv L, Zhang H, et al: Folic acid supplementation, dietary folate intake and risk of preterm birth in China. Eur J Nutr 2016; 55(4): 1411-22.

COLUMN

葉酸による胎盤関連産科合併症（PMPC）への予防効果

妊娠高血圧腎症・常位胎盤早期剥離・胎児発育不全などの胎盤関連参加合併症（PMPC）は発症機序としてTwo stage disorder theory[1]が提唱されており、胎盤の血流・形成不全（1st stage）により、免疫細胞の活性化，サイトカイン，sFlt-1などの抗血管新生因子，ホルモン，酸化ストレスなどを介して，母体の血管内皮などを障害し（2nd stage），PMPCが発症するという仮説[2]のうち、2nd stageの血管内皮障害が母体の血中ホモシステインが誘因であることが示されている[3,4]。それゆえに葉酸サプリメント摂取がホモシステインを低下させることによりPMPCを予防する可能性が想定されている（図1）。

図1 Two stage disorder theoryによる胎盤関連参加合併症（PMPC）の発症機序とホモシステインをターゲットにした葉酸サプリメントによる予防効果

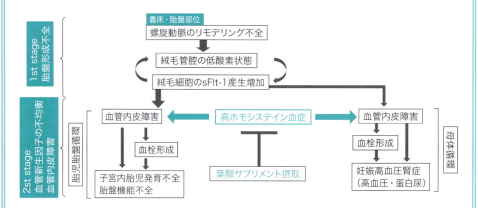

（太田邦明）

参考文献

1) Staff AC: The two-stage placental model of preeclampsia: An update. J Reprod Immunol 2019; 134-135: 1-10.
2) Roberts JM, Hubel CA: The two stage model of preeclampsia: variations on the theme. Placenta 2009; 30 Suppl A(Suppl A): S32-7.
3) Powers RW, Evans RW, Majors AK, et al: Plasma homocysteine concentration is increased in preeclampsia and is associated with evidence of endothelial activation. Am J Obstet Gynecol 1998; 179(6 Pt 1): 1605-11.
4) Mignini LE, Latthe PM, Villar J, et al: Mapping the theories of preeclampsia: the role of homocysteine. Obstet Gynecol 2005; 105(2): 411-25.

Q.18

葉酸（ビタミンBを含む）

男性不妊でも葉酸は摂取するべきですか？

Answer

葉酸摂取がすべての男性不妊患者に効果があるとするエビデンスは乏しいですが，DFI（DNA fragmentation index）や精液の酸化ストレスが高い患者が葉酸を摂取することにより，精液所見が改善する可能性があります。特に葉酸に加え，亜鉛や抗酸化ビタミン剤などと併せて複合的に摂取することが有用である可能性があります。

Point

- すべての男性不妊患者に葉酸摂取が有用とする十分なエビデンスはない。
- DFI（DNA fragmention index）や精液の酸化ストレスが高い患者には，葉酸を含む複合マルチビタミン剤の摂取が有用である可能性がある。
- 葉酸とメチオニンの代謝はエピゲノム制御にかかわり，精巣内では精子形成にも関与している。
- 葉酸代謝酵素メチレンテトラヒドロ還元酵素（MTHFR）の変異はアジア人に多く，男性不妊のリスク因子となる可能性がある。

葉酸代謝とメチオニン代謝を含む代謝経路は"one carbon metabolism"とよばれ，この代謝経路で産生されるS-アデノシルメチオニン（S-adenosylmethionine；SAM）は

図1 葉酸-メチオニン代謝経路

葉酸とメチオニンの代謝は密接に関与しており，葉酸を摂取することによりメチレンテトラヒドロ還元酵素（MTHFR）を介した葉酸代謝経路が動くと同時に，メチオニンが代謝され，エピゲノム制御にかかわるメチル基供与体であるS-アデノシルメチオニン（S-adenosylmethionine；SAM）が産生される。

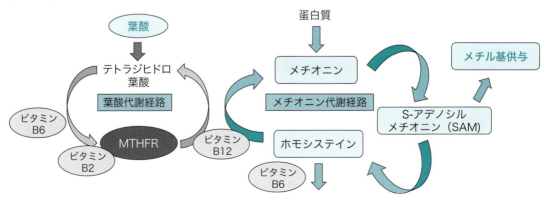

DNAやヒストンがメチル化修飾される際に，メチル基供与体として機能し，近年エピゲノム制御機構にかかわるとし着目されている（図1）。この代謝経路は精巣内にも存在し，精子形成にかかわるとされている。葉酸が投与されると，その機能を発揮するためには，生物学的に活性型である5-メチルテトラヒドロ葉酸に変換される必要がある。この変換は，葉酸代謝における主要な酵素の1つであるメチレンテトラヒドロ還元酵素（MTHFR）が担っており，アジア人に多いとされているMTHFRの変異は男性不妊のリスク要因と考えられている。

> **Evidence**
>
> - Schisterman EF, et al：JAMA 2020[1]：ランダム化比較試験：男性が葉酸と亜鉛を摂取しても精液所見や妊娠成績を改善しないとする比較的大規模な報告。この報告が2020年になされて以来，男性の葉酸摂取は意味がないとする見解が主流を占めている。しかし，この論文には精液所見に異常のない男性が多く含まれており，男性不妊患者にとって有用かどうかは評価できない点に注意が必要である。
> - d'Argent EM, et al：J Clin Med 2021[2]：ランダム化比較試験：男性不妊患者を対象とした無作為割り付け試験。プラセボ群に対して，高用量の葉酸サプリメント（15mg）摂取群でDFI（DNA fragmentation index）が有意に低下し，臨床妊娠率が上昇した。
> - Nguyen ND, et al：Basic Clin Androl 2023[3]：症例集積研究：DFIが高い男性不妊患者に葉酸や亜鉛，ビタミンCやEをはじめとする抗酸化ビタミンを含む複合ビタミンサプリメントを摂取することにより3カ月でDFIが低下し，精子濃度が有意に改善した。
> - Ogawa S, et al：Antioxidants 2024[4]：前向きコホート研究：精液の酸化ストレスが高い患者に対して，葉酸を含む抗酸化マルチビタミンサプリメントを摂取することで酸化ストレスが低下し，精子濃度が改善，臨床妊娠率が有意に上昇した。
> - Huang WJ, et al：Andrology 2020[5]：ランダム化比較試験：MTHFRに変異のある乏精子症患者が葉酸を摂取することで精液所見やDFIの改善をきたした。従って，DFIや酸化ストレスが高い患者には葉酸摂取は有用な可能性がある。

 実際にこんな感じで説明してみましょう

精液所見が不良で，特に精子の質を評価するDFIや酸化ストレスが高い場合には，葉酸と亜鉛や抗酸化ビタミン剤を併せて摂取しましょう。

（小川誠司）

生殖医療（不妊・周産期）

参考文献

1) Schisterman EF, Sjaarda LA, Clemons T, et al: Effect of Folic Acid and Zinc Supplementation in Men on Semen Quality and Live Birth Among Couples Undergoing Infertility Treatment: A Randomized Clinical Trial. JAMA 2020；323(1)35-48.

2) d'Argent EM, Ravel C, Rousseau A, et al: High-Dose Supplementation of Folic Acid in Infertile Men Improves IVF-ICSI Outcomes: A Randomized Controlled Trial（FOLFIV Trial）. J Clin Med 2021; 10(9): 1876.

3) Nguyen ND, Le MT, Tran NQT, et al: Micronutrient supplements as antioxidants in improving sperm quality and reducing DNA fragmentation. Basic Clin Androl 2023; 33: 23.

4) Ogawa S, Ota K, Nishizawa K, et al: Micronutrient Antioxidants for Men（Menevit®）Improve Sperm Function by Reducing Oxidative Stress, Resulting in Improved Assisted Reproductive Technology Outcomes. Antioxidants 2024; 13(6): 635.

5) Huang WJ, Lu XL, Li JT, et al: Effects of folic acid on oligozoospermia with MTHFR polymorphisms in term of seminal parameters, DNA fragmentation, and live birth rate: a double-blind, randomized, placebo-controlled trial. Andrology 2020; 8(1): 110-6.

Q.19 .... ビタミンD

ビタミンDの作用機序を教えてください。

Answer
ビタミンDは，肝臓と腎臓の働きで活性型ビタミンDに変換され，標的細胞内へ輸送され，作用を発揮します。

Point
- ビタミンDは，細胞増殖・分化，免疫や神経系の制御，酸化ストレスの軽減，抗菌・抗炎症・抗がん作用，心血管疾患の発症抑制作用などがある。
- 妊娠においてビタミンD不足は，不妊症や流産を含む妊娠合併症と関与する。
- ビタミンDは，一部の魚類やキノコ類に多いが，主には日光からの紫外線の曝露により生成される。
- ビタミンDは，肝臓で貯蔵型の25-ヒドロキシビタミンD_3に変換され，腎臓で活性型の1α, ジヒドロキシビタミンD_3に変換され，標的細胞へ輸送し作用を発揮する。

ビタミンDは，カルシウムとともに骨形成とかかわる脂溶性ビタミンとして有名だが，体内のさまざまな部位で，細胞の増殖や分化の促進，免疫や神経系のシステムの制御，酸化ストレスの軽減，抗菌作用，抗炎症・抗がん作用，心血管疾患の発症抑制作用など重要な働きをしている[1]。そのため，ビタミンD欠乏症は，1型糖尿病，心血管疾患，悪性腫瘍，認知機能の低下，うつ病，自己免疫性疾患，アレルギーなど多くの疾患の発症と関与することがわかっている[1~4]。さらに最近の報告では，ビタミンDが欠乏するとインフルエンザや新型コロナウィルスに罹患しやすくなり，サプリメントにその予防効果があることも報告されている[5]。また，ビタミンD不足は，妊娠において不妊症や流産，妊娠高血圧症候群，妊娠糖尿病などの妊娠合併症の発症リスクを上げることもわかっている[6,7]。

ビタミンD代謝経路

ビタミンD代謝経路を図に示す（図）。ビタミンDは，サケやマグロの魚類やキノコ類から摂取することもできるが，主には日光からの紫外線B（UVB，290〜320nm）の曝露により皮膚を通して生成される。生成されたビタミンD_3（コレカルシフェロール）は，肝臓と腎臓で2つのステップを通して代謝される。はじめに肝臓のCYP27A1により貯蔵

図1 ビタミンD代謝経路

ビタミンDは、魚類やキノコ類からも摂取することができるが、主には日光からの紫外線Bの曝露により皮膚を通して生成される。生成されたビタミンD$_3$は、肝臓のCYP27A1により貯蔵型の25-ヒドロキシビタミンD$_3$（25(OH)ビタミンD$_3$）に変換され、さらに腎臓でCYP27B1により活性型の1α,25-ジヒドロキシビタミンD$_3$（1α,25(OH)$_2$ビタミンD$_3$）に変換されたあとに、標的細胞内のビタミンD受容体（VDR）と結合してさまざまな作用を発揮する。

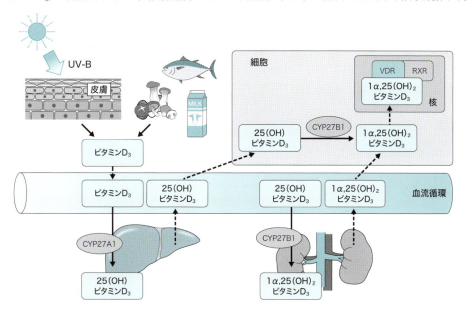

型の25-ヒドロキシビタミンD$_3$（25(OH)ビタミンD$_3$）に変換され、さらに主には腎臓でCYP27B1により活性型の1α,25-ジヒドロキシビタミンD$_3$（1α,25(OH)$_2$ビタミンD$_3$）に変換された後に、標的細胞内のビタミンD受容体（VDR）と結合してさまざまな作用を発揮する。

ビタミンD不足は世界的な問題

最近は美容などのために紫外線を避ける女性が増えており、UVカット効果のあるファンデーションなどを使う女性も多く、ビタミンD不足は世界的にパンデミックな問題となっている[8]。ビタミンD不足は、一般的に無症状のため健康面で過少評価されることが多い[8]。しかし、生殖年齢の女性の妊娠や出産においてビタミンDは非常に重要である。

（黒田恵司）

参考文献

1) Holick MF: Vitamin D deficiency. N Engl J Med. 2007; 357: 266-81.
2) Bizzaro G, Shoenfeld Y: Vitamin D and autoimmune thyroid diseases: facts and unresolved questions. Immunol Res 2015; 61: 46-52.
3) El-Fakhri N, McDevitt H, Shaikh MG, et al: Vitamin D and Its Effects on Glucose Homeostasis, Cardiovascular Function and Immune Function. Horm Res Paediatr 2014; 81: 363-78.
4) Terrier B, Derian N, Schoindre Y, et al: Restoration of regulatory and effector T cell balance and B cell homeostasis in systemic lupus erythematosus patients through vitamin D supplementation.

Arthritis Res Ther 2012; 14: R221.

5) Grant WB, Baggerly CA, Lahore H, et al: Evidence that Vitamin D Supplementation Could Reduce Risk of Influenza and COVID-19 Infections and Deaths. Nutrients. 2020;12: 1620.

6) Zhang MX, Pan GT, Guo JF, et al: Vitamin D Deficiency Increases the Risk of Gestational Diabetes Mellitus: A Meta-Analysis of Observational Studies. Nutrients 2015; 7: 8366-75.

7) Mirzakhani H, Litonjua AA, McElrath TF, et al: Early pregnancy vitamin D status and risk of preeclampsia. J Clin Invest 2016; 126: 4702-15.

8) Hossein-nezhad A, Holik MF: Vitamin D for health: a global perspective. Mayo Clin Proc 2013; 88: 720-55.

Q.20

······· ビタミンD

ビタミンDが不足すると妊娠にどのように影響しますか?

Answer

　ビタミンD不足は体外受精における妊娠率を低下させ流産のリスクを上げる可能性があります。卵巣機能低下や卵胞発育障害などと関与する可能性もあるが明らかではありません。

*P*oint

- ● ビタミンDはNK細胞やTh1細胞を至適に抑制し，Th2細胞や制御性T細胞を増加し，妊娠を誘導する作用がある。
- ● 不妊症の女性の多くがビタミンD不足である。
- ● ビタミンD不足は，妊娠率を低下させ，流産のリスクを上げる可能性がある。
- ● ビタミンD不足は，卵巣機能低下と関与する可能性もあるが，明らかではない。

　胚の着床やその後の妊娠維持において，女性は男性由来の遺伝子を含む胚を受容する免疫機構を獲得する必要がある。その免疫機構は，主にNK細胞やヘルパーT（Th）細胞から産生されるサイトカインが担っている。Th細胞は細胞性免疫を誘導するTh1細胞と液性免疫を誘導するTh2細胞に分類され，これらを制御性T細胞（Regulatory T cell；Treg）がコントロールしている。正常妊娠では胚の着床・妊娠維持において細胞障害性のあるNK細胞やTh1細胞が減少し，Th2細胞が優位となる。ビタミンDはNK細胞やTh1細胞を至適に抑制し，Th2細胞やTreg細胞を増加し，妊娠を誘導する作用がある[1]。

　筆者らが日本人の不妊症女性で血清25-ヒドロキシビタミンD_3（25（OH）ビタミンD_3）の充足率を確認すると，87.3%がビタミンD不足（<30ng/mL）であることがわかった[2]。これは日本だけではなく海外でも同様で，ビタミンD不足は国際的な問題となっている[3]。また不妊症女性においてビタミンD不足はTh1/Th2細胞比の異常高値と関与し[2]（図1），NK細胞の高い細胞傷害活性を誘導する可能性がある[4]。つまりビタミンD不足は免疫学的に胚を拒絶し着床を阻害する可能性がある。

　実際の臨床において，ビタミンDの充足度と体外受精・胚移植後の臨床妊娠率に関する臨床研究は非常にたくさんあり，複数のメタアナリシスが報告されている。ビタミンD不足の女性における胚移植後の妊娠率は2論文で有意に低く[5,6]，2論文で有意差を認めていないが[7,8]，妊娠継続率もしくは生産率ではすべての論文において有意に低いことが示されている[5~8]。

ビタミンD不足は妊娠後の流産とも関係がある。メタアナリシスでは，ビタミンD充足群（≧30ng/mL）と比較して，流産率が＜30ng/mLでは1.6倍，＜20ng/mLでは1.9倍高いことがわかっている[9]。さらに別のメタアナリシスでは不育症の既往のある女性は有意にビタミンDが低く，かつビタミンD不足の妊婦は不育症の発症リスクが4倍高いことも報告されている[10]。つまりビタミンD不足が流産率を上げることは明らかである。

さらにビタミンDは，卵巣予備能や卵胞発育と関与することも報告されている[11]。しかし抗ミュラー管ホルモン値とビタミンDは正の相関があるという報告もあるが，メタアナリシスでは明らかではない[12]。

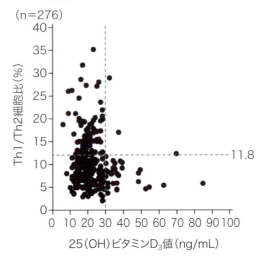

図1 不妊女性のTh1/Th2細胞比とビタミンDの関係

Th1細胞値：IFN-γ-producing T-helper cell（CD4+/IFN-γ+）；
Th2細胞値：IL-4-producing T-helper cell（CD4+/IL-4+）
Th1/Th2細胞比の平均+1SD=11.8

（Ikemoto Y, et al: Nutrients 2018; 10: 902 より引用）

> **Evidence**

ビタミンD不足と体外受精の妊娠成績（リスク比もしくはオッズ比［95％CI］）

- **Lv SS, et al：2016**[8]：6論文を含むメタアナリシス。25(OH)ビタミンD_3＜20 ng/mLと≧20 ng/mLの比較。臨床妊娠率は有意差なし（0.88［0.69〜1.11］），生産率はビタミンD不足群で有意に低い（0.76［0.61〜0.93］）。
- **Chu J, et al：2018**[6]：11論文を含むメタアナリシス。25(OH)ビタミンD_3＜30ng/mLと≧30ng/mLの比較。臨床妊娠率，生産率ともにビタミンD充足群で有意に高い（それぞれ1.46［1.05〜2.02］，1.33［1.08〜1.65］）。
- **Zhao J, et al：2018**[7]：9論文を含むメタアナリシス。25(OH)ビタミンD_3＜20〜30ng/mLと≧20〜30ng/mLの比較。臨床妊娠率は有意差なし（0.91［0.77〜1.07］），生産率はビタミンD欠乏で有意に低い（0.74［0.58〜0.90］）。
- **Cozzolino M, et al：2020**[5]：8論文を含むメタアナリシス。25(OH)ビタミンD_3＜30ng/mLと≧30ng/mLの比較。臨床妊娠率，生産率ともにビタミンD不足群で有意に低い（それぞれ0.68［0.48〜0.98］，0.68［0.48〜0.98］）。

ビタミンD不足と流産・不育症

- **Tamblyn JA, et al：Fertil Steril 2022**[9]：10論文を含むメタアナリシス。25(OH)ビタミンD_3＜20 ng/mLもしくは＜30ng/mLと≧30ng/mLの女性の妊娠成績の比較。≧30ng/mLの女性と比較して＜20ng/mL，＜30ng/mLともに有

意に流産率が高い（それぞれオッズ比1.94［95%CI 1.25～3.02］，オッズ比1.60［95%CI 1.11～2.30］）。

- **Chen C, et al：Am J Rep Immunol 2022**[10]：14論文を含むメタアナリシス。不育症の女性は対照群と比較して有意にビタミンDが低い（標準化平均差−1.48，95%CI−2.01～−0.94）。ビタミンD欠乏の妊婦（＜20ng/mL）はビタミンDが正常な妊婦と比較して，有意に不育症の発症リスクが高い（オッズ比4.02，95%CI 2.23～7.25）。

 実際にこんな感じで説明してみましょう

ビタミンDは妊娠における免疫を制御する大切な栄養素で，半分男性から由来する胚を女性が受け入れるうえで重要です。そのため，ビタミンD不足は妊娠率を低下させ流産のリスクを上げる可能性があります。

（黒田恵司）

参考文献

1) Holick MF. Vitamin D deficiency. N Engl J Med 2007; 357: 266-81.
2) Ikemoto Y, Kuroda K, Nakagawa K, et al: Vitamin D Regulates Maternal T-Helper Cytokine Production in Infertile Women. Nutrients 2018; 10: 902.
3) Hossein-nezhad A, Holik MF: Vitamin D for health: a global perspective. Mayo Clin Proc 2013; 88: 720-55.
4) Ota K, Dambaeva S, Han AR, et al: Vitamin D deficiency may be a risk factor for recurrent pregnancy losses by increasing cellular immunity and autoimmunity. Hum Reprod 2014; 29: 208-19.
5) Cozzolino M, Busnelli A, Pellegrini L, et al: How vitamin D level influences in vitro fertilization outcomes: results of a systematic review and meta-analysis. Fertil Steril 2020; 114: 1014-25.
6) Chu J, Gallos I, Tobias A, et al: Vitamin D and assisted reproductive treatment outcome: a systematic review and meta-analysis. Hum Reprod 2018; 33: 65-80.
7) Zhao J, Huang X, Xu B, et al: Whether vitamin D was associated with clinical outcome after IVF/ICSI: a systematic review and meta-analysis. Reprod Biol Endocrinol 2018; 16: 13.
8) Lv SS, Lv SS, Wang JY, Wang XQ, et al: Serum vitamin D status and in vitro fertilization outcomes: a systematic review and meta-analysis. Arch Gynecol Obstet 2016; 293: 1339-45.
9) Tamblyn JA, Pilarski NSP, Markland AD, et al: Vitamin D and miscarriage: a systematic review and meta-analysis. Fertil Steril 2022; 118: 111-22.
10) Chen C, Wang S, Zhang C, et al: Association between serum vitamin D level during pregnancy and recurrent spontaneous abortion: A systematic review and meta-analysis. Am J Reprod Immunol 2022; 88: e13582.
11) Dennis NA, Houghton LA, Jones GT, et al: The level of serum anti-Müllerian hormone correlates with vitamin D status in men and women but not in boys. J Clin Endocrinol Metab 2012; 97: 2450-5.
12) Moridi I, Chen A, Tal O, et al: The Association between Vitamin D and Anti-Müllerian Hormone: A Systematic Review and Meta-Analysis. Nutrients 2020; 12: 1567.

Q.21

ビタミンD

ビタミンDの摂取方法とメリットとデメリットを教えてください。

Answer

　ビタミンD不足に対するサプリメントは，妊孕性を向上する可能性があります。そのため，妊娠を考えたら，貯蔵型ビタミンDを測定し不足していれば，1日1,000～2,000IU（25～50μg）のビタミンDを含んだマルチビタミンサプリメントを摂取することを推奨します。

Point

- ● ビタミンDは，採血でビタミンD不足と診断した方に投与したほうが妊娠率は向上し，点滴よりも継続的に内服するほうが上昇する。
- ● ビタミンD単独よりマルチビタミンとして摂取したほうが妊娠率は有意に向上する。
- ● 25-ヒドロキシビタミンD_3値が20～30ng/mLの場合は1,000IU（25μg）/日，＜20ng/mLの場合は2,000IU（50μg）/日摂取することを推奨する。
- ● ビタミンD摂取により体外受精における臨床妊娠率が向上する。
- ● ビタミンD摂取により卵巣機能が向上し，流産率が低下する可能性もある。

　　ビタミンDの充足状態を確認するのは，活性型の$1\alpha,25$-ジヒドロキシビタミンD_3では確認ができず，安定した貯蔵型ビタミンDである25-ヒドロキシビタミンD_3（25（OH）ビタミンD_3）の測定が必要である。ビタミンDの摂取量に関して，厚生労働省は1日およそ360IU（9.0μg）を推奨している[1]。

　　筆者らはTh1/Th2細胞比が異常高値でかつビタミンD不足の不妊症女性に，ビタミンDサプリメントを1日1,000IU（25μg）を3カ月間摂取してもらいその変化を確認した[2]。するとビタミンDが充足した女性が48％で，52％は不足したままであった。充足した女性はほぼ全例でTh1細胞およびTh1/Th2細胞比が有意に低下していたが，不足したままの女性はほとんど改善されなかった。特にもともとビタミンDが非常に低い方（＜20ng/mL）が1日1,000IUサプリメントを摂取しても正常化しなかったため，表1のような摂取量を推奨している。

　　25（OH）ビタミンD_3値が20～30ng/mLの場合は，ビタミンDサプリメントを1日1,000IU（25μg）摂取してもらい，＜20ng/mLの場合は1日2,000IU（50μg）摂取してもらっている。1日2,000IU摂取してもまず過剰症になることはないが，それ以上内服する

生殖医療（不妊・周産期）

表1 妊娠における推奨するビタミンDサプリメント量

25(OH)ビタミンD₃値	推奨サプリメント量
≧30ng/ml	不要
20〜30ng/ml	1,000 IU（25μg）
<20ng/ml	2,000 IU（50μg）

と過剰症になる可能性があるため，さらに増量するときには適宜採血で25(OH)ビタミンD₃値を確認しながら補充量を調整することを推奨する。

　ビタミンDサプリメントの体外受精への効果に関するメタアナリシスでは，ビタミンDを摂取すると1.7倍臨床妊娠率が有意に上昇するが，生産率では有意差がない結果であった[3]。このメタアナリシスでは投与方法や投与量がさまざまで，そのなかでも特に検査もせずに投与するより検査して25(OH)ビタミンD₃値<30ng/mLの方に投与したほうが妊娠率は高く，また点滴などによる大量投与よりも30日以上継続的に摂取するほうが高くなることがわかっている。さらにビタミンD単独よりマルチビタミンとして摂取したほうが妊娠率は有意に向上することも示されている。

　ビタミンD不足は流産や不育症の発症リスクを上げることは明らかだが，サプリメントが流産予防の効果があるかは，現在では研究のバイアスがありいまだはっきりしていない[4]。今後サプリメントの流産に対する効果に関する質の高い臨床研究が待たれる。

　またビタミンD不足と卵巣予備能を示す抗ミュラー管ホルモン（Anti-Müllerian Hormone；AMH）値の関係は現在も議論があるが，多嚢胞性卵巣症候群（polycystic ovary syndrome；PCOS）のない女性がサプリメントを摂取するとAMH値が上昇することがメタアナリシスで報告されている[5]。逆にPCOSの女性の場合は，異常高値のAMH値を抑制することがわかっている[5]。AMHは卵胞刺激ホルモン（FSH）を抑制する働きがあり，PCOSではAMHの異常高値が排卵障害の一因となっている[6]。つまり，PCOSではビタミンDを補充することで，AMHを至適に抑制し卵胞発育をサポートすることが示唆される。

Evidence

ビタミンDサプリメントによる体外受精における妊娠成績への影響

- Meng X, et al. 2023[3]：12論文を含むメタアナリシス。ビタミンD補充した症例が対照群と比較し有意に妊娠率が高い（オッズ比1.60［95％CI 1.11〜2.30]）。

ビタミンDサプリメントによるAMHの変化

- Moridi I, et al. 2020[5]：5論文を含むメタアナリシス。ビタミンD補充によりAMHは，PCOSのない女性では有意に上昇し（標準化平均差0.49［95％CI 0.17〜0.80]），PCOSの女性では有意に低下する（標準化平均差−0.53［95％CI −0.91〜−0.15]）。

Ⅰ　栄養素・サプリメント編

Ⅱ　疾患編

実際にこんな感じで説明してみましょう

　ビタミンDの採血結果によって不足していれば，1日1,000〜2,000IUのビタミンDを含んだマルチビタミンサプリメントを摂取することで，体外受精の妊娠率の向上が期待でき，かつ卵巣機能が改善する可能性があります。

（黒田恵司）

| 参考文献 |

1) 厚生労働省：「日本人の食事摂取基準」策定検討会「日本人の食事摂取基準（2025年版）：〈https://www.mhlw.go.jp/content/10904750/001316585.pdf〉, 2025.（最終閲覧日：2025年2月28日）
2) Ikemoto Y, Kuroda K, et al: Vitamin D Regulates Maternal T-Helper Cytokine Production in Infertile Women. Nutrients 2018; 10: 902.
3) Meng X, Zhang J, Wan Q, et al: Influence of Vitamin D supplementation on reproductive outcomes of infertile patients: a systematic review and meta-analysis. Reprod Biol Endocrinol 2023; 21: 17.
4) Tamblyn JA, Pilarski NSP, Markland AD, et al: Vitamin D and miscarriage: a systematic review and meta-analysis. Fertil Steril 2022; 118: 111-22.
5) Moridi I, Chen A, Tal O, et al: The Association between Vitamin D and Anti-Müllerian Hormone: A Systematic Review and Meta-Analysis. Nutrients 2020; 12: 1567.
6) Dumont A, Robin G, Jonard SC, et al: Role of Anti-Mullerian Hormone in pathophysiology, diagnosis and treatment of Polycystic Ovary Syndrome: a review. Reprod Biol Endocrinol 2015; 13: 137.

Q.22

ビタミンD

妊娠中もビタミンDを摂ったほうがよいですか？
子供への影響はありますか？

Answer

ビタミンDを摂ることが妊娠や出産，子どもへどのような影響を与えるかは，現時点ではっきりとしていません。

Point

一般の妊婦に対するビタミンD補充効果として，妊娠高血圧腎症，妊娠糖尿病，早産，低出生体重への有益性は確立されていない。また，小児の喘息，アレルギー疾患，神経発達への影響も不明確である。ただし，ビタミンD不足が診断された，もしくはその可能性がある場合はサプリメントを推奨する。

ビタミンD不足が妊産婦・新生児へ与える影響については多数の報告があり，2019年のCochrane review では妊娠中のビタミンD補充により妊娠高血圧腎症，妊娠糖尿病，低出生体重児のリスクが減少するとされていた。しかし，2024年7月に発表された最新のreview では，2019年版の30研究のうち信頼性評価によって21件が削除され，新たに1件の研究が追加された。その結果，合計10研究のメタアナリシスにより，前述した妊娠転帰においてビタミンD単独補充に関するエビデンスの確実性は非常に低いとの結論に変更された[1]。また，同時期に発表されたYangらのメタアナリシスもほぼ同様の結果であり，より質の高いRCTが必要と結論づけている[2]。

新生児・小児への影響としては，ビタミンD不足が喘息やアレルギーなどに関与するとされていたが，相反する報告もあり依然として議論の余地がある。また，自閉症やADHDに関してもビタミンD補充により有病率に変化がなかったとの報告がある[3]。2020年にWHOは「経口ビタミンD補充は，母体および周産期の転帰を改善するためにすべての妊婦に推奨されるものではない」と述べている点からも，ビタミンDが充足していればビタミンD補充を積極的に行う必要性は乏しいと考えられる。

しかし，日本人の多くが実際はビタミンD不足に陥っている可能性がある。すでに複数の論文で日本人のビタミンD不足が指摘されており[4,5]，これには近年の美容意識向上による日光浴不足も一因と推察される。そのため，個々人が意識して日光浴を行い，食生活を見直すなど生活習慣に留意することが重要だが，それでもビタミンD不足が疑わしければビタミンD補充を検討するのが望ましい。

> **Evidence**
>
> - **Palacios C, et al：Cochrane Database Syst Rev 2024**[1]：妊娠中ビタミンD補充による妊娠高血圧腎症，妊娠糖尿病，早産，腎炎症候群に関するエビデンスの確実性は非常に低い。
> - **Yang WC, et al：Nutr Rev 2024**[2]：妊娠中ビタミンD補充は妊娠高血圧腎症，早産，低出生体重に影響を及ぼさず，妊娠糖尿病を予防する可能性はあったが一般的に健康な妊婦に限定した場合効果は認められない。
> - **Aagaard K, et al：Am J Clin Nutr 2024**[3]：ランダム化比較試験（デンマーク）。妊娠中に高濃度ビタミンD（2,800IU/日）補充をしても10歳児の自閉症・ADHDリスクに影響を与えない。
> - **Miyamoto H, et al：J Nutr 2023**[4]：横断研究（日本）。東京都内で健診を受けた健常人5,518人中98%がビタミンD欠乏に該当。
> - **Tsugawa N, et al：J Nutr Sci Vitaminol 2022**[5]：横断研究（日本）。20代前半の日本人女性で日焼け止め頻回使用によりビタミンD欠乏が認められ，COVID-19パンデミック後の外出日数減少により顕著となった。

 実際にこんな感じで説明してみましょう

妊娠とビタミンDに関する報告は多数ありますが結論が出ていません。しかし，どの妊婦さんもビタミンDが不足している可能性はあります。ビタミンDを取り入れる一番の方法は適度に日光浴を行い，食事から摂取することですが，難しいようであれば必要に応じてサプリメントを摂取しましょう。

（伊藤由美子）

参考文献

1) Palacios C, Kostiuk LL, Cuthbert A, et al: Vitamin D supplementation for women during pregnancy. Cochrane Database Syst Rev 2024; 7(7): CD008873.
2) Yang WC, Chitale R, O'Callaghan KM, et al: The Effects of Vitamin D Supplementation During Pregnancy on Maternal, Neonatal, and Infant Health: A Systematic Review and Meta-analysis. Nutr Rev 2024: nuae065.
3) Aagaard K, Møllegaard Jepsen JR, Sevelsted A, et al: High-dose vitamin D3 supplementation in pregnancy and risk of neurodevelopmental disorders in the children at age 10: A randomized clinical trial. Am J Clin Nutr 2024; 119(2): 362-70.
4) Miyamoto H, Kawakami D, Hanafusa N, et al: Determination of a Serum 25-Hydroxyvitamin D Reference Ranges in Japanese Adults Using Fully Automated Liquid Chromatography-Tandem Mass Spectrometry. J Nutr 2023; 153(4): 1253-64.
5) Tsugawa N, Kuwabara A, Ogasawara H, et al: Vitamin D Status in Japanese Young Women in 2016-2017 and 2020: Seasonal Variation and the Effect of Lifestyle Including Changes Caused by the COVID-19 Pandemic. J Nutr Sci Vitaminol 2022; 68(3): 172-80.

Q.23

……………ビタミンD

男性不妊でもビタミンD摂取するべきですか？

Answer
精子の運動率が低い方は，摂取したほうがよいかもしれません。

Point

- ビタミンDは腸管でのカルシウム吸収を促進する作用を有しており，肝臓において25-ヒドロキシビタミンD（以下，25(OH)D）や1,25-ジヒドロキシビタミンD（以下，1,25(OH)2D）に代謝される。血清25(OH)D濃度が30ng/mL未満はビタミンD非充足状態，特に20ng/mL未満はビタミンD欠乏症と判定され，骨折リスクが高くなることが知られている[1]。
- ビタミンDは男性生殖器官でも局所的に代謝され，ヒト精子におけるビタミンD受容体やCYP24A1発現レベルは妊孕性や精液の質と正の相関を示す[2]。
- 活性型ビタミンDである1,25(OH)2Dはin vitroでのヒト精子において，ビタミンD受容体を介した細胞内カルシウム濃度上昇を誘導し，キャパシテーションにおける運動性の亢進と先体反応の誘導を引き起こす[2]。
- ビタミンD受容体を欠損したマウスでは精子数と運動性が低下し，カルシウムの補充を行っても部分的にしか回復しない[2]ことが示されており，血清ビタミンD濃度と精子運動性に関連があることが示唆される。

血清25(OH)Dと生殖能力・精液所見に関する4,773人，18の研究を対象とした系統的レビュー・メタアナリシス[3]によると，血清25(OH)D濃度は不妊の被験者と比較し妊娠可能な被験者で有意に高かった。しかし精液所見については，血清25(OH)D濃度は精子運動率および前進運動率と有意に関連しているが，精液量・精子濃度・精子数および正常精子形態との関連はみられなかった。

Evidence

- Tania, C, et al：Arab J Urol 2023[4]：ビタミンD補充と精液所見に関する648人，5つの研究を対象としたプラセボ対照ランダム化比較試験の系統的レビュー・メタアナリシスによると，ビタミンD補充はプラセボ群と比較し精子運動率および前進運動率，精子正常形態率を有意に改善させたが研究間の異質性や

バイアスリスクが高かった。

- **Maghsoumi-Norouzabad, L, et al：Reprod Biol Endocrinol 2021**[5]：ビタミンD非充足状態（血清25(OH)D濃度30ng/mL未満）の精子無力症患者を対象としたプラセボ対照ランダム化比較試験[5]では，1日あたり4,000IUのビタミンDを3カ月摂取した群はプラセボ群と比較し有意に血清25(OH)D3濃度が上昇し，有意に精子運動率および前進運動率を改善させた。

 実際にこんな感じで説明してみましょう

精子の運動率が低い方は，血清25(OH)Dが非充足であれば摂取したほうが良いかもしれませんが，まだ十分なエビデンスがあるとは言いがたいです。

（竹島徹平，湯村　寧）

参考文献

1) Okazaki, R, Ozono K, Fukumoto S, et al: *Assessment criteria for vitamin D deficiency/insufficiency in Japan - proposal by an expert panel supported by Research Program of Intractable Diseases, Ministry of Health, Labour and Welfare, Japan, The Japanese Society for Bone and Mineral Research and The Japan Endocrine Society [Opinion].* J Bone Miner Metab 2017. 35(1): p. 1-5.
2) Jensen, MB: *Vitamin D and male reproduction.* Nat Rev Endocrinol 2014; 10(3): 175-86.
3) Arab, A., Hadi A, Moosavian SP, et al: *The association between serum vitamin D, fertility and semen quality: A systematic review and meta-analysis.* Int J Surg 2019; 71: 101-9.
4) Tania, C, Lumban Tobing ERP, Tansol C, et al: *Vitamin D supplementation for improving sperm parameters in infertile men: A systematic review and meta-analysis of randomized clinical trials.* Arab J Urol 2023; 21(4): 204-12.
5) Maghsoumi-Norouzabad, L, Javid AZ, Mansoori A, et al: *The effects of Vitamin D3 supplementation on Spermatogram and endocrine factors in asthenozoospermia infertile men: a randomized, triple blind, placebo-controlled clinical trial.* Reprod Biol Endocrinol 2021; 19(1): 102.

Q.24 ビタミンE

ビタミンEの作用機序を教えてください。

Answer

ビタミンEの基本的な作用として，抗酸化作用，生体膜安定化作用，細胞内情報伝達調整作用があります。

Point

- ビタミンEには，4種のトコフェロール（α-, β-, γ-, δ-トコフェロール）と4種のトコトリエノール（α-, β-, γ-, δ-トコトリエノール）の合計8種類の同族体がある。
- 血液および組織中に存在するビタミンEの大部分がα-トコフェロールである。
- ビタミンEは細胞膜に存在して，フリーラジカルによる攻撃から細胞膜を保護している。

ビタミンE同族体

ビタミンEには，4種のトコフェロール（α-, β-, γ-, δ-トコフェロール）と4種のトコトリエノール（α-, β-, γ-, δ-トコトリエノール）の合計8種類の同族体が知られている。α-トコフェロールが最も生物活性が高く，かつ各組織に存在するものと認識されている。

摂取されたビタミンE同族体は，胆汁酸などによってミセル化された後，腸管からリンパ管を経由して吸収される。吸収されたビタミンE同族体は，カイロミクロンに取り込まれ，リポプロテインリパーゼによりカイロミクロンレムナントに変換された後，肝臓に取り込まれる。

図1 ビタミンE（α-トコフェロール）の作用機序と整理薬理作用

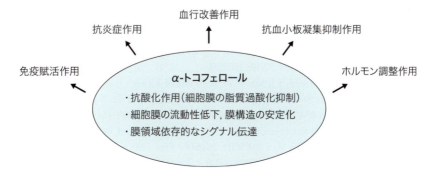

α-トコフェロール

肝臓では，他の同族体は肝細胞内で代謝されるのに対し，α-トコフェロールだけが優先的にα-トコフェロール輸送蛋白質に結合し，VLDL（very low density lipoprotein）に取り込まれ，再度，血流中に移行する。

このように，α-トコフェロールは各組織に分布されるため，血液及び組織中に存在するビタミンEの大部分がα-トコフェロールである。

ビタミンEの作用

各組織の細胞に運ばれたビタミンEは，細胞に取り込まれ作用を発揮する。細胞内に取り込まれたビタミンEと脂質量は相関性を示すことから[1]，ビタミンEは細胞内の脂質量に応じて分布することが想定され，脂質量の多い細胞膜に多く存在すると考えられる。細胞膜は，常にフリーラジカルによる攻撃にさらされている。細胞膜の主成分である脂質がフリーラジカルの攻撃を受けて酸化されると，脂質ペルオキシラジカル（・LOO）や過酸化脂質（LOOH）を発生させ，これらの脂質ラジカルは，さらに別の脂質を酸化して新たなフリーラジカルを生み出すという連鎖反応をひき起こす。ビタミンEは細胞膜に存在して，脂質ラジカルを捕捉するとともに脂質が連鎖的に酸化される反応プロセスを断ち切ることで細胞膜を保護している。

ビタミンEには，抗酸化作用以外にも，細胞膜の流動性を変化する物理化学的な作用が明らかとなっており，膜流動性を低下させ，膜構造を強固にする作用，膜構造の安定化を介した細胞保護効果が報告されている[2,3]。

また，ビタミンEが細胞膜に取り込まれること自体が，特定の膜領域依存的なシグナル伝達に影響を与えることが明らかとなっている[4]。

このように，ビタミンEは，基本的な作用として，①抗酸化作用，②生体膜安定化作用，および③細胞内情報伝達調整作用を持っている。これらの基本的作用が連携して，①血行改善作用，②抗炎症作用，③抗血小板凝集抑制作用，④免疫賦活作用，および⑤ホルモン調整作用などの生理・薬理作用を発揮し，種々の疾患の予防・治療効果を発揮している[5]。

（田村博史）

参考文献

1) Saito Y, Yoshida Y, Nishio K, et al: Characterization of cellular uptake and distribution of vitamin E. Ann New York Acad Sci 2004; 1031: 368-375

2) Suzuki YJ, Tsuchiya M, Wassall SR, et al: Structural and dynamic membrane properties of alpha-tocopherol and alpha-tocotrienol: implication to the molecular mechanism of their antioxidant potency. Biochem 1993; 32(40): 10692-9.

3) Takahashi M, Tsuchiya J, Niki E, et al: Action of Vitamin-E as Antioxidant in Phospholipid Liposomal Membranes as Studied by Spin Label Technique. J Nutr Sci Vitaminol 1998; 34(1): 25-34.

4) Davis S, Davis BM, Richens JL, et al: α-Tocopherols modify the membrane dipole potential leading to modulation of ligand binding by P-glycoprotein. J Lipid Res 2015; 56(8): 1543-50. doi: 10.1194/jlr. M059519. Epub 2015 May 29.PMID: 26026069 Free PMC article.

5) 阿部皓一：ビタミンEの臨床研究の流れとトピックス．ビタミン 2020; 94(3): 166-73.

Q.25

ビタミンE

ビタミンEの不妊症への効果を教えてください。

Answer

妊娠成立後の胎盤形成にビタミンEが重要な役割を果たしていると考えられています。しかし，妊娠成立におけるビタミンEの役割については，十分に解明されていません。

Point

● ビタミンE欠乏マウスでは不妊症となり，ビタミンEを投与すると不妊症が回復できる。

● 卵胞液中のビタミンEが，卵子の成熟，胚発育，妊娠率と関係するとの報告がある。

● 培養液にビタミンEを添加すると胚発育が向上するとの報告がある。

● 大規模な信頼性の高い研究はなく，ビタミンEと不妊症の関係は十分に解明されていない。

実験動物でみられるビタミンE欠乏症としては，不妊症，酸化溶血，筋ジストロフィー，脳軟化症などが報告されている。肝臓に取り込まれたビタミンEは肝臓内に存在するα-トコフェロール輸送蛋白質（α-tocopherol transfer protein；α-TTP）と結合することで，再び肝臓から放出されて循環系に入り，体内組織に供給される。ビタミンE欠乏症のモデル動物となるα-TTPノックアウトマウスでは，血中ビタミンEレベルは非常に低く，フェノタイプではメスが不妊症となる。母体がビタミンE欠乏状態になると，胎盤（ラビリンス領域）もビタミンEが欠乏して亢進した酸化ストレスにより胎盤の発達が障害を受け，胎児に栄養が届かず，胎児吸収が起こると考えられている[1, 2]。妊娠が成立したマウスでは5日目頃にα-TTPが子宮上皮細胞や脱落膜細胞に発現を認めるようになることから[3]，ビタミンEを効率よく輸送することにより，胎盤形成が円滑に進行する機構が推定される。さらに，α-TTPノックアウトマウスに大量にビタミンEを投与すると不妊症を回復できる[4]。

このように妊娠成立後の胎盤形成にビタミンEが重要な役割を果たしているが，妊娠成立におけるビタミンEの役割については，十分に解明されていない。

ヒトにおいても古くから，不妊症の女性にビタミンEを投与すると不妊が解消する症例が報告されている。体外受精胚移植患者における卵胞液中のビタミンE濃度と卵子の成熟

I 栄養素・サプリメント編

II 疾患編

97

図1 生殖医療におけるビタミンEの可能性

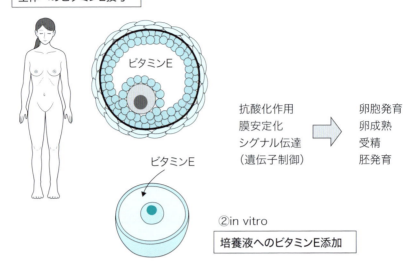

や胚発育の関係を検討した報告では，一定量のビタミンEが成熟卵子や良好胚の獲得に必要であるとことが示され[5]，また，卵胞液中のビタミンE濃度と妊娠率に正の相関を認めることが報告されている[6]。

しかし，これらの研究は，大規模なRCTなどの信頼性の高い報告ではなく，ビタミンE（400mg/日）を内服して生殖補助医療を施行しても，成績の向上を認めなかったと，ビタミンEの効果に否定的な報告もある[7]。

また，培養液中にビタミンE添加を添加することにより胚発育が向上するといった研究も散見され[8, 9]，培養液のα-トコフェロール添加は，卵成熟や胚発育に促進的に働く可能性が考えられる（図1）。この作用はビタミンEの抗酸化作用を期待したものであるが，シグナル伝達を介した遺伝子制御が関与しているかについてのエビデンスはない。

一方で，精液所見とビタミンEの関係については多くの研究報告があり，ビタミンEは不妊男性の精液所見を向上させる可能性を示唆している。

Evidence

- Thérond P, et al：Mol Hum Reprod 1996[10]：精漿および精子のα-トコフェロール含量と精液所見との相関を検討した研究では，精子運動率は精子のα-トコフェロール含量と有意な相関がある。
- Zhou X, et al：Int Urol Nephrol 2022[11]：ビタミンE内服の有効性を検討したメタアナリシスでは，精液所見（運動率，濃度，総精子数）や妊娠率はビタミンE内服群でコントロール群比較して有意に良好である。

実際にこんな感じで説明してみましょう

ビタミンEを摂取することで，卵子成熟や胚発育が促進され，妊娠率が向上する可能性はありますが，十分なエビデンスがあるとはいいがたいです。

(田村博史)

| 参考文献 |

1) Sato Y, Arai H, Miyata A, et al: Primary structure of alpha-tocopherol transfer protein from rat liver. Homology with cellular retinaldehyde-binding protein. J Biol Chem 1993; 268(24): 17705-10.
2) Jishage K, Arita M, Igarashi K, et al: Alpha- tocopherol transfer protein is important for the normal development of placental labyrinthine trophoblasts in mice. J Biol Chem 2001; 276(3): 1669-72.
3) Kaempf-Rotzoll DE, Igarashi K, Aoki J, et al: Alpha-tocopherol transfer protein is specifically localized at the implantation site of pregnant mouse uterus. Biol Reprod 2002; 67(2): 599-604.
4) Jishage K, Arita M, Igarashi K, et al: Alpha-tocopherol transfer protein is important for the normal development of placental labyrinthine trophoblasts in mice. J Biol Chem 2001; 276(3): 1669-72.
5) Bahadori MH, Sharami SH, Fakor F, et al: Level of Vitamin E in Follicular Fluid and Serum and Oocyte Morphology and Embryo Quality in Patients Undergoing IVF Treatment. J Family Reprod Health. 2017; 11(2): 74-81.
6) Demir K, Caliskan ST, Celik S, et al: The effect of Folic Acid, B12, D, and E Vitamins and Melatonin levels in the follicular fluid taken by the Intracytoplasmic Sperm Injection method on pregnancy. Pak J Med Sci 2024; 40(3Part-II): 433-7.
7) Fatemi F, Mohammadzadeh A, Sadeghi MR, et al: Role of vitamin E and D3 supplementation in Intra-Cytoplasmic Sperm Injection outcomes of women with polycystic ovarian syndrome: A double blinded randomized placebo-controlled trial. Clin Nutr ESPEN 2017; 18: 23-30.
8) Báez F, Gómez B, de Brun V, et al: Effect of Ethanol on Parthenogenetic Activation and α-Tocopherol Supplementation during *In Vitro* Maturation on Developmental Competence of Summer-Collected Bovine Oocytes. Curr Issues Mol Biol 2021; 43(3): 2253-2265.
9) Farzollahi M, Tayefi-Nasrabadi H, Mohammadnejad D, et al: Supplementation of culture media with vitamin E improves mouse antral follicle maturation and embryo development from vitrified ovarian tissue. J Obstet Gynaecol Res 2016; 42(5): 526-35.
10) Thérond P, Auger J, Legrand A, et al: Alpha-tocopherol in human spermatozoa and seminal plasma: relationships with motility, antioxidant enzymes and leukocytes. Mol Hum Reprod 1996; 2(10):739-44.
11) Zhou X, Shi H, Zhu S, et al: Effects of vitamin E and vitamin C on male infertility: a meta-analysis. Int Urol Nephrol 2022; 54(8): 1793-1805.

Q.26

……… ビタミンE

ビタミンEは子宮内膜にどのような影響を与えるのでしょうか？

Answer

ビタミンEの摂取は子宮内膜の発育を向上させる可能性があります。

Point

- 薄い子宮内膜は着床不全の主要な原因であり，子宮血流低下のため子宮内膜発育が不良となる。
- 薄い子宮内膜症例にビタミンEを使用して子宮内膜発育が向上した臨床研究が報告されている。
- ビタミンEは血行促進作用や抗酸化作用で子宮内膜発育を向上させる可能性がある。
- 大規模な信頼性の高い研究はなく，ビタミンEと子宮内膜の発育の関係は十分に解明されていない。

　子宮内膜の発育は着床と妊娠成立には不可欠であるが，不妊診療においては内膜発育が不良の薄い子宮内膜症例にしばしば遭遇する。薄い子宮内膜の正確な定義はないが，内膜の厚さを6〜8mmを基準にすることが多く，薄い子宮内膜症例の妊娠率は低いことが報告されている[1]。薄い子宮内膜の原因はさまざまであるが，クロミフェン（抗エストロゲン作用）によるもの，子宮腺筋症に伴うもの，子宮内容除去術の既往があるが，原因不明も一定の割合で存在する。子宮内容除去術の既往や，原因不明の症例に対する治療方法は確立しておらず，その対応に苦慮する。

　薄い子宮内膜症例では，月経周期を通して子宮放射状動脈の血管抵抗が高く，血流が低下しており，そのため子宮内膜上皮の増殖が障害され，内膜上皮から産生される血管内皮増殖因子（vascular endothelial growth factor；VEGF）産生も低下し，血管新生も障害される。その結果，血流低下がさらに進むという悪循環に陥っていると報告されている[1]。また，薄い子宮内膜と正常厚内膜の組織を用いて，cDNAマイクロアレイによって遺伝子発現の変化を網羅的に探索した研究が報告されている。薄い子宮内膜で発現が増加した318遺伝子と低下した322遺伝子をgene ontology解析，KEGG pathway解析をしたところ，薄い子宮内膜では，細胞障害性の強い peripheral natural killer cell（pNK）に関連する遺伝子発現が亢進しており，酸化ストレスに関連する遺伝子発現が低下しており，免疫細胞による細胞障害性や酸化ストレス防御機能の低下が着床不全に関与する可能性がある[2]。

生殖医療（不妊・周産期）

図1 推定される薄い子宮内膜の病態とビタミンEの効果

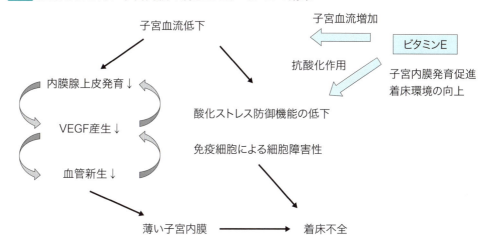

　このような背景から，血行促進作用や抗酸化作用を期待して，薄い子宮内膜症例にビタミンEを使用した臨床研究がある[3〜6]。これらの研究は，薄い子宮内膜に対して，ビタミンEは子宮内膜発育を向上させる可能性を示したものである。しかしながら，症例数が少ない後方視的研究であるため，信頼性の高い大規模なランダマイズされた前方視的研究が必要と思われる。

Evidence

- **Takasaki A, et al：Fertil Steril 2010[3]**：薄い子宮内膜（8mm未満）と子宮放射状動脈血管抵抗値が高い（RI値0.81以上）25症例に対し，月経開始日からビタミンE（ユベラ600mg/日）を投与したところ，黄体期中期に子血管抵抗値は25例中18例（72％）が0.81未満に低下し，13例（52％）は子宮内膜厚が8mm以上に増加し，血流の改善と内膜増殖効果を認めた。

- **Acharya S, et al：Hum Fertil（Camb）2009[4]**：20名の薄い子宮内膜（6mm未満）症例に，pentoxyfyline（800mg/日）とビタミンE（α-トコフェロール1,000mg/日）を平均8.1カ月（±4.5）投与したところ，子宮内膜は4.37mm（±1.5mm）から6.05mm（±1.83mm）へ増加し，8例（40％）において妊娠が成立した。

- **Lédée-Bataille N, et al：Hum Reprod 2002[5]**：18例の薄い子宮内膜（6mm未満）症例に，pentoxyfyline（800mg/日）とビタミンE（α-トコフェロール1,000mg/日）を6カ月間投与したところ，子宮内膜は4.9mm（±0.6mm）から6.2mm（±1.4mm）へ増加した。

- **Krief F, et al：Hum Fertil（Camb）2021[6]**：子宮内膜の体積を検討した研究では，子宮内膜発育不全143例に対して，2カ月間のpentoxyfylineとビタミンE（α-トコフェロール）投与によって，1.34±0.38mLから1.82±0.63mLへ内膜体積が増加した。

実際にこんな感じで説明してみましょう

ビタミンEを摂取することで，薄い子宮内膜の発育が向上する可能性はありますが，十分なエビデンスがあるとはいいがたいです。

（田村博史）

参考文献

1) Miwa I, Tamura H, Takasaki A, et al: Pathophysiologic features of "thin" endometrium. Fertil Steril 2009; 91(4): 998-1004.
2) Maekawa R, Taketani T, Mihara Y, et al: Thin endometrium transcriptome analysis reveals a potential mechanism of implantation failure. Reprod Med Biol 2017; 16(2): 206-27.
3) Takasaki A, Tamura H, Miwa I, et al: Endometrial growth and uterine blood flow: a pilot study for improving endometrial thickness in the patients with a thin endometrium. Fertil Steril 2010; 93(6): 1851-8.
4) Acharya S, Yasmin E, Balen AH: The use of a combination of pentoxifylline and tocopherol in women with a thinendometrium undergoing assisted conception therapies--a report of 20 cases. Hum Fertil(Camb) 2009; 12(4): 198-203.
5) Lédée-Bataille N, Olivennes F, Lefaix JL, et al: Combined treatment by pentoxifylline and tocopherol for recipient women with a thin endometrium enrolled in an oocyte donation programme. Hum Reprod. 2002; 17(5): 1249-53.
6) Krief F, Simon C, Goldstein R, et al: Efficacy of tocopherol and pentoxifylline combined therapy for women undergoing assisted reproductive treatment with poor endometrial development: a retrospective cohort study on 143 patients. Hum Fertil(Camb) 2021; 24(5): 367-75.

Q.27 .... メラトニン

不妊クリニックでメラトニンを勧められましたが，摂取する意味を教えてください。

Answer

　メラトニンには抗酸化作用があると考えられており，酸化ストレスを減少させ，卵子や顆粒膜細胞を保護している可能性があります。それ以外にも卵成熟，受精，胚発育に貢献していると考えられています。

Point

- メラトニンは概日リズム調節のほか，抗酸化作用をもつアンチエイジングホルモンである。
- メラトニンを摂取すると，卵胞液中のメラトニン濃度が上昇し，酸化ストレスが軽減する。
- メラトニンを摂取すると，卵子成熟，受精，胚発育などの生殖補助医療の成績が向上する。
- メラトニンは抗酸化作用のみならず，受容体を介して種々の遺伝子発現を制御することで卵成熟，受精，胚発育に貢献している可能性がある。

　メラトニンは松果体から夜間にのみ分泌される神経内分泌ホルモンであり，外界の明暗情報を生体に伝えることで睡眠や概日リズム調節に関与する。中枢のみならず末梢の多くの臓器の細胞膜に存在するメラトニン受容体を介して作用を発揮する[1]。一方で，受容体を介さず直接的にフリーラジカルや活性酸素を消去する抗酸化作用も合わせもつことが明らかとなり[2]，アンチエイジングホルモンとしても注目されている。

　メラトニンは脂溶性かつ水溶性であり，細胞膜を容易に通過できる特徴がある。血中のみならず脳脊髄液や卵胞液，精液などの体液中にも存在する。

　排卵過程において卵胞内で発生する活性酸素種は，卵成熟や卵胞破裂に必要な刺激だが，過剰な活性酸素種は細胞障害性ももち合わせており，卵子の質の低下の原因となる。活性酸素種に対する防御機構として，卵胞内には抗酸化酵素や抗酸化物質が存在している。メラトニンは卵胞液中に高濃度に存在すること，その濃度は卵胞発育の伴い増加すること，卵胞液中の酸化ストレスマーカー（8-OHdG）とメラトニン濃度は負の相関をすることから，卵胞内で抗酸化作用を発揮していると考えられる。

　実際に，メラトニン錠（3mg/日）を内服した女性では，卵胞液中のメラトニン濃度は

I 栄養素・サプリメント編

II 疾患編

図1 推定される生殖におけるメラトニンの作用機序および効果

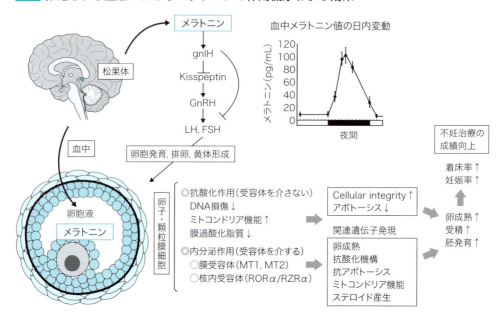

メラトニン非投与周期に比較し有意に増加し，酸化ストレスマーカー（8-OHdG）濃度は有意に低下した[3]。これらの結果から，メラトニンが卵胞液内において，その抗酸化作用で酸化ストレスを減少させ，卵子や顆粒膜細胞を保護している可能性が示唆される[4, 5]。

実際にメラトニンが卵子や顆粒膜細胞を保護しているのかを動物実験で検討されている[3, 6]。松果体で産生され血中に分泌されたメラトニンは，卵胞内に取り込まれ，卵胞局所において活性酸素を消去し，酸化ストレスを軽減することで，卵や顆粒膜細胞を保護し，卵成熟や顆粒膜細胞の黄体化に貢献しているものと思われる（図1）。

これらの報告から，不妊症患者にメラトニンを投与することで，卵子の質の向上を期待したARTの臨床研究が進んでいる。

近年，生殖補助医療にメラトニンを併用することで臨床成績が向上するという報告が散見され，メラトニン併用のARTにおいて成熟卵子数，受精率，良好胚数，胚盤胞到達率などの向上が報告されている[7〜9]。

生殖補助医療におけるメラトニン効果の機序については，十分に解明されてはいないが，採卵時に採取した顆粒膜細胞を用いてRNAシークエンスによりゲノムワイドに遺伝子発現を検討した研究では，メラトニン投与前後で変化した遺伝子群のgene ontology解析では，アポトーシスやTcell活性に関連するものが低下し，ステロイド産生やangiogenesisに関するものが賦活されていた[7]。抗酸化作用のみならず，受容体を介して種々の遺伝子発現を制御することによっても，メラトニンは卵成熟，受精，胚発育に貢献しているものと考える（図1）。

Evidence

- Tamura H, et al：J Pineal Res 2008[3]：マウスの卵子を活性酸素として過酸化水素（H_2O_2）およびメラトニンを添加して培養すると，H_2O_2投与では卵の成熟

過程の第一極体の放出が抑制されるが、メラトニンを同時添加すると第一極体の放出は有意に改善した。またH_2O_2で誘導される卵細胞内の活性酸素もメラトニン同時添加で有意に減少した。体外受精胚移植が不成功に終わり受精率が50%未満であった症例を対象として、次回のIVF-ETを採卵まで1カ月間メラトニン錠（3mg/日）を投与したところ、メラトニン投与により受精率、妊娠率の向上を認めている。

- **Tanabe M, et al：J Reprod Dev 2015**[6]：マウスの顆粒膜細胞培養では、H_2O_2で誘導される酸化ストレスによって引き起こされるDNA損傷、膜過酸化脂質、ミトコンドリア機能低下、アポトーシス誘導は、いずれもメラトニン添加で軽減を認めた。

実際にこんな感じで説明してみましょう

メラトニンを摂取して卵胞液中のメラトニンを増加させると、酸化ストレスが軽減し、卵子の質が向上する可能性があります。作用機序は十分に解明されたとはいえませんが、メラトニンを摂取することで生殖補助医療の成績の向上が期待できます。

（田村博史）

参考文献

1) Dubocovich ML: Melatonin receptors: are there multiple subtypes ? Trends Pharmacol Sci 1995; 16(2): 50-6.
2) Poeggeler B, Reiter RJ, Tan DX, et al: Melatonin, hydroxyl radical-mediated oxidative damage, and aging: a hypothesis. J Pineal Res 1993; 14(4): 151-68.
3) Tamura H, Takasaki A, Miwa I, et al: Oxidative stress impairs oocyte quality and melatonin protects oocytes from free radical damage and improves fertilization rate. J Pineal Res 2008; 44(3): 280-7.
4) Tamura H, Nakamura Y, Korkmaz A, et al: Melatonin and the ovary: physiological and pathophysiological implications. Fertil Steril 2009; 92(1): 328-43.
5) Tamura H, Takasaki A, Taketani T, et al: The role of melatonin as an antioxidant in the follicle. J Ovarian Res 2012; 5: 5.
6) Tanabe M, Tamura H, Taketani T, et al: Melatonin protects the integrity of granulosa cells by reducing oxidative stress in nuclei, mitochondria, and plasma membranes in mice. J Reprod Dev 2015; 61(1): 35-41.
7) Tamura I, Tamura H, Kawamoto-Jozaki M, et al: Effects of Melatonin on the Transcriptome of Human Granulosa Cells, Fertilization and Blastocyst Formation. Int J Mol Sci 2022; 23(12): 6731.
8) Jahromi BN, Sadeghi S, Alipour S, et al: Effect of Melatonin on the Outcome of Assisted Reproductive Technique Cycles in Women with Diminished Ovarian Reserve: A Double-Blinded Randomized Clinical Trial. Iran J Med Sci 2017; 42(1): 73-8.
9) Tamura H, Jozaki M, Tanabe M, et al: Importance of Melatonin in Assisted Reproductive Technology and Ovarian Aging. Int J Mol Sci 2020; 21(3): 1135.

Q.28 ……… DHEA

卵巣機能が低下していて，DHEAのサプリメントを勧められました。どれくらい効果がありますか？

Answer

卵巣機能が低下した女性がDHEAのサプリメント摂取を行っても，体外受精における採取卵子数の増加や臨床妊娠率・生産率の向上に寄与せず，治療効果は限定的です。

Point

- DHEAは，卵巣予備能の低下もしくは卵巣刺激に低反応の女性において，卵胞発育を促し，採取卵子数が増加する効果が報告されている。
- メタアナリシスではDHEAのサプリメントによる採取卵子数の増加数は，平均1個未満である。
- DHEAの摂取は，臨床妊娠率・生産率の向上に寄与せず，治療効果は限定的である。

　デヒドロエピアンドロステロン（dehydroepiandrosterone；DHEA）は，テストステロンやエストラジオールの合成における重要な前駆体ホルモンである。DHEAはアンドロゲンレベルを上昇し卵胞のインスリン様成長因子（IGF）-1の発現を増加させ，顆粒膜細胞の増加やFSH受容体の活性化を誘導し，ゴナドトロピンに対する卵巣の反応性を増強する効果が報告されている。さらに卵胞閉鎖を抑制し卵胞発育を促し採取卵子数を増加する可能性がある[1]（図1）。非常にたくさんの臨床研究が行われており，主には卵巣予備能の低下もしくは卵巣刺激に低反応の女性を対象に，DHEAが投与されている。すでにいくつもメタアナリシスが報告されており，DHEAを投与することで採取卵子数は増加する可能性もあるが，その増加数は平均1個未満であり[2]，増加しないという報告もある[3]。さらにDHEAにより臨床妊娠率や生産率に関しても向上する報告もあるが[2,3]，ランダム化対照試験（RCT）に絞ると有意差はなく[2]，最近のCochraneの解析結果でも有意差を認めていない[4]。

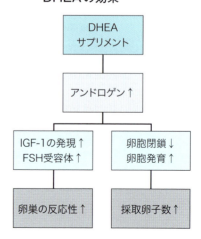

図1　卵巣予備能低下に対するDHEAの効果

生殖医療（不妊・周産期）

> **Evidence**
>
> ■ Schwarze JE, et al：JBRA Assist Reprod 2018[3]：5論文を含むメタアナリシス。卵巣予備能が低下した女性がDHEA 25mg×3回/日を6〜16週間補充した症例と対照群の体外受精の治療成績を比較。採取卵子数に有意差はなく（標準化平均差－0.01［95％CI －0.16〜0.13］），妊娠率はDHEA群が高かった（オッズ比1.8［95％CI 1.29〜2.51］）。
>
> ■ Zhang, et al：Front Endocrinol（Lausanne）2023[2]：32論文を含むメタアナリシス。卵巣予備能の低下もしくは低反応の女性でDHEA補充を行った症例と対照群の体外受精の治療成績で比較。DHEA群は採取卵子数が多く（加重平均差0.99個［95％CI 0.41〜1.56］），臨床妊娠率，生産率ともに高かったが（それぞれリスク比1.34［95％CI 1.17〜1.55］，リスク比1.86［95％CI 1.21〜2.86］），RCTに絞るとすべてで有意差が認めなかった（採取卵子数：加重平均差0.76個［95％CI －0.20〜1.72］，臨床妊娠率：リスク比1.18［95％CI 0.98〜1.41］，生産率：リスク比1.59［95％CI 0.87〜2.93］）。
>
> ■ Naik S, et al：Cochrane Database Syst Rev 2024[4]：13論文を含むメタアナリシス。DHEA補充した症例と対照群の体外受精後の治療成績を比較。妊娠率，流産率，生産率すべてで有意差を認めなかった（それぞれオッズ比1.18［95％CI 0.93〜1.49］，オッズ比0.85［95％CI 0.53〜1.37］，オッズ比1.30［95％CI 0.95〜1.76］）。

実際にこんな感じで説明してみましょう

　DHEAは卵巣機能が低下した女性の体外受精で，採取卵子数が増加し妊娠成績が向上する効果が報告されていますが，その増加数は1個未満で，多数の臨床研究を集めた解析ではあまり効果がないことが報告されています。

（黒田恵司）

参考文献

1) Monteiro CS, Scheffer BB, de Carvalho RF, et al: The impact of dehydroepiandrosterone in poor ovarian responders on assisted reproduction technology treatment. JBRA Assist Reprod 2019; 23: 414-7.
2) Zhang J, Jia H, Diao F, et al: Efficacy of dehydroepiandrosterone priming in women with poor ovarian response undergoing IVF/ICSI: a meta-analysis. Front Endocrinol (Lausanne) 2023; 14: 1156280.
3) Schwarze JE, Canales J, Crosby J, et al: DHEA use to improve likelihood of IVF/ICSI success in patients with diminished ovarian reserve: A systematic review and meta-analysis. JBRA Assist Reprod 2018; 22: 369-74.
4) Naik S, Lepine S, Nagels HE, et al: Androgens (dehydroepiandrosterone or testosterone) for women undergoing assisted reproduction. Cochrane Database Syst Rev 2024; 6: CD009749.

Q.29

DHEAの内服方法と副作用を教えてください。

····· DHEA

Answer

体外受精を行う2カ月前からDHEAを75mg/日、毎日内服します。重大な副作用はありませんが、ニキビなどが増える可能性があります。

Point

- 卵巣予備能が低下した不妊女性に対してDHEAを用いる場合、基本体外受精を行う2カ月前から75mg/日で投与する。
- 重大な副作用はないが、ニキビなどが増える可能性がある。
- DHEAはエストロゲン依存性の悪性腫瘍である乳癌や子宮体癌の患者には原則禁忌である。

　DHEAは副腎でコレステロールから合成されるホルモンで、精巣や卵巣などでテストステロンやエストロゲンなどの性ホルモンへ変換される。DHEAの産生は年齢とともに減少することがわかっているため、主に閉経後のアンチエイジング目的に米国ではサプリメントとして使用されているが、日本を含めた他国では主に医薬品として扱う必要がある。

　不妊治療において、DHEAは前述の通りゴナドトロピンに対する卵巣の反応性を向上し、採卵における採取卵子数を増加する可能性がある[1]。

　DHEAを摂取するには基本的にサプリメントが必要であるが、DHEAの至適な摂取量は現在もはっきりしていない。現在、一般的に閉経後などでサプリメントを摂取する場合は25〜50mg/日であり、臨床研究では上限200mg/日まで使われている[2]。不妊治療においては、DHEAを用いた体外受精の臨床研究で主に75mg/日が用いられ、体外受精を行う8〜16週間前から投与している[3]。

　DHEAは卵巣だけではなく子宮内膜への影響も報告されている。もともと子宮内膜脱落膜化に適度なアンドロゲン作用は必要であり[4]、子宮内膜細胞の培養時にDHEAを添加すると脱落膜化が促進し[5]、活性酸素の産生を抑制することで胚の着床をサポートする可能性が基礎研究で示されている[6]。しかし過剰なアンドロゲンの投与は、子宮内膜脱落膜化を抑制するため、DHEAを胚移植時にも投与するときには、その投与量に気をつける必要がある[7]。

DHEAの副作用はアンドロゲン作用に伴うニキビや多毛が挙げられるが，重大な有害事象は報告されていない[8]。またDHEAはエストロゲン依存性の悪性腫瘍である乳癌や子宮体癌の患者には原則禁忌である。

卵巣予備能が低下した不妊症女性に対するDHEAの投与の効果は，現在も限定的である[3]。臨床で用いる場合には，その内服方法を含め，さらなるエビデンスの蓄積と検討が必要である。

 実際にこんな感じで説明してみましょう

> DHEAは基本体外受精を行う2カ月以上前から1日75mgを毎日摂取してください。また重大な副作用はありませんが，ニキビなどが増える可能性があります。

(黒田恵司)

参考文献

1) Monteiro CS, Scheffer BB, de Carvalho RF, et al: The impact of dehydroepiandrosterone in poor ovarian responders on assisted reproduction technology treatment. JBRA Assist Reprod 2019; 23: 414-7.
2) Rutkowski K, Sowa P, Rutkowska-Talipska J, et al: Dehydroepiandrosterone (DHEA): hypes and hopes. Drugs 2014; 74: 1195-207.
3) Naik S, Lepine S, Nagels HE, et al: Androgens (dehydroepiandrosterone or testosterone) for women undergoing assisted reproduction. Cochrane Database Syst Rev 2024; 6: CD009749.
4) Kajihara T, Tanaka K, Oguro T, et al: Androgens modulate the morphological characteristics of human endometrial stromal cells decidualized in vitro. Reprod Sci 2014; 21: 372-80.
5) Gibson DA, Simitsidellis I, Kelepouri O, et al: Dehydroepiandrosterone enhances decidualization in women of advanced reproductive age. Fertil Steril 2018; 109: 728-34.e2.
6) Qin A, Qin J, Jin Y, et al: DHEA improves the antioxidant capacity of endometrial stromal cells and improves endometrium receptivity via androgen receptor. Eur J Obstet Gynecol Reprod Biol 2016; 198: 120-6.
7) Young SL: Androgens and endometrium: new lessons from the corpus luteum via the adrenal cortex? Fertil Steril 2018;109:623-4.
8) Wierman ME, Kiseljak-Vassiliades K: Should dehydroepiandrosterone be administered to women? J Clin Endocrinol Metab 2022; 107: 1679-85.

Q.30　　　　　　　　　　　　　　　　　　　コエンザイムQ10

卵巣機能が低下していて，コエンザイムQ10のサプリメントを勧められました。どれくらい効果がありますか？

Answer

コエンザイムQ10摂取は，体外受精において採取卵子数を増加する報告がありますが，その効果を示す研究はまだ多くありません。

Point

- コエンザイムQ10は卵細胞内の酸化ストレスを抑え，ミトコンドリアの機能を改善する作用がある。
- コエンザイムQ10の補充は，卵巣機能の低下の抑制，多嚢胞性卵巣症候群（PCOS）のインスリン抵抗性の改善，男性の精液所見の改善などの効果が報告されている。
- コエンザイムQ10は摂取することで体外受精における採取卵子数を増加し，受精率が上がり，獲得胚盤胞数が増加する報告があるが，エビデンスは不足している。

　　卵子のミトコンドリア機能は年齢とともに低下し，卵子の質が下がることで，女性の妊娠率は低下する。
　　コエンザイムQ10（Coenzyme Q10；CoQ10）は脂溶性の補酵素でミトコンドリア内膜の必須構成成分である[1]。CoQ10は酸化型のユビキノン10と還元型のユビキノール10の2つの形態があり，細胞膜上のユビキノール10の抗酸化作用により細胞内のミトコンドリアの機能を改善し，細胞死から細胞を保護する作用がある。
　　またCoQ10はミトコンドリアのATP産生などと関与している[1]（図1）。体内のCoQ10は加齢に伴い低下することがわかっている[2]。CoQ10の補充は卵巣機能の低下や卵子の老化の抑制作用[3,4]，多嚢胞性卵巣症候群（PCOS）のインスリン抵抗性の改善[5]，男性の精液所見の改善などが報告されている[6]。
　　低卵巣機能の女性に対し，CoQ10を用いた体外受精におけるランダム化比較試験（RCT）が報告されている[7]。CoQ10を前投

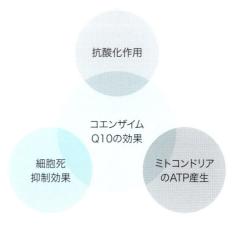

図1　主なコエンザイムQ10の効果

与した治療群は対照群と比較して，採取卵子数が有意に多く，受精率が高く，良好胚獲得数が多かった．胚移植ごとの臨床妊娠率では有意差は認めていないが，採卵での累積妊娠率は向上することが予想される．ただCoQ10を用いた体外受精の妊娠成績を評価したRCTは1論文のみのため，今後さらなる臨床研究によるエビデンスの蓄積が必要である．

> **Evidence**
>
> ■ **Xu Y, et al：Reprod Biol Endocrinol 2018** [7]：AMH値が低下した低卵巣機能の女性を対象としたランダム化比較試験．2カ月前からCoQ10を600mg/日を内服した76名（治療群）と内服しなかった93名（対照群）の体外受精の治療成績を比較している．治療群は対照群と比較して，採卵後の採取卵子数が有意に多く（中間値4個 [IQR 2〜5個]，2個 [1〜4個]，p = 0.002），受精率が高く（中間値80% [IQR 50〜93%]，50% [33〜100%]，p = 0.01），獲得良好胚数が多かった（中間値1個 [IQR 0〜2個]，1個 [0〜1.75個]，p = 0.03）．胚移植ごとの生産率では有意差は認めていない．

 実際にこんな感じで説明してみましょう

コエンザイムQ10のサプリメントを摂取すると卵巣機能の低下や卵子の老化を抑えて，採取卵子数を増やし，受精率が上がり，獲得胚盤胞数が増える報告がありますが，その効果を示す研究はまだ多くありません．

（黒田恵司）

参考文献

1) Bentinger M, Brismar K, Dallner G: The antioxidant role of coenzyme Q. Mitochondrion 2007; 7 Suppl: S41-50.
2) Miles MV, Horn PS, Tang PH, et al: Age-related changes in plasma coenzyme Q10 concentrations and redox state in apparently healthy children and adults. Clin Chim Acta 2004; 347: 139-44.
3) Ben-Meir A, Burstein E, Borrego-Alvarez A, et al: Coenzyme Q10 restores oocyte mitochondrial function and fertility during reproductive aging. Aging Cell 2015; 14: 887-95.
4) Özcan P, Fıçıcıoğlu C, Kizilkale O, et al: Can Coenzyme Q10 supplementation protect the ovarian reserve against oxidative damage? J Assist Reprod Genet 2016; 33: 1223-30.
5) Ahmadi Asouri S, Asemi R, Aghadavod E, et al: The effect of coenzyme Q10 intake on metabolic profiles in women candidates for in-vitro fertilization: a randomised trial. Ann Med Surg (Lond) 2024; 86: 3378-84.
6) Balercia G, Mosca F, Mantero F, et al: Coenzyme Q (10) supplementation in infertile men with idiopathic asthenozoospermia: an open, uncontrolled pilot study. Fertil Steril 2004; 81: 93-8.
7) Xu Y, Nisenblat V, Lu C, et al: Pretreatment with coenzyme Q10 improves ovarian response and embryo quality in low-prognosis young women with decreased ovarian reserve: a randomized controlled trial. Reprod Biol Endocrinol 2018; 16: 29.

Q.31

コエンザイムQ10

コエンザイムQ10の内服方法と副作用を教えてください。

Answer

コエンザイムQ10は，体外受精を行う前から500〜600mg/日を毎日内服します。また吸収効率の高い水溶性のコエンザイムQ10をお勧めします。副作用はほとんどありません。

Point

- コエンザイムQ10は脂溶性で吸収効率が低いため，水溶性にしているサプリメントを推奨する。
- コエンザイムQ10は，体外受精における妊娠成績の向上を期待するには，高用量（500〜600mg/日）のサプリメントが必要だが，その内服方法を検討するエビデンスは不足している。
- コエンザイムQ10は血圧や血糖を抑える効果やビタミンK様の作用があるため，降圧薬や糖尿病治療薬，抗凝固薬を投与している患者には注意が必要である。
- コエンザイムQ10の副作用はほとんど報告されていない。

　コエンザイムQ10（Coenzyme Q10；CoQ10）は，肉類や魚類などの動物性食品に含まれているが食事からの摂取量は3〜6mgと非常に少なく[1]，摂取するには基本的にサプリメントが必要である。CoQ10は疲労感の軽減やアンチエイジング効果があり，不妊治療に限らずサプリメントとして頻用されているが，脂溶性のためその吸収効率は非常に低い[2]。そのため，吸収効率を上げるために水溶性にしているサプリメントも販売されており，サプリメントを選ぶときにCoQ10の含有量だけではなく，吸収効率も検討する必要がある。

　CoQ10の安全な内服量の上限は1,200mg/日である[3]。通常のサプリメントとしては比較的高用量の300〜500mg/日でも有害事象はほとんどない[4]。またCoQ10には血圧や血糖を抑える効果やビタミンK様の作用があるため，降圧剤や糖尿病治療薬，抗凝固薬を投与している患者の場合には，気をつける必要がある。

　不妊治療における至適なCoQ10の摂取量ははっきりしていないが，これまでのCoQ10を用いた体外受精の臨床研究では600mg/日が用いられており[5,6]，妊娠成績の向上のためには高用量のサプリメントが必要かもしれない。

　ただし，CoQ10のアンチエイジング効果はレスベラトロールと同様にサーチュイン遺

伝子の活性化を介していることが明らかになっている[7]。そのため，レスベラトロールのように，胚移植のときも内服を継続すると妊娠成績の低下につながる可能性も考えられる。内服方法を含め臨床で用いる場合には，さらなるエビデンスの蓄積と検討が必要である。

> **Evidence**
>
> **Tsai IC, et al：Front Pharmacol 2022** [4]：疲労に対するCoQ10（300〜500mg/日）を用いた研究のメタアナリシス。有害事象は参加者602例中，胃腸障害の訴えのあった1名のみ。

 実際にこんな感じで説明してみましょう

　コエンザイムQ10による副作用はほとんどなく，体外受精で妊娠成績を向上させるには500〜600mg/日のサプリメントが必要な可能性が高いですが，その内服方法を検討する研究がほとんどありません。

（黒田恵司）

参考文献

1) Pravst I, Zmitek K, Zmitek J: Coenzyme Q10 contents in foods and fortification strategies. Crit Rev Food Sci Nutr 2010; 50: 269-80.
2) Bhagavan HN, Chopra RK: Plasma coenzyme Q10 response to oral ingestion of coenzyme Q10 formulations. Mitochondrion 2007; 7 Suppl: S78-88.
3) Hidaka T, Fujii K, Funabashi I, et al: Safety assessment of coenzyme Q10 (CoQ10). Biofactors 2008; 32: 199-208.
4) Tsai IC, Hsu CW, Chang CH, et al: Effectiveness of Coenzyme Q10 Supplementation for Reducing Fatigue: A Systematic Review and Meta-Analysis of Randomized Controlled Trials. Front Pharmacol 2022; 13: 883251.
5) Xu Y, Nisenblat V, Lu C, et al: Pretreatment with coenzyme Q10 improves ovarian response and embryo quality in low-prognosis young women with decreased ovarian reserve: a randomized controlled trial. Reprod Biol Endocrinol 2018; 16: 29.
6) Bentov Y, Hannam T, Jurisicova A, et al: Coenzyme Q10 Supplementation and Oocyte Aneuploidy in Women Undergoing IVF-ICSI Treatment. Clin Med Insights Reprod Health 2014; 8: 31-6.
7) Tian G, Sawashita J, Kubo H, et al: Ubiquinol-10 supplementation activates mitochondria functions to decelerate senescence in senescence-accelerated mice. Antioxid Redox Signal 2014; 20: 2606-20.

Q.32
男性不妊症でもコエンザイムQ10を摂取するべきですか？

コエンザイムQ10

Answer
明確なエビデンスはありませんが，使用してもよいと考えられます。

Point
- 男性不妊を起こす機序の重要なものに酸化ストレスがある。
- 酸化ストレスに関連した男性不妊症を，Male Oxidative Stress Infertility；MOSIと呼ぶ。
- コエンザイムQ10は抗酸化作用を有する。
- コエンザイムQ10により精液所見改善が見込める。
- ただし，明確なエビデンスがあるとはいえない。

男性不妊と酸化ストレス

　男性不妊を起こす機序の重要なものに，酸化ストレスがある。男性不妊症の約半数は原因不明であるが，男性不妊症患者の30～80％は射精液中で過剰な活性酸素（reactive oxygen species；ROS）が産生されている。酸化ストレス（oxidative stress；OS）と男性不妊症の強い関連性から，最近の研究では酸化ストレスに関連した男性不妊症は「男性酸化ストレス不妊症（Male Oxidative Stress Infertility；MOSI）」と呼ばれるようにもなってきている[1]。

　精液には精子を活性酸素から守る抗酸化物質が多く含まれているが，これは受精には少量の活性酸素で済むためである。過剰な活性酸素の産生があると酸化ストレスの原因となり，脂質過酸化，精子DNA損傷，アポトーシスを通じて生殖機能が低下する[1]。

　実際，精子は細胞膜に多価不飽和脂肪酸を多く含むため酸化ストレスの影響を受けやすく，活性酸素によって過酸化脂質が生成される。過酸化脂質は連鎖反応を引き起こし，遺伝毒性分子がさらに生成され，その結果，活性酸素の生成，DNA断片化，精子のアポトーシスを増加させる[2]。そのため，酸化ストレスを最小限に抑え，生殖機能を向上させるための対策が必要である。

男性不妊症診療におけるコエンザイムQ10（CoQ10）サプリメント

　前記のような理由で，抗酸化物質による治療は男性不妊症の経験的な治療としてよく行われている。コエンザイムQ10はエネルギー産生に不可欠な補酵素であり，抗酸化作用を有するもので，特発性男性不妊症の精子形成を補助する目的で一般的に使用されている。コエンザイムQ10は，ミトコンドリアのエネルギー産生に関与する強力な抗酸化特性をもつ必須の共役因子であり，効率的に精子のエネルギーシステムを維持し，脂質過酸化から精子膜を保護するために不可欠である（図1）。従って，コエンザイムQ10レベルの低下は，精索静脈瘤や乏精子症など，男性不妊を呈するいくつかの病態と関連している。ランダム化比較試験は少ないが，多くの研究でコエンザイムQ10のみあるいは，成分としてコエンザイムQ10含むサプリメントにより精液所見が改善することがシステマティックレビューでも示されている[3]。

　コエンザイムQ10の服用量は，コエンザイムQ10単独の報告では1日のコエンザイムQ10が100〜400mg，他のサプリメントの合剤では，1日のコエンザイムQ10が1日10〜200mgである。このように最適な投与量や，その効果を最大化するために他の抗酸化薬とどのように組み合わせることができるかは現時点では不明である[3]。わが国でもコエンザイムQ10を含むサプリメントは多くの種類があり，それらを用いた前向きの臨床試験も行われ，有効性がある程度示されている（「Q80「男性不妊に対して，エビデンスがあるサプリメントってありますか？」p275参照）。

図1 酸化ストレスと精子の機能

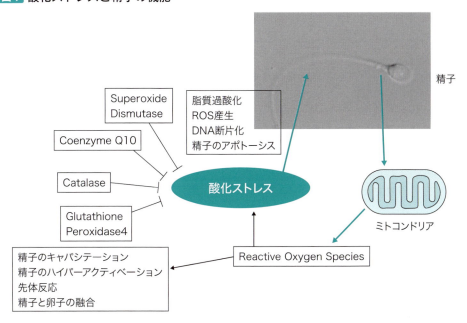

コエンザイムQ10の安全性（厚生労働省eJIM（イージム：「統合医療」情報発信サイトより）

コエンザイムQ10の重篤な副作用は報告されていないが，不眠や消化不良などの軽度な副作用が起こる可能性がある。また，コエンザイムQ10は，抗凝固薬（抗血栓薬）ワルファリンや糖尿病薬インスリンと相互作用を起こす可能性があり，いくつかの種類のがん治療薬と適合しない可能性もあるとされている[4]。

Evidence

■ **Safarinejad MR: J Urol 2009**[5]：ランダム化比較試験：突発性の造精機能障害（oligoasthenoteratozoospermia; OAT）の212症例を対象に，1日300mgのコエンザイムQ10を26週間内服し，その効果を検証した。コエンザイムQ10投与106例，投与なし106例に割り付けられた。コエンザイムQ10治療後に精子濃度および運動率が改善（p = 0.01）した。治療期間と精子数（p = 0.01），精子運動率（p = 0.01），精子正常形態率（p = 0.02）の間に正の相関が確認された。また，コエンザイムQ10治療後にFSHおよびLHレベルの低下（p = 0.03），インヒビンレベルおよび先体反応の増加（p = 0.03）が認められた。

Q80にてコエンザイムQ10を含むサプリメントを使ったランダム化比較試験を2つ紹介しているので参照されたい。

実際にこんな感じで説明してみましょう

造精機能障害のある場合には，サプリメントとしてコエンザイムQ10が効果的との報告があります。試してみましょう。

（小宮　顕）

参考文献

1) Takeshima T, Usui K, Mori K, et al: Oxidative stress and male infertility. Reprod Med Biol 2020; 20(1): 41-52.
2) Bui AD, Sharma R, Henkel R, et al: Reactive oxygen species impact on sperm DNA and its role in male infertility. Andrologia 2018; 50(8): e13012.
3) Salvio G, Cutini M, Ciarloni A, et al: Coenzyme Q10 and Male Infertility: A Systematic Review. Antioxidants（Basel）2021; 10(6): 874.
4) 厚生労働省：海外の情報 コエンザイムQ10. eJIM（イージム：「統合医療」情報発信サイト）．https://www.ejim.ncgg.go.jp/pro/overseas/c03/23.html（最終閲覧日：2024年12月10日）
5) Safarinejad MR: Efficacy of coenzyme Q10 on semen parameters, sperm function and reproductive hormones in infertile men. J Urol 2009; 182(1): 237-48.

Q.33

レスベラトロール

卵巣機能が低下していて，レスベラトロールのサプリメントを勧められました。どれくらい効果がありますか？

Answer

レスベラトロールは卵子の老化や卵巣機能の低下を抑制する効果があり，採卵における採取卵子数の増加，受精率の上昇，獲得胚盤胞数の増加が期待できます。

Point

● レスベラトロールは，子宮内膜症，子宮筋腫，耐糖能異常を伴う多嚢胞性卵巣症候群（PCOS）への治療効果が報告されている。

● レスベラトロールはサーチュイン遺伝子を活性化し，ミトコンドリアの合成を促進し，卵子の老化や卵巣機能の低下を抑制する効果がある。

● レスベラトロールの摂取は，採卵における採取卵子数の増加，受精率の上昇，獲得胚盤胞数の増加が期待できる。

● ただし，胚移植をするときに摂取を継続すると，臨床妊娠率が低下し流産率が高くなる可能性がある。

レスベラトロールは，抗酸化作用，抗炎症作用，抗老化作用などがある天然ポリフェノールの一種である[1]。そのため肥満，糖尿病，高血圧などの生活習慣病を改善する効果や，心血管疾患や悪性腫瘍の発症リスクを低減する効果が報告されている[2]。婦人科疾患では，子宮内膜症，子宮筋腫，耐糖能異常を伴う多嚢胞性卵巣症候群への治療効果が報告されている[3~5]。

女性の加齢は卵子のミトコンドリア機能の低下などを誘導し，妊孕能を低下させる。老化した卵子は長寿遺伝子といわれるサーチュイン遺伝子（SIRT）の発現が低下しており，かつSIRTを制御する能力も低いため，酸化ストレスの影響を受けやすい[6,7]。レスベラトロールは卵細胞内のSIRTを活性化することでミトコンドリアの合成を促進し，卵子の老化や卵巣機能の低下を抑制する効果があることが報告されている[8,9]。さらに体外受精における培養液に直接レスベラトロールを添加することで，卵子の成熟や受精後の胚盤胞到達率が改善することも報告されている[10]。そのため，レスベラトロールは卵巣内でも体外培養でも卵子の老化を抑制する効果が期待できる[11]。

体外受精においてレスベラトロールの治療効果について，2つのランダム化比較試験（RCT）が報告されている[12,13]（表1）。ともにレスベラトロールを投与した群が対照群に

表1 レスベラトロールを含んだマルチビタミン摂取の有無における体外受精の治療成績の比較

	Gerli S, et al. 2022			Conforti A, et al. 2024		
	対照群, n=50	治療群, n=40	p値	対照群, n=33	治療群, n=37	p値
採取卵子数	7.1±0.4	8.7±0.7	0.03	6.4±3.8	7.9±3.6	0.10
受精率	64.6% (210/325)	75.4% (230/305)	0.004	―	―	―
獲得胚盤胞数	2.3±0.3	3.5±0.3	0.01	1.0±1.2	1.5±1.2	0.39
臨床妊娠率	40.5%（17/42）	37.8%（14/37）	0.99	30.3%（10/33）	24.3%（9/37）	0.57
流産率	23.5%（4/17）	21.4%（3/14）	0.77	0%（0/10）	33.3（3/9）	0.09
生産率	30.9%（13/42）	35.1%（13/37）	0.87	30.3%（10/33）	16.2%（6/37）	0.16

比較し，採取卵子数や獲得胚盤胞数が多いが，Gerliらの研究のみ有意差が出ている[12]。また注目すべき点は，胚移植後の臨床妊娠率および生産率は2つのRCTで有意差は認めていないが，胚移植時にはサプリメントを中止している記載があるGerliらのRCTのほうが明らかに良好である。胚移植するときにレスベラトロールを継続的に摂取した群と摂取していない群を比較した後方視的研究において，治療群は対照群と比較して臨床妊娠率が低下し流産率が高くなることが報告されている[14]。そのため胚移植時の内服は避ける必要がある。この詳細については次の「レスベラトロールの内服方法と副作用を教えてください」の項で解説する。

> ### ◆ Evidence
>
> - **Gerli S, et al：J Matern Fetal Neonatal Med. 2022[12]**：卵巣刺激の3カ月前からレスベラトロール150mgとマルチビタミンを含んだサプリメントを摂取した49名（治療群）と葉酸400μg/日のみを摂取した50名（対照群）の体外受精の治療成績を比較したRCT。採卵までサプリメントを内服し胚移植時には中止。治療群は対照群と比較して，採卵後の採取卵子数が有意に多く，受精率が高く，獲得胚盤胞数が多かった。胚移植ごとの生産率では有意差は認めていない。
> - **Conforti A, et al：J Ovarian Res. 2024[13]**：卵巣刺激の3カ月前からレスベラトロール150mgとマルチビタミンを含んだサプリメントを摂取した37名（治療群）とプラセボ薬を摂取した33名（対照群）の体外受精の治療成績を比較したRCT。胚移植時にサプリメントを内服していたかは記載なし。治療群は対照群と比較して，採卵後の採取卵子数，獲得胚盤胞数はともに多いが有意差は認めていない。胚移植後の生産率は治療群が低いが有意差は認めていない。

生殖医療（不妊・周産期）

 実際にこんな感じで説明してみましょう

　レスベラトロールのサプリメントを摂取すると卵子の老化を抑えて，体外受精における採取卵子の数が増え，受精率が上がり，胚盤胞の獲得率が上がる可能性があります。

（黒田恵司）

| 参考文献 |

1) Neves AR, Lucio M, Lima JLC, et al: Resveratrol in medicinal chemistry: a critical review of its pharmacokinetics, drug-delivery, and membrane interactions. Curr Med Chem 2012; 19: 1663-81.
2) Singh AP, Singh R, Verma SS, et al: Health benefits of resveratrol: Evidence from clinical studies. Med Res Rev 2019; 39: 1851-91.
3) Aquino CI, Nori CL: Complementary therapy in polycystic ovary syndrome. Transl Med UniSa 2014; 9: 56-65.
4) Mohammadi RK, Arablou T: Resveratrol and endometriosis: In vitro and animal studies and underlying mechanisms (Review). Biomed Pharmacother 2017; 91: 220-8.
5) Ho Y, Yang YCS, Chin YT et al: Resveratrol inhibits human leiomyoma cell proliferation via crosstalk between integrin alphavbeta3 and IGF-1R. Food Chem Toxicol 2018; 120: 346-55.
6) Di Emidio G, Falone S, Vitti M, et al: SIRT1 signalling protects mouse oocytes against oxidative stress and is deregulated during aging. Hum Reprod 2014; 29: 2006-17.
7) Ma R, Zhang Y, Zhang L, et al: Sirt1 protects pig oocyte against in vitro aging. Anim Sci J 2015; 86: 826-32.
8) Ortega I, Duleba AJ: Ovarian actions of resveratrol. Ann N Y Acad Sci 2015; 1348: 86-96.
9) Liu M, Yin Y, Ye X, et al: Resveratrol protects against age-associated infertility in mice. Hum Reprod 2013; 28: 707-17.
10) Liu MJ, Sun AG, Zhao SG, et al: Resveratrol improves in vitro maturation of oocytes in aged mice and humans. Fertil Steril 2018; 109: 900-7.
11) Ochiai A, Kuroda K: Preconception resveratrol intake against infertility: Friend or foe? Reprod Med Biol 2020; 19: 107-13.
12) Gerli S, Morte CD, Ceccobelli M, et al: Biological and clinical effects of a resveratrol-based multivitamin supplement on intracytoplasmic sperm injection cycles: a single-center, randomized controlled trial. J Matern Fetal Neonatal Med 2022; 35: 7640-8.
13) Conforti A, Iorio GG, Di Girolamo R, et al: The impact of resveratrol on the outcome of the in vitro fertilization: an exploratory randomized placebo-controlled trial. J Ovarian Res 2024; 17: 81.
14) Ochiai A, Kuroda K, Ikemoto Y, et al: Influence of resveratrol supplementation on IVF-embryo transfer cycle outcomes. Reprod Biomed Online 2019; 39: 205-10.

Q.34　　　　　　　　　　　　　　　　　　　　　　レスベラトロール
レスベラトロールの内服方法と副作用を教えてください。

> **Answer**
>
> レスベラトロールは，体外受精において150〜200mg/日を毎日内服し，新鮮胚移植では採卵前日，凍結融解胚移植では胚凍結が確認できたら中止します。副作用はほとんどありません。

> **Point**
>
> ● レスベラトロールは1日150〜200mgを採卵まで1カ月以上連日で摂取する。
> ● レスベラトロールは子宮内膜脱落膜化を抑制するため，新鮮胚移植では採卵前日に中止し，凍結融解胚移植では胚凍結が確認できたら中止する。
> ● 副作用はほとんどないが，高用量の摂取（≧1.0g/日）では肝障害や腎障害などの重篤な副作用がある。

　レスベラトロールは，前述の通り卵子の老化や卵巣機能の低下を抑制する働きをもつ天然ポリフェノールの一種だが[1]，着床に重要な子宮内膜脱落膜化を阻害する働きがある[2]（図1）。
　ヒトの子宮内膜は，排卵後に黄体から分泌するプロゲステロンにより，脱落膜変化が起こり胚の着床に備える[3]。その子宮内膜脱落膜化が開始すると急性の細胞ストレス反応が起こり，その後にストレス耐性の脱落膜細胞が出現する[4,5]。また一部の子宮内膜細胞は，細胞分化することでストレスを受け，細胞老化した脱落膜細胞となる[4,5]。
　ストレス耐性脱落膜細胞は，子宮内膜の免疫担当細胞である子宮NK細胞と結合し老化脱落膜細胞を除去することで，子宮内膜細胞から脱落膜細胞へ変化する。
　さらに子宮NK細胞は，IL-15などのサイトカインを放出し，着床時期における一過性の炎症反応や血管新生，らせん動脈の再構築などを誘導し，着床の窓を形成する[3]。
　アンチエイジングにかかわるレスベラトロールやラパマイシンは，脱落膜変化における細胞老化や一過性の炎症反応を阻害し，子宮内膜脱落膜化を抑制することがわかっている[2,5]。
　実際のARTにおいて継続的にレスベラトロールを内服しながら胚移植を行った場合，臨床妊娠率が0.5倍低下し，流産率が2.6倍高くなることがわかっている[6]。そのため，レスベラトロールは胚移植を行う黄体期に中止することを推奨する[1,7]。筆者は新鮮胚移植では採卵前日まで内服し採卵後は中止し（図2），凍結融解胚移植では胚凍結が確認でき

たら中止を指示している。

　また至適なレスベラトロールの内服量や内服期間に関する報告はない。これまでの臨床研究では150〜200mg/日で採卵まで1〜3カ月間内服している。またレスベラトロールは血中半減期が短いため，治療効果を期待するには必ず連日内服することが必要である。

　レスベラトロールは<1.0g/日の摂取では重篤な副作用は報告されていないが，≧1.0g/日の摂取では頭痛，めまい，吐き気，下痢，肝障害，腎障害などの副作用が報告されており，不妊女性への高用量の投与は避けるべきである[8〜12]。またレスベラトロールの母体や胎児への影響はほとんどわかっていないが，子宮内膜脱落膜化を抑制する作用からも妊娠中は摂取すべきではない。

図1 レスベラトロールの卵巣と子宮への影響

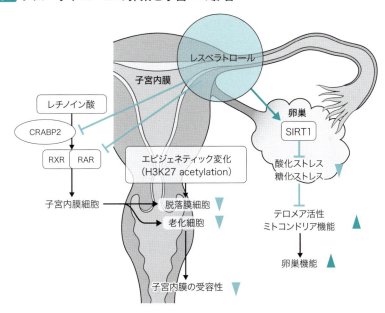

（Ochiai A, et al: Reprod Med Biol 2020; 19: 107-13より引用）

図2 新鮮胚移植における推奨するレスベラトロールの内服方法

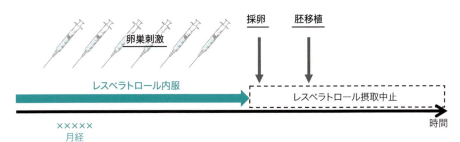

> **Evidence**
>
> ■ Ochiai A, et al : Reprod Biomed Online 2019 [6]：胚移植時にレスベラトロール200mgを継続的に摂取した204周期102名（治療群）と摂取をしていなかった7,073周期2,958名（対照群）の胚移植後の妊娠成績を比較した後方視的研究。治療群は対照群と比較して，臨床妊娠率が有意に低く（オッズ比0.539, 95%CI：0.341〜0.853），かつ流産率が高かった（オッズ比2.602, 95%CI：1.070〜6.325）。

 実際にこんな感じで説明してみましょう

> レスベラトロールは1日150〜200mgを採卵まで1ヵ月以上毎日内服して下さい。レスベラトロールは卵巣への効果が期待できますが，胚移植の時に摂取すると妊娠率を低下させる可能性があります。新鮮胚移植では採卵前日まで内服して採卵後は中止し，全胚凍結予定では凍結胚が確認できたら中止してください。

（黒田恵司）

参考文献

1) Ochiai A, Kuroda K: Preconception resveratrol intake against infertility: Friend or foe? Reprod Med Biol 2020; 19:107-13.
2) Ochiai A, Kuroda K, Ozaki R, et al: Resveratrol inhibits decidualization by accelerating downregulation of the CRABP2-RAR pathway in differentiating human endometrial stromal cells. Cell Death Dis 2019; 10: 276.
3) Gellersen B, Brozens JJ: Cyclic Decidualization of the Human Endometrium in Reproductive Health and Failure. Endocr Rev 2014; 35: 851-905.
4) Lucas ES, Vrljicak P, Muter J, et al: Recurrent pregnancy loss is associated with a pro-senescent decidual response during the peri-implantation window. Commun Biol 2020; 3: 37.
5) Brighton PJ, Maruyama Y, Fishwick K, et al. Clearance of senescent decidual cells by uterine natural killer cells in cycling human endometrium. Elife 2017; 6: e31274.
6) Ochiai A, Kuroda K, Ikemoto Y, et al: Influence of resveratrol supplementation on IVF-embryo transfer cycle outcomes. Reprod Biomed Online 2019; 39: 205-10.
7) Kuroda K, Ochiai A, Brosens JJ: The actions of resveratrol in decidualizing endometrium: acceleration or inhibition?. Biol Reprod 2020; 10: 1152-6.
8) Brown VA, Patel KR, Viskaduraki M, et al: Repeat dose study of the cancer chemopreventive agent resveratrol in healthy volunteers: safety, pharmacokinetics, and effect on the insulin-like growth factor axis. Cancer Res 2010; 70: 9003-11.
9) Almeida L, Vaz-da-Silva M, Falcão A, et al: Pharmacokinetic and safety profile of trans-resveratrol in a rising multiple-dose study in healthy volunteers. Mol Nutr Food Res 2009; 53 Suppl 1: S7-15.
10) Chow HH, Chow HHS, Garland LL, Heckman-Stoddard BM,et al: A pilot clinical study of resveratrol in postmenopausal women with high body mass index: effects on systemic sex steroid hormones. J Transl Med 2014; 12: 223.
11) Goh KP, Goh KP, Lee HY, Lau DP, et al: Effects of resveratrol in patients with type 2 diabetes mellitus on skeletal muscle SIRT1 expression and energy expenditure. Int J Sport Nutr Exerc Metab 2014; 24: 2-13.
12) Popat R, Plesner T, Davies F, et al: A phase 2 study of SRT501 (resveratrol) with bortezomib for patients with relapsed and or refractory multiple myeloma. Br J Haematol 2013; 160: 714-7.

Q.35

ラクトフェリン＋プロバイオティクス

子宮内フローラとは何でしょうか。不妊治療中の子宮内フローラ異常の影響と治療についても，教えてください。

Answer

子宮内には常在菌による乳酸菌優位の細菌叢が存在していて，それを子宮内フローラと呼びます。妊娠率や流産率に関連すると考えられています。ただし十分なエビデンスまだなく，今後の研究が期待されます。

Point

● 子宮内には乳酸菌優位の細菌叢が存在しており，子宮内フローラと呼ぶ。
● 子宮内フローラの異常は妊娠率の低下や流産率の上昇と関連する。
● 子宮内フローラ異常に対しては抗菌薬治療や乳酸菌腟錠（サプリメント）の補充が行われている。
● 子宮内フローラ異常に対する乳酸菌腟錠の補充が妊娠率向上に寄与する可能性が示唆されているが，エビデンスは構築途上である。

　　ヒトには腸内細菌叢を筆頭に種々の常在菌（microbiota）が生着した体内環境（microbiome）が存在する。細菌叢はバランスが取れた状態では食物の消化や免疫力の向上など健康に重要な働きを果たし，逆に細菌の数や種類のバランスが乱れた状態（dysbiosis）は「細菌叢異常→炎症惹起→粘膜の変化」というメカニズムを介して健康でない状態につながる。細菌叢異常の治療は抗菌薬治療，有用な菌そのものを補充するプロバイオティクス（probiotics）と有用な菌が増えるためのエサ（食物繊維など）を補充するプレバイオティクス（prebiotics），microbiotaの移植（例：糞便，帯下）などが存在する。

子宮内フローラとは

　　女性生殖器の細菌叢としては，腟内・頸管内・子宮内が挙げられる。かつて子宮の内腔は無菌であるとされていたが，常在菌による子宮内環境が存在し，これを子宮内細菌叢あるいは子宮内フローラと呼ぶ。生殖年齢女性では乳酸菌優位となっており[1]，子宮内膜吸引組織診のように子宮内膜液を採取し次世代シークエンサーにて検査（子宮内フローラ検査）することで調べられる。乳酸菌が90％以上を占める状態をLDM（lactobacillus dominated microbiota）と呼び，90％未満であるNLDM（non-LDM）と対比し良好な子

宮内環境と判断する。

子宮内フローラ異常は妊娠率低下や流産率上昇に関係しており，検査・治療の意義が注目されている。

「子宮内フローラの異常が妊娠に良くないこと・妊娠する女性のほうが良い子宮内フローラを有していること」はすでに示されているが，子宮内フローラ異常の治療に関しては早産予防の可能性以外は未だ十分なエビデンスが存在していない。

乳酸菌腟錠の補充により妊娠率が上昇する可能性を示唆する報告と，特に変わらないとする報告の両方が散見される[4〜6]。

現時点では抗菌薬治療（悪い菌を減らす），乳酸菌の内服や腟錠の補充（プロバイオティクス，良い菌を増やす）が中心となって行われている。

特にサプリメントによるプロバイオティクスは，治療効果ならびに用量や用法，治療期間に関する今後のエビデンス構築が必須である。

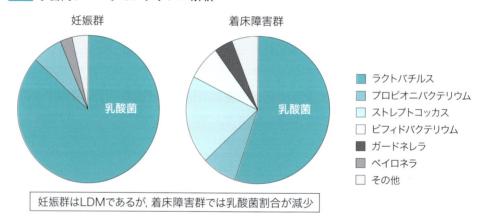

図1 子宮内フローラのメタゲノム解析

妊娠群　着床障害群

- ラクトバチルス
- プロピオニバクテリウム
- ストレプトコッカス
- ビフィドバクテリウム
- ガードネレラ
- ベイロネラ
- その他

妊娠群はLDMであるが，着床障害群では乳酸菌割合が減少

図2 着床障害患者の不妊因子と治療後（＊）の臨床的妊娠の多変量解析

	オッズ比	p値
年齢40歳以上	1.270	0.88
未経産	0.498	0.59
胚移植4周期以上	4.39	0.20
子宮筋腫	2.44	0.31
子宮腺筋症	0.505	0.49
子宮鏡での炎症所見＊	1.090	0.92
CD138検査陽性＊	0.813	0.79
子宮内フローラ異常＊	6.29	**0.03**

(Hiratsuka D, et al: JSOG 76th Annual Congress 2024より作成)

子宮内フローラ異常の治療が有意に妊娠成立に好影響

生殖医療（不妊・周産期）

> **Evidence**
>
> ■ Moreno I, et al : AJOG 2016[2]：前向き研究（prospective pilot study）。子宮内フローラ異常患者では妊娠率が低下。
>
> | 「乳酸菌≧90%」
不妊症患者
妊娠率 **70.6**% | >> | 「乳酸菌＜90%」
不妊症患者
妊娠率 **33.3**% |
>
> ■ Liu Y, et al : Fertil Steril 2019[3]：症例対照研究（case-control observational study）。着床障害患者の慢性子宮内膜炎においては子宮内フローラ異常を高確率に合併。
>
> | 慢性子宮内膜炎なし
着床障害患者
乳酸菌 **80.7**% | >> | 慢性子宮内膜炎あり
着床障害患者
乳酸菌 **1.89**% |

実際にこんな感じで説明してみましょう

子宮内フローラ異常は不妊症と関連しており，治療によって妊娠率の向上を見込める可能性があります。例えば「胚移植周期に，生理が終わってから乳酸菌腟錠のサプリメントを1日1回1錠入浴後に腟内へ挿入する」といった形で治療を推奨します。

（平塚大輝，廣田　泰）

参考文献

1) Toson B, Simon C, Moreno I: The Endometrial Microbiome and Its Impact on Human Conception. Int J Mol Sci 2022; 23(1): 485.
2) Moreno I, Codoñer FM, Vilella F, et al: Evidence that the endometrial microbiota has an effect on implantation success or failure. AJOG 2016; 215(6): 684-703.
3) Liu Y, Ko EYK, Wong KKW, et al: Endometrial microbiota in infertile women with and without chronic endometritis as diagnosed using a quantitative and reference range-based method. Fertil Steril 2019; 112(4): 707-17.
4) Kyono K, Hashimoto T, Kikuchi S, et al: A pilot study and case reports on endometrial microbiota and pregnancy outcome: An analysis using 16S rRNA gene sequencing among IVF patients, and trial therapeutic intervention for dysbiotic endometrium. Reprod Med Biol 2018; 18(1): 72-82.
5) Kadogami D, Nakaoka Y, Morimoto Y: Use of a vaginal probiotic suppository and antibiotics to influence the composition of the endometrial microbiota. Reprod Biol 2020; 20(3): 307-14.
6) Thanaboonyawat I, Pothisan S, Petyim S, et al: Pregnancy outcomes after vaginal probiotic supplementation before frozen embryo transfer: a randomized controlled study. Sci Rep 2023; 13(1): 11892.
7) Hiratsuka D, Matsuo M, Fukui Y, et al: The presence of chronic endometritis detected by endometrial microbiome test is associated with favorable pregnancy outcomes at subsequent embryo transfer in patients with recurrent implantation failure. JSOG 76th Annual Congress 2024.

Q.36

ラクトフェリン＋プロバイオティクス

妊娠中もラクトフェリン＋プロバイオティクスを摂取するべきですか？

Answer

妊娠中もラクトフェリン＋プロバイオティクスは継続して摂取すべきであると考えます。特に，後期流産や早産の既往がある場合には，その重要性は高まるでしょう。

Point

● 妊娠前からの状態を維持するためにも，妊娠中もラクトフェリン＋プロバイオティクスは継続して摂取すべきと考える。特に，後期流産や早産の既往がある場合には，その重要性は高まる。

わが国における早産再発率は22～30％と報告されており，決して低くはない。後期流産や早産予防のためには妊娠前からのリスク評価と対応が肝要であり，慢性子宮内膜炎など，妊娠前の子宮内および腟内環境を整えておく重要性が報告されている。これらを乗り越えて妊娠に至った場合，ラクトフェリン＋プロバイオティクスの使用を継続することにより，その環境維持が重要である。

抗菌薬の使用の有用性

抗菌薬の使用については副作用の観点から一定の見解にいたっておらず，近年では抗菌薬を使用しないプロバイオティクス療法の有用性[1]，難治性腟炎に対するラクトフェリン（プレバイオティクス）内服の有用性[2]も報告されている。また，プロバイオティクスとプレバイオティクスをあわせた"シンバイオティクス"という概念もあり，世界的には多くのものが市販されているが，今後のデータ蓄積が必要と考える（表1）。

表1 プロバイオティクス，プレバイオティクス，シンバイオティクスとは

プロバイオティックス*	腸内微生物のバランスを改善することにより，体に有益に働く生菌添加物
プレバイオティックス**	大腸にすみついている有益な菌の増殖や活動を促進することにより，体の健康を改善するように有益に働く難消化性食物成分
シンバイオティックス	プロバイオティックス ＋プレバイオティックス

生殖医療（不妊・周産期）

図1 腸管内の環境と主たる細菌の働きについて

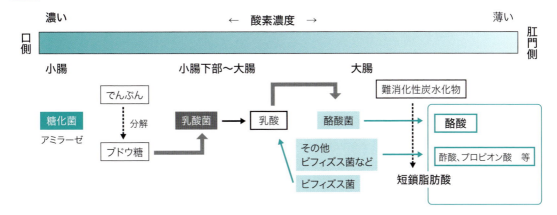

消化管内の細菌叢の役割

さて，腸管内の細菌叢の形成はヒトのさまざまな活動に影響を及ぼすという概念が一般的となっている[3]。上述のプロバイオティクスやプレバイオティクスについては腸管内の細菌叢を調え，大腸における短鎖脂肪酸（表2）の産生を促進し，結果として全身の免疫力を高めていくとされている（図1）。近年のコロナ禍では，消化管内細菌叢の良悪がCOVID-19の予後を左右し，プロバイオティクス内服群では経過が良かったという報告もある。

表2 短鎖脂肪酸の生理作用

- 上皮細胞へのエネルギー源
- 粘膜血液量の増加
- 水分吸収の促進
- 蠕動運動の促進
- 上皮細胞の増殖抑制
- がん化細胞の増殖抑制
- ムチン分泌促進作用
- 制御性T細胞の誘導

ラクトフェリン

それらのうち，プレバイオティクスであるラクトフェリンの作用としては，さまざまな報告があり，消化管での免疫機能向上を介して全身および局所の免疫機能向上に役立っている可能性が推測される[4〜6]。プロバイオティクスと同様に今後の研究や応用が期待されている。

プロバイオティクス

プロバイオティクスについては後期流産や早産の既往がある症例に対するコホート研究と前向き研究が実施されている。それぞれ，妊娠中に服用を継続した場合の早産率低下が示されており，内服継続により有益性が高まると考える。なお，プロバイオティクスの投与によって細菌性腟炎の再発を低下させたという報告[7]もあり，より一層内服継続を裏付けるエビデンスとなっている。

Evidence

- Arai EN, et al：J Obstet Gynaecol Res 2022：抗菌薬を使用しないプロバイオティクス療法の有用性。
- Otsuki K, et al：Biometals 2022：難治性腟炎に対するラクトフェリン（プレバイオティクス）内服の有用性。
- Jang YS, et al：Mucosal Immunol 2015：内服されたラクトフェリンが小腸粘膜上皮でのIgA分泌を促進する。
- Kim WS, et al：Korean J Food Sci Anim Resour 2016：ラクトフェリンはE. coliなどの雑菌発育を抑制するが，Lactobacillusの発育を選択的に抑制しない。
- Rahman M, et al：Biotechnol Lett 2009：濃度依存的にビフィズス菌の増殖を促進する。
- Cohen CR, et al：N Engl J Med 2020：プロバイオティクスの一つであるLactobacillus crispatusの投与によって投与後12週までの細菌性腟炎の再発を有意に低下させたというランダム化比較試験。

実際にこんな感じで説明してみましょう

　後期流産や早産の原因の一つである腟内環境を整えていくためには，まずは腸内環境を整えていくことが重要です。そのためには，あなたに適していると考えられるラクトフェリンやプロバイオティクスの服用をお勧めします。なお無事赤ちゃんと会えるまで継続することが良いと報告されています。

（大槻克文）

参考文献

1) Arai EN, Yoneda S, Yoneda N, et al: Probiotics including Clostridium butyricum, Enterococcus faecium, and Bacillus subtilis may prevent recurrent spontaneous preterm delivery. J Obstet Gynaecol Res: 2022; 48(3): 688-93
2) Otsuki K, Nishi T, Kondo T, et al: Review, role of lactoferrin in preventing preterm delivery. Biometals 2022; 36(3): 521-30.
3) Dekaboruah E, Suryavanshi MV, Chettri D, et al: Human microbiome: an academic update on human body site specific surveillance and its possible role. Arch Microbiol 2020; 202(8): 2147-67.
4) Jang YS, Seo GY, Lee JM, et al: Lactoferrin causes IgA and IgG2b isotype switching through betaglycan binding and activation of canonical TGF-beta signaling. Mucosal Immunol 2015; 8(4): 906-17.
5) Kim WS, Ohashi M, Shimazaki K: Inhibitory Effects of Synthetic Peptides Containing Bovine Lactoferrin C-lobe Sequence on Bacterial Growth. Korean J Food Sci Anim Resour 2016; 36(4): 452-7.
6) Rahman M, Kim WS, Kumura H, et al: Bovine lactoferrin region responsible for binding to bifidobacterial cell surface proteins. Biotechnol Lett 2009; 31(6): 863-8.
7) Cohen CR, Parks T, Hemmerling A: Randomized Trial of Lactin-V to Prevent Recurrence of Bacterial Vaginosis. Reply. N Engl J Med 2020; 383(8): 791-2.

Q.37

ミオイノシトール

多囊胞性卵巣症候群と診断され，ミオイノシトールを勧められましたが，その理由を教えてください。

Answer

ミオイノシトールによって月経周期が回復し，非ART周期において妊娠の可能性が高まることが期待されます。ただし，実際にこれらの効果が得られるかどうかについては結論が得られていません。

Point

- イノシトールには9種類の異性体が存在し，その一つであるミオイノシトールにはインスリン抵抗性の改善作用があるとされている。多囊胞性卵巣症候群（PCOS）において，ミオイノシトールはインスリン抵抗性の軽減により排卵率や妊娠率を高めることが期待されている。これに関して複数の報告があるが，いずれも研究の質は低く，現時点において明らかに有効であるとの科学的根拠は得られていない。

イノシトールは広義にはビタミンB群の一種といわれており，その一つであるミオイノシトールはインスリン抵抗性を改善する作用をもつ（図1）。多囊胞性卵巣症候群（PCOS）の病態にはインスリン抵抗性がかかわることから，ミオイノシトールを使用することで排卵障害や月経異常などの症状が改善し，妊娠率が高まることが期待されている。

これに関して複数の検討が行われているが，メタアナリシスの結果を含め有効性に関して統一した見解は得られていない。全体的に質の高い研究が少ないこと，妊娠率や生産率

図1 ミオイノシトールの作用機序

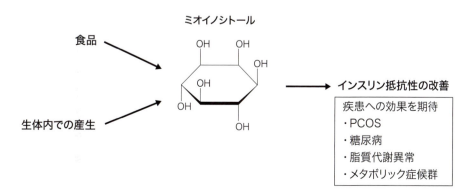

まで検討した研究が少ないこと，他剤との併用による検討が多いことなどが課題として挙げられている。

> **Evidence**
>
> - **Prabhakar P, et al：Endocrinol 2021**[1]：インドで行われたRCT：PCOSに対してミオイノシトールを単独で使用した場合とミオイノシトールとメトホルミンを併用した場合で，栄養代謝やホルモンの改善度に差はなく，妊娠率（3カ月間は自然周期，3カ月間は排卵誘発周期）も同等であった。
> - **Pundir J, et al：BJOG 2018**[2]：イノシトール（ミオイノシトールまたはカイロイノシトール）を使用した362症例とプラセボ179症例を対象としたメタアナリシス：イノシトール群はプラセボ群と比較して，非ART周期のおける排卵率や月経頻度が有意に高い。一方，妊娠率については両群で有意差を認めない。
> - **Showell MG, et al：Cochrane Database Syst Rev 2018**[3]：非ART周期中にミオイノシトールを使用した症例と他の方法を使用した症例を比較したメタアナリシス：ミオイノシトール群と他の方法を使用した群で，排卵率，妊娠率，生産率に差を認めない。

実際にこんな感じで説明してみましょう

十分な根拠はありませんが，月経の回復や妊娠率の向上につながる可能性があります。ご希望があれば効果を期待して使用してみましょう。

（岩佐　武）

参考文献

1) Prabhakar P, Mahey R, Gupta M, et al: Impact of myoinositol with metformin and myoinositol alone in infertile PCOS women undergoing ovulation induction cycles - randomized controlled trial. Gynecol. Endocrinol 2021; 37: 332-6.
2) Pundir J, Psaroudakis D, Savnur P, et al: Inositol treatment of anovulation in women with polycystic ovary syndrome: a meta-analysis of randomised trials. BJOG 2018; 125: 299-308.
3) Showell MG, Mackenzie-Proctor R, Jordan V, et al: Inositol for subfertile women with polycystic ovary syndrome. Cochrane Database Syst Rev 2018; 12: CD012378.

Q.38

·· ミオイノシトール

体外受精中にミオイノシトールを摂取していますが，その理由を教えてください。

Answer

ミオイノシトールによって卵の成熟や胚の発育が改善し，妊娠の可能性が高まることが期待されます。また，ミオイノシトールによって卵巣刺激に用いる薬の量を減らせる可能性があります。ただし，実際にこれらの効果が得られるかどうかについては結論が得られていません。

Point

- ミオイノシトールの使用により，生殖補助医療の妊娠成績が向上することが期待されている。これに関して複数の報告があるが，現時点において明らかに有効であるとの科学的根拠は得られていない。
- 一方，ミオイノシトールの使用によって卵巣の反応性が高まり，ゴナドトロピン製剤の使用量を減らすことができるとされており，こちらについては一定のコンセンサスが得られている。
- これらの検討の多くは多嚢胞性卵巣症候群（PCOS）を対象としており，多嚢胞性卵巣症候群以外の症例に対する有効性については情報が少ないのが現状である。

生殖補助医療の実施中にミオイノシトールを使用することで，臨床成績が高まることが期待されている。これに関して複数の検討が行われているが，メタアナリシスの結果を含めミオイノシトールが卵の成熟率，良好胚率，妊娠率，流産率を改善するか否かについて統一した見解は得られていない。一方，ミオイノシトールによって卵巣刺激に用いるゴナドトロピン製剤の使用量を減らすことができるとされており，こちらについては一定のコンセンサスが得られている。これらの検討の多くが多嚢胞性卵巣症候群を対象としており，多嚢胞性卵巣症候群以外の症例において明らかな効果は確認されていない（図1）。

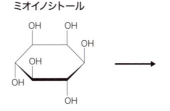

図1 ミオイノシトールの生殖補助医療において期待できる効果

生殖補助医療において期待される効果
・ゴナドトロピン使用量の低減
・卵の成熟率の向上
・良性胚盤胞発生率の向上
・妊娠率の向上
・流産率の低下
・生産率の向上

Evidence

- **Zheng X, et al：Medicine（Baltimore）2017**[1]：ミオイノシトールが生殖補助医療の治療成績に及ぼす影響について検討したメタアナリシス（多嚢胞性卵巣症候群と非多嚢胞性卵巣症候群を含む）：ミオイノシトールの使用は妊娠率，流産率，卵の成熟率，胚発育を向上させる。多嚢胞性卵巣症候群を対象から除外した場合，ミオイノシトールは妊娠率に影響を与えない。

- **Mendoza N, et al：Reprod Biomed Online 2017**[2]：ミオイノシトールが生殖補助医療の治療成績に及ぼす影響について検討したメタアナリシス（多嚢胞性卵巣症候群を対象）：ミオイノシトールの使用は卵子の質，胚の質，妊娠率に影響を及ぼさない。

- **Showell MG, et al：Database Syst Rev 2018**[3]：生殖補助医療にミオイノシトールを使用した症例と他の方法を使用した症例を比較したメタアナリシス（多嚢胞性卵巣症候群を対象）：ミオイノシトール群と他の方法を使用した群で，妊娠率および生産率に差を認めない。

- **Moretti C, et al：J Endocrinol Invest 2024**[4]：イタリア内分泌学会からの提言：生殖補助医療において，ミオイノシトールを妊娠率や生産率の向上目的として使用することはすすめられない。一方，刺激に要するゴナドトロピンの量を低減することを目的として使用することは許容される。

実際にこんな感じで説明してみましょう

十分な根拠はありませんが，体外受精の治療成績の向上につながる可能性があります。ご希望があれば効果を期待して使用してみましょう。

（岩佐　武）

参考文献

1) Zheng X, Lin D, Zhang Y, et al: Inositol supplement improves clinical pregnancy rate in infertile women undergoing ovulation induction for ICSI or IVF-ET. Medicine (Baltimore) 2017; 96(49): e8842.
2) Mendoza N, Pérez L, Simoncini T, et al: Inositol supplementation in women with polycystic ovary syndrome undergoing intracytoplasmic sperm injection: a systematic review and meta-analysis of randomized controlled trials. Reprod Biomed Online 2017; 35(5): 529-35.
3) Showell MG, Mackenzie-Proctor R, Jordan V, et al: Inositol for subfertile women with polycystic ovary syndrome. Cochrane. Database Syst Rev 2018; 12(12): CD012378.
4) Moretti C, Bonomi M, Dionese P, et al: Inositols and female reproduction disorders: a consensus statement from the working group of the Club of the Italian Society of Endocrinology (SIE)-Women's Endocrinology. J Endocrinol Invest 2024; 47(9): 2111-41.

Q.39

アスタキサンチン

不妊治療で通院中ですが，酸化ストレスが高いといわれ，アスタキサンチンを勧められましたが，その理由を教えてください。

Answer

　酸化ストレスは卵巣や卵子のDNAやミトコンドリアを障害し，その生存率や受精能を損なう可能性があります。そのため酸化ストレスを下げることは不妊治療においてとても重要です。アスタキサンチンはさまざまな抗酸化物質のなかでも特に抗酸化力が強いことで知られています。

Point

● アスタキサンチンには抗酸化・アポトーシス能が有する。

● アスタキサンチンは抗酸化物質の中でも，特に強い作用を有する。

● アスタキサンチンは卵巣局所で作用することで，卵巣機能・卵子の質・成熟に有益な影響を与えている可能性がある。

考え方・使い方

　酸化ストレスは，女性の生殖と生殖能力において有害な役割を果たしており，身体が活性酸素種（ROS）を含むフリーラジカルを産生し，その抗酸化能を超えたときに起こる[1]。生理的レベルの活性酸素は正常な生殖機能の制御に必要であるが，過剰になると生殖能に有害な影響を及ぼす可能性がある[2]。酸化ストレスは卵巣や卵子のDNAやミトコンドリアを障害し，その生存率や受精能を損なう可能性がある[3,4]。

　さまざまな抗酸化物質のなかでも，キサントフィル系カロテノイド[5]であるアスタキサンチン（$3,3'$-dihydroxy-β, β'-carotene-$4,4'$-dione）は，「抗酸化物質の王様」として広く認知されており，抗酸化能は，ビタミンC，ビタミンE，コエンザイムQ10，α-リポ酸などよりも優れていることが報告されている[6]。また，アスタキサンチンは細胞膜を縦に貫通して存在する特徴があるため，細胞内Nrf2/HO-1シグナル伝達経路を活性化することで抗酸化能を高め，フリーラジカルを中和して細胞膜を保護することで，アポトーシスを抑制している[7]（図1）。自険例では，不妊症患者において酸化ストレス指数（酸化ストレス/抗酸化力）の改善が，妊娠率を改善させる傾向を認めており，生殖医療分野でもアスタキサンチンの効果を経験している（図2）。

　最近のメタアナリシス[8]の結果を踏まえると，不妊女性へのアスタキサンチンの内服は

図1 アスタキサンチンの作用機構

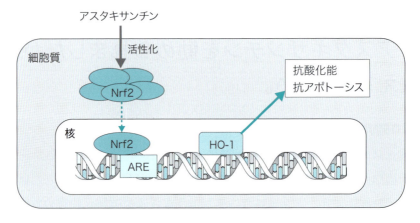

図2 対症例における臨床妊娠率（40歳未満） 自験例

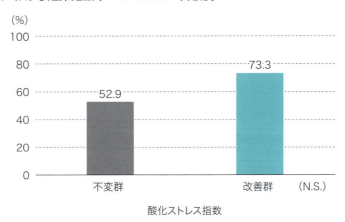

全身性の抗酸化能を高めることが目的ではなく，卵胞液中の抗酸化能を高めることで卵巣局所の抗酸化作用により，卵巣機能，卵子の質および成熟に有益な影響を与える可能性があるため，酸化ストレスが高い場合には卵巣への効果を期待してアスタキサンチンの内服を勧めることは問題ないと思われる。

> **Evidence**
>
> - Gharaei R, et al：*J Assist Reprod Genet* 2022[9]：ランダム化比較試験：Nrf2/HO-1の活性化は，生殖補助医療（ART）を受けている女性において，卵子成熟率と良好胚獲得率に寄与する。
> - Maleki-Hajiagha A, et al：*Journal of Ovarian Research* 2024[8]：メタアナリシス：アスタキサンチンは卵胞液中の総抗酸化能（TAC）マーカーを有意に改善する一方で，マロンジアルデヒド（MDA），カタラーゼ（CAT），スーパーオキシドジスムターゼ（SOD）などの他の酸化ストレスバイオマーカーには効果を認めなかった。また，卵子の質や良好胚獲得数などが改善を示したが，受精率や妊娠成績への影響は認めなかった。

実際にこんな感じで説明してみましょう

酸化ストレスを下げることは妊娠するためにとても重要です。アスタキサンチンは特に酸化ストレスを下げる力が強いことで知られており，かつ安全性も高いです。また食前よりも食後に服用したほうが高い効果が得られます。妊娠しやすい体づくりの一環として食後にしっかりアスタキサンチンを服用しましょう。

（鍋田基生，太田邦明）

参考文献

1) Manokaran K, Bhat P, Nayak D, et al: Oxidative stress and female reproductive disorder: A review. *Asian Pacific Journal of Reproduction* 2022;11(3): 107-16.
2) Banerjee P, Bhattacharya J: Impact of Oxidative stress on Infertility, with emphasis on infertility management strategies. *Global Journal of Fertility and Research* 2019;4: 10-8.
3) Lu J, Wang Z, Cao J, et al: A novel and compact review on the role of oxidative stress in female reproduction. *Reprod Biol Endocrinol* 2018; 16(1): 80.
4) Agarwal A, Aponte-Mellado A, Premkumar BJ, et al: The effects of oxidative stress on female reproduction: a review. *Reprod Biol Endocrinol* 2012; 10(1): 49.
5) Brotosudarmo THP, Limantara L, Setiyono E, et al: Structures of Astaxanthin and Their Consequences for Therapeutic Application. *Int J Food Sci* 2020; 2020: 2156582.
6) Kumar S, Kumar R, Kumari A, et al: Astaxanthin: A super antioxidant from microalgae and its therapeutic potential. *J Basic Microbiol* 2022; 62(9): 1064-82.
7) Ashrafizadeh M, Ahmadi Z, Yaribeygi H, et al: Astaxanthin and Nrf2 Signaling Pathway: A Novel Target for New Therapeutic Approaches. *Mini Rev Med Chem* 2022; 22(2): 312-21.
8) Maleki-Hajiagha A, Shafie A, Maajani K, et al: Effect of astaxanthin supplementation on female fertility and reproductive outcomes: a systematic review and meta-analysis of clinical and animal studies. *J Ovarian Res* 2024; 17(1): 163.
9) Gharaei R, Alyasin A, Mahdavinezhad F, et al: Randomized controlled trial of astaxanthin impacts on antioxidant status and assisted reproductive technology outcomes in women with polycystic ovarian syndrome. *J Assist Reprod Genet* 2022;39(4): 995-1008.

Q.40 アスタキサンチン

精液検査の結果から，アスタキサンチンを勧められましたが，その理由を教えてください。

Answer

アスタキサンチンは，強力な抗酸化作用を示すことが明らかとなっており，多くの疾患での臨床応用が研究されています。「酸化ストレス」による男性不妊治療への応用についても注目されていますが，男性不妊患者さんへの使用報告が非常に少なく，まだその効果は未知数といえます。

Point

- アスタキサンチンは抗酸化物質のなかでも高い抗酸化作用を有しており，近年注目されている。
- 特発性男性不妊症の原因として酸化ストレス（Oxidative stress；OS）があり，その治療のため多くの抗酸化物質がサプリメントとして用いられている。
- アスタキサンチンもその一つであるが，まだ使用報告が少なく，エビデンスに乏しいため使用する場合はその点を注意するべきである。

アスタキサンチンとは

アスタキサンチンは，キサントフィル系カロテノイド（図1）に属する脂溶性の色素であり，元来さまざまな生物に特徴的な赤ピンク色を与える。例えばサケの身が赤いのは身に含まれるアスタキサンチンによるものである。以前は養殖業や養鶏業における着色剤という認識であったが現在では，その物理的性質，生化学的特性，および生理学的効果に関心がよせられ，研究・論文数が急増している。

アスタキサンチン（3,30-dihydroxy-β,β-carotene-4,4′-dione：$C_{40}H_{52}O_4$）

図1 カロテノイドの分類

アスタキサンチンはルテインなどと同じキサントフィル系のカロテノイドである。一方カロテン系にはβカロテンやリコペンなどの抗酸化物質がある。

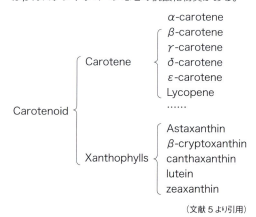

（文献5より引用）

は，13個の共役二重結合を有し，物質自体は橙色から深紅色を呈する。

水酸基が修飾されていない遊離型に加えて，水酸基が脂肪酸エステルによって修飾された形で天然に存在する。自然界では主に魚介類や甲殻類では早期に存在が明らかになった。たとえばサケ，錦鯉，クルマエビ，ブラックタイガーなどの体内ではアスタキサンチンが存在している。これらの生物は食物連鎖のなかでアスタキサンチンを有するプランクトンや甲殻類を捕食することで体内にアスタキサンチンを蓄積させる。また海藻類や菌類でもその存在が明らかになっている。わが国では水産研究でアスタキサンチンの研究が進んできたが，α-トコフェロール（ビタミンE）よりもはるかに強い（100倍以上）抗酸化作用を示すことが明らかとなり，医療や人間の健康への研究へと広がっていった。

酸化ストレスと男性不妊

男性不妊の多くは造精機能障害であり，このうち約半数は特発性，つまり原因不明のものである。そのなかで近年，研究によって男性不妊の原因として有力視されているものが「酸化ストレス」である。

地球上の生物のほとんどは酸素を取り込み，各細胞内のミトコンドリア，電子伝達系内で酸素はATPをつくるために使われる。この過程で酸素は反応性の高い状態に変換されることがある。これら反応性の高い酸素分子群を活性酸素（Reactive oxygen species；ROS）とよぶ。ROSは分子学的には不安定で，すぐに他の分子と結合し，その分子を酸化させ，細胞や組織に悪影響を及ぼす。

このような過剰なROSを中和するのが抗酸化物質（antioxidant）であるが，ROSとantioxidantのバランスが崩れROSが多い状態，すなわち身体の細胞や組織が酸化されやすい状態を酸化ストレス（oxidative stress：OS）といい，多くの疾患の原因となる。アスタキサンチンはROSを直接中和することによって抗酸化活性を発揮すると考えられている。さらに他の抗酸化物質との相互作用により抗酸化活性を強化している可能性がある。

近年酸化ストレスは不妊症とも関連が示唆されている。現在男性不妊症患者の約40%には精液中にROSが検出されるといわれている。精子は卵と融合しやすくするために細胞膜には他の細胞と異なり不飽和脂肪酸（polyunsaturated fatty acid；PUFA）が多く含まれている。PUFAはROSからのダメージを非常に強く受けやすいため酸化により細胞膜傷害，運動性の低下がみられる。

グラフからもわかるように精液中ROS levelと精子運動率には負の相関がある（図2）。またROSはDNA断片化を助長し自然妊娠や体外受精の成績も低下させるといわれている（図3）。アスタキサンチンは，これらの酸化ストレスの低下，精子膜脂質の過酸化とDNA断片化の減少，精子濃度と生存率の増加，精子運動性の改善，精子受精能の向上，さらに受精時に精子と卵子が融合をはかる際に生じる先体反応などを改善する可能性があるため，男性不妊症の治療に関して近年注目を集めている。

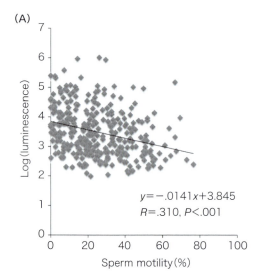

図2 男性不妊症患者の精子運動率と精液中活性酸素の関連

負の相関を認める

(Yumura Y, et al: Reprod Med Biol 2017; 16(4): 354-63 より引用)

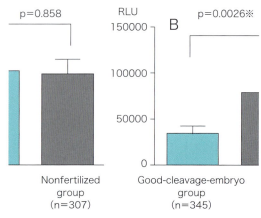

図3 顕微受精により作成された胚盤胞Gradeと精液中活性酸素レベルとの関連

良好な胚盤胞形成グループでは精液中の活性酸素レベル（RLU）が有意に低い。

(Kuroda S, et al: Syst Biol Reprod Med 2020; 66(2): 122-8 より引用)

注意点や合併症

アスタキサンチン単独のリスクをあげた文献はみられないが，抗酸化物質全体にいえることとして

- 10,303人の男性不妊患者を対象としたCochraneデータベースの解析では，抗酸化物質はプラセボと比べて出生率，臨床的妊娠率を改善させる可能性があるとされている。ただしここで記載されている抗酸化物質はカルニチン，セレニウム，ビタミンE，コエンザイムQ10単剤や組み合わせでの報告であり[4]，アスタキサンチンのデータはきわめて少ない。
- また，抗酸化物質の精子DNA断片化への効果に関しても，有意に断片化率が低下したとする報告もあればプラセボ群と有意な差を認めなかったという報告もあり精子のDNA断片化改善に関しては意見が分かれている。
- 抗酸化療法と生殖補助医療（ART）成績の関連に関する研究では，有意に妊娠率・出生率が向上すると報告されている研究もある。しかし一方で妊娠率，出産率ともに差がないという報告もあり，いまだ一定の見解は得られていない。

以上を踏まえて日本泌尿器科学会より発刊された男性不妊症診療ガイドライン2024年度版では抗酸化療法の推奨グレードをCとしている。

アスタキサンチンを含む抗酸化物質はサプリメントとしてインターネット上でも気軽に購入できることもあり，健康食品の感覚で使用されているケースも多いと思われる。薬剤と違うので大量に購入して内服している患者も見られる。しかし近年の研究では必要以上の抗酸化物質による「還元ストレス」の可能性も示唆されており，過剰摂取は禁物である。

生殖医療（不妊・周産期）

Evidence

- Comhaire FH, et al：Asian J Androl 2005[1]：ランダム化二重盲検コントロール研究：30名の男性不妊患者に対しアスタキサンチン16mg/日（n = 11）もしくはプラセボ（n = 19）を内服させた。アスタキサンチン内服グループでは精液中のROS血清インヒビンBの低下，精子の直進性が改善した。全体ならびに周期ごとの妊娠率はプラセボ群で10.5%と3.6%であったのに対しアスタキサンチン内服グループは54.5%と23.1%と有意に高かった。

- Kumalic SI, et al：Radiol Oncol 2020[2]：ランダム化二重盲検コントロール研究：72名のOAT（oligo-astheno-teratozoospermia）患者（平均年齢35〜36歳）に対しアスタキサンチン16mg/日（n = 37）もしくはプラセボ（n = 35）を3カ月間内服させた。アスタキサンチン内服グループにおいて精子濃度，運動率，正常形態率，精子DNA断片化，ミトコンドリア膜電位はプラセボグループのそれと比較し有意な変化はみられなかった。

- Terai K, et al：Reprod Med Biol 2020[3]：ランダム化二重非盲検前向き研究：31名の乏精子症もしくは精子無力症患者に対しアスタキサンチン16mgが含有されたサプリメント（ほかにL-カルニチン，亜鉛，コエンザイムQ10，ビタミンC，E，B12も含有）（n = 15）もしくは補中益気湯（n = 16）を12週間内服させた。両群で治療前後の内分泌所見，精液量，精子濃度，精子運動率に有意な変化はみられなかったが総運動精子数のみサプリメント内服群で優位な上昇がみられた（治療前 $10.3 \pm 8.5 \times 10^6$，治療後 $24.1 \pm 21.9 \times 10^6$，p = 0.04）。

実際にこんな感じで説明してみましょう

　アスタキサンチンは多数ある抗酸化物質のなかでも強い抗酸化力をもつ物質です。近年男性不妊の原因に精液中の酸化ストレスが挙げられており，アスタキサンチンはこれを軽減できる可能性があります。

　ただし，抗酸化物質にはコエンザイムQ10やカルニチン，ビタミンCやEなど多くの種類がありこれらの物質の男性不妊治療効果に関する報告は多数ありますが，アスタキサンチンに関する報告はわずかです。また強すぎる抗酸化物質，とくに複数の抗酸化物質の内服は抗酸化作用を増強し，逆に還元反応が強まって精子の運動性や受精能に悪影響を及ぼす可能性もありますので注意が必要です。

　アスタキサンチン摂取をする場合，サプリメントの説明書に記載されている1日摂取量は遵守してご使用いただければと思います。適量内服であれば自身や児への副作用は少ないと考えていいと思います。

　精子は作られる前に74日かかるといわれています。すべての男性不妊の内服薬・サプリメントにいえることですが即効性はないということをご理解いただきつつご使用ください。

（湯村　寧）

参考文献

1) Comhaire FH, Garem YEI, Mahmoud A, et al: Combined conventional/antioxidant "Astaxanthin" treatment for male infertility: a double blind, randomized trial. Asian J Androl 2005; 7(3): 257-62.

2) Kumalic SI, Klun IV, Bokal EV, et al: Effect of the oral intake of astaxanthin on semen parameters in patients with oligo-astheno-teratozoospermia: a randomized double-blind placebo-controlled trial. Radiol Oncol 2020; 55(1): 97-105.

3) Terai K, Horie S, Fukuhara S, et al: Combination therapy with antioxidants improves total motile sperm counts: A Preliminary Study. Reprod Med Biol 2020; 19(1): 89-94.

4) de Ligny W, Smits RM, Mackenzie-Proctor R, et al: Antioxidants for male subfertility. Cochrane Database Syst Rev 2022; 5(5): CD007411.

5) Si P, Zhu C: Biological and neurological activities of astaxanthin(Review).
Mol Med Rep 2022; 26(4): 300.

6) Yumura Y, Takeshima T, Kawahara T, et al: Reactive oxygen species measured in the unprocessed semen samples of 715 infertile patients. Reprod Med Biol 2017; 16(4): 354-63.

7) Kuroda S, Takeshima T, Takeshima K, et.al: Early and late paternal effects of reactive oxygen species in semen on embryo development after intracytoplasmic sperm injection. Syst Biol Reprod Med 2020; 66(2): 122-8.

Q.41

L-カルニチン

体外受精がなかなかうまくいかなくて，L-カルニチンを勧められましたが，その理由を教えてください。

Answer

Lカルニチンは抗酸化物質のひとつであり，抗酸化物質を内服することによって妊娠率や生産率が上昇する可能性が報告されています[1]。また，わが国における臨床研究でも，Lカルニチンを体外受精周期に内服することによって胚質が改善することが報告されていますが[2]，その効果はまだ不明な点があります。

Point

- L-カルニチンは抗酸化物質で，酸化ストレスを軽減する。
- 酸化ストレスの軽減により，妊娠率の向上や胚質改善の可能性がある。
- エビデンスは限定的で，すべての患者に効果的というわけではない。

抗酸化物質であるL-カルニチンは，核因子赤血球2関連因子2（nuclear factor erythroid 2-related factor 2；Nrf2）に促進的に作用し，核内因子κB（Nuclear factor-kappa B；NfκB）に抑制的に作用することで，外的ならびに内的な酸化ストレスを軽減する。

また，L-カルニチンは長鎖脂肪酸のβ酸化とATP産生，アセチルCoA排出にもかかわるほか，生殖領域においても抗酸化作用のほか抗アポトーシスならびに抗炎症作用などの重要な働きがある（図）。

さらに，L-カルニチンは視床下部に最も多く存在し，その細胞死や老化を防ぐ働きがあると考えられている[3]。

以上の作用から，複数の臨床研究でL-カルニチンの内服による（体外受精周期における）胚質の改善や，多嚢胞性卵巣症候群患者における排卵障害の改善に関する報告がある[4]。

図 L-カルニチンの作用機序

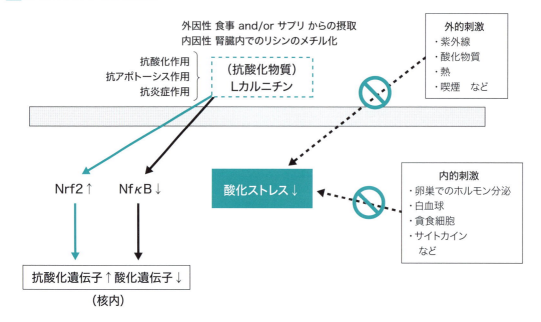

> **Evidence**
>
> - **Showell MG, et al：Cochrane Database Syst Rev 2020**[1]：システマティックレビュー：抗酸化物質の投与によって生産率が19%から24〜36%（OR 1.81, I^2 = 29%）にまで上昇することが示されている。
> - 臨床的妊娠率も向上するとされているが，研究ごとのばらつきが大きく，総じてエビデンスの質は低いとされている。
> - **Gong Y, et al：Clin Endocrinol（Oxf）2023**[4]：システマティックレビュー，メタアナリシス：Lカルニチンに限定した場合，839人の多嚢胞性卵巣症候群患者を分析対象としたシステマティックレヴューならびにメタアナライシスでは，Lカルニチン250〜3,000mg/日を約3か月間内服したところ有意に排卵障害（RR 3.42）と妊娠率（RR 11.05）が改善されたという結果であったが，生産率には言及されていない。また，BMIならびにインスリン分泌量が顕著に低下したと結論付けられている。
>
> しかしながら，体外受精周期でのエビデンスは多くはなく，その効果に否定的な論文も散見される。
>
> - **Kitano Y, et al：Gynecol Endocrinol 2018**[2]：214人を対象とした臨床研究ではLカルニチン1,000mg/日の82日間の内服によって胚質（Day3, 5）が改善した。
> - **Sheida A, et al：Gynecol Endocrinol 2023**[5]：83人の多嚢胞性卵巣症候群患者を対象としたランダム化比較試験（イラン）では体外受精成績を有意に改善しなかったと報告されている。

生殖医療（不妊・周産期）

 実際にこんな感じで説明してみましょう

　Lカルニチンは抗酸化作用を有し，その内服によって代謝が改善することが示されています。また，体外受精周期での内服の効果は限定的ですが，胚の質を改善する可能性があります。

（髙江正道，鈴木　直）

| 参考文献 |

1) Showell MG, Mackenzie-Proctor R, Jordan V, et al: Antioxidants for female subfertility. Cochrane Database Syst Rev 2020; 8(8): CD007807.
2) Kitano Y, Hashimoto S, Matsumoto H, et al: Oral administration of l-carnitine improves the clinical outcome of fertility in patients with IVF treatment. Gynecol Endocrinol 2018; 34(8): 684-8.
3) Agarwal A, Sengupta P, Durairajanayagam D: Role of L-carnitine in female infertility. Reprod Biol Endocrinol 2018; 16(1): 5.
4) Gong Y, Jiang T, He H, et al: Effects of carnitine on glucose and lipid metabolic profiles and fertility outcomes in women with polycystic ovary syndrome: A systematic review and meta-analysis. Clin Endocrinol(Oxf) 2023; 98(5): 682-91.
5) Sheida A, Davar R, Tabibnejad N, et al: The effect of adding L-Carnitine to the GnRH-antagonist protocol on assisted reproductive technology outcome in women with polycystic ovarian syndrome: a randomized clinical trial. Gynecol Endocrinol 2023; 39(1): 1878135.

Q.42

L-カルニチン

精液検査の結果から，L-カルニチンを勧められましたが，その理由を教えてください。

Answer

L-カルニチンは，酸化ストレスを減少させる抗酸化物質であり，男性の精子の質，運動性，数，形態の改善，精子をDNA損傷から守り，受精に貢献すると考えられていますが，その効果は限定的，効果はなかったという報告もあり，男性不妊症への効果はまだ未知数です。摂取をする場合には，説明書に記載されている1日摂取量を遵守し，ご使用いただければと思います。

Point

- L-カルニチンは古くから知られた抗酸化物質であり高い抗酸化作用を有しており，抗酸化療法の中心となる物質として注目されている。
- 特発性男性不妊症の原因として酸化ストレス（oxidative stress；OS）があり，その治療のためL-カルニチンはサプリメントとして用いられている。
- ただし多くの抗酸化物質同様，有用であるという報告，効果は限定的であるという報告もあり，特別の効果があるわけではないことを留意すべきである。

L-カルニチンは哺乳類の体内に第4級アミン（β-ヒドロキシ-γ-トリメチルアミノ酪酸塩）として存在する天然の抗酸化物質で，主にミトコンドリア内膜を通過する長鎖脂肪酸の輸送を促進する。このプロセスにより，生物はミトコンドリア内で脂肪酸をエネルギー源として効率的に利用できるようになる。

ヒトにおいて，成人が1日に合成するL-カルニチンの量は，通常11〜34mgで，体重の約160〜480μg/kgに相当する。1日に必要なL-カルニチンの25%は，肝臓と腎臓でリジンやメチオニンなどのアミノ酸から生成される。残りの75%であるがベジタリアンのグループでは，カルニチンの血漿濃度がそうではない対照群よりも有意に低いため，肉，牛乳，魚などの食物から摂取されていることが示唆されている。またその合成速度は，ストレス，特定の食事，または身体運動などのいくつかの要因によって影響を受ける可能性があり，その結果，体内でL-カルニチンが欠乏する可能性がある。

L-カルニチンは，精巣や精巣上体を含むいくつかの組織において活性酸素を消去し，酸化ストレス（Oxidative stress；OS）を減少させる強力な抗酸化物質であると以前より報告されている。

L-カルニチンは主に骨格筋に集中しており，その濃度は血液中に含まれる濃度の50〜200倍にも及ぶ。平均して，健康な成人の濃度は25〜50μmである。精巣上体のなかでL-カルニチンは蓄積され，その濃度は血液中の2,000倍にも達する。精子は精巣上体で成熟するが，精巣上体内でカルニチンと接触し，そこで運動能を発達させる。そのため精液中の遊離L-カルニチンの含有量と精子の数および運動率の間には正の相関関係がある。

男性不妊の多くは造精機能障害であり，このうち約半数は特発性，つまり原因不明のものである。そのなかで近年，研究によって男性不妊の原因として有力視されているものが酸化ストレス（OS）である。

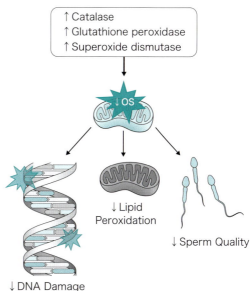

図1 L-カルニチンの効果

（Mateus FG, et al: J Clin Med 2023; 12(18): 5796 より引用）

臨床的な観点からは，不妊症の男性は精液・生殖器内では活性酸素（Reactive oxygen species；ROS）のレベルが高くなる傾向があり，精子の質や妊娠率に悪影響を及ぼすことが報告されている。ROSは，精子の成熟，先体反応，受精，過活性化，精子と卵子の融合に必要であるがROSレベルが抗酸化力を上回ると，精子パラメータに悪影響を及ぼす。OSにより精子の重大なDNA損傷，脂質過酸化の増加，ミトコンドリアの機能の低下，精子の受精能に影響を及ぼしその結果妊娠率が低下する。不妊症の男性は一般的に精液中のL-カルニチンレベルが低下していることが研究でわかっている。

L-カルニチンはミトコンドリアの機能を高めることで，ROSを消去し，産生を最小限に抑え精子の質を改善させるほか，ほかの抗酸化物質であるグルタチオン，スーパーオキシドジスムターゼ（SOD），カタラーゼ（CAT）の発現と活性を刺激する。さらに精子形成に関連したタンパク質の増加と関連している。このことからL-カルニチンは精子形成を支援する効果ももち，男性の精子の質，運動性，数，形態を改善する効果をもち精子をDNA損傷から守り，受精に貢献していると考えられる。

L-カルニチンはスポーツを行うのに有効なサプリメントである。

L-カルニチンは，脂肪酸のミトコンドリアへの輸送を促進しATP生成が促進される。さらに，エネルギー代謝過程における重要な中間体を調節することで運動パフォーマンスをサポートしエネルギー利用を最適化する。数多くの研究により，L-カルニチン補給の効果に関する貴重な知見が得られ，L-カルニチンの摂取は，血漿グルコースおよびアンモニ

アレベルの改善，ならびに運動中の心拍数の低下と関連していることが示唆されている。

L-カルニチンの補給は，運動によって誘発される筋損傷を保護効果し回復を促進する。

L-カルニチンの効果を単回投与群と3週間投与群で比較検討すると単回投与群で身体能力，脂質代謝，筋機能，運動後の乳酸蓄積に関して効果がみられ，3週間投与群では，脂質代謝，誘発筋電位，最大酸素摂取量に関して効果が得られ，運動能力の向上につながった。L-カルニチンはプロのアスリートにとって効果的な補助食品として機能し，持久力スポーツや筋力スポーツにおいてより大きな効果を発揮する可能性があることが示唆された。

L-カルニチンの補給は，様々なスポーツや年齢層に従事するプロおよび非プロスポーツ選手のパフォーマンスを向上させ，全体的な健康を促進する可能性があることが示唆される。

Evidence

- **Mehni NM, et al：Iran J Reprod Med 2014**[1]：ランダム化二重盲検コントロール研究：212名の特発性OAT（oligo-astheno-teratozoospermia）患者を4群にわけペントキシフィリン（400mg），L-カルニチン（500mg），プラセボを組み合わせ3カ月間投与した。プラセボ以外のグループはみな精子運動率が改善した。

- **Kopets R, et al：Andrology 2020**[2]：ランダム化二重盲検コントロール前向き多施設共同研究：83名のOATの男性不妊患者に対しL-カルニチン，CoQ10などが含有されたサプリメント（n＝42）もしくはプラセボ（n＝41）を内服させた。治療後4カ月でサプリメント内服グループでは69.0%，プラセボグループでは22.0%が精液所見が正常化した（$P < 0.001$）。自然妊娠もサプリメント内服グループでは10名（23.8%）プラセボ2名（4.9%）と有意に高かった（$P = 0.017$）。

- **Yuan Q, et al：Front Endocrinol（Lausanne）2024**[3]：後方視的研究：223名のOATの男性不妊患者に対しL-カルニチン2g/日を3カ月間内服させたところ精液量，精子濃度，運動率，正常形態率に有意な上昇が認められた（精液量3.32→3.54mL，精子濃度59.58→68.33×10^6/mL，運動率24.67→30.5%，正常形態率2.65→3.11%）。

- **Wei G, et al：Am J Mens Health 2021**[4]：メタアナリシス：4つのRCT研究（L-カルニチンまたはL-アセチルカルニチンvsプラセボ）にてL-カルニチンまたはL-アセチルカルニチンを投与すると精子運動率，精子正常形態率が有意に上昇するが，血清テストステロンやゴナドトロピンには有意な変化はなかった。

- **Khaw SC, et al：Reprod Fertil 2020**[5]：システマティックレビューとメタアナリシス：8つのRCT研究（L-カルニチンまたはL-アセチルカルニチンvsプラセボ）をもちいてL-カルニチンまたはL-アセチルカルニチンの効果を検討。カルニチン投与により精子運動率，精子正常形態率が有意に上昇するものの，自然妊娠率の改善は証明されなかった。

生殖医療（不妊・周産期）

> **注意点や合併症**
>
> - 10,303人の男性不妊患者を対象としたCochraneデータベースの解析では，抗酸化物質はプラセボと比べて出生率，臨床的妊娠率を改善させる可能性があるとされている。ここで記載されている抗酸化物質はカルニチン，セレニウム，ビタミンE，コエンザイムQ10単剤や組み合わせでの報告であり[6]ある程度の有効性はあると思われるが未だ一定の見解は得られていない。
> - その中でL-カルニチンは使用されてきた歴史が古く，臨床研究のデータも多いため有効性は高いと考えられる。
> - ただし精子の運動性などは改善できた報告は多くても，妊娠率を向上させたという報告もあればプラセボ群と有意な差を認めなかったという報告もあり，自然の妊娠率改善に関しては意見がわかれている。
> - 以上を踏まえて日本泌尿器科学会より発刊された『男性不妊症診療ガイドライン2024年度版』では抗酸化療法の推奨グレードをCとしている。
> - L-カルニチンなど抗酸化物質はサプリメントとしてインターネット上でも気軽に購入できることもあり，健康食品の感覚で使用されているケースも多いと思われる。薬剤と違うので大量に購入して内服している患者も見られる。しかし近年の研究では必要以上の抗酸化物質による「還元ストレス」の可能性も示唆されており，過剰摂取は禁物である。

実際にこんな感じで説明してみましょう

　L-カルニチンは多数ある抗酸化物質のなかでも古くから用いられている物質です。近年男性不妊の原因に精液中の酸化ストレスが挙げられており，L-カルニチンはこれを軽減できる可能性があります。

　抗酸化物質には多くの種類があり，男性不妊治療効果に関する報告は多数ありますが，L-カルニチンが有用であったという報告も多数あります。ただしその効果は限定的であったり，効果がなかったという報告もあり効果はまだ未知数です。また強すぎる抗酸化物質，特に複数の抗酸化物質の内服は抗酸化作用を増強し，逆に還元反応が強まって精子の運動性や受精能に悪影響を及ぼす可能性もありますので，注意が必要です。

　摂取をする場合，サプリメントの説明書に記載されている1日摂取量は遵守してご使用ください。適量内服であれば自身や児への副作用は少ないと考えていいと思います。精子はつくられる前に74日かかるといわれています。

　すべての男性不妊の内服薬・サプリメントにいえることですが，即効性はないということをご理解いただきご使用ください。

（湯村　寧）

参考文献

1) Mehni NM, Ketabchi AA, Hosseini E: Combination effect of Pentoxifylline and L-carnitine on idiopathic oligoasthenoteratozoospermia. Iran J Reprod Med 2014; 12(12): 817-24.

2) Kopets R, Kuibida I, Chernyavska I, et al: Dietary supplementation with a novel l-carnitine multi-micronutrient in idiopathic male subfertility involving oligo-, astheno-, teratozoospermia: A randomized clinical study. Andrology 2020; 8(5): 1184–93.

3) Yuan Q, Hong R, Ni Y, et al: Correlation between seminal plasma biochemical markers and semen parameters in idiopathic oligoasthenoteratospermia: identification of biomarkers for L-carnitine therapy.
Front Endocrinol（Lausanne）2024; 15: 1330629.

4) Wei G, Zhou Z, Cui Y, et al: A Meta-Analysis of the Efficacy of L-Carnitine/L-Acetyl-Carnitine or N-Acetyl-Cysteine in Men With Idiopathic Asthenozoospermia. Am J Mens Health 2021; 15(2): 15579883211011371.

5) Khaw SC, Wong ZZ, Anderson R, et al: l-carnitine and l-acetylcarnitine supplementation for idiopathic male infertility. Reprod Fertil 2020; 1(1): 67-81.

6) de Ligny W, Smits RM, Mackenzie-Proctor R, et al: Antioxidants for male subfertility. Cochrane Database Syst Rev 2022; 5(5): CD007411.

7) Mateus FG, Moreira S, Martins AD, et al: L-Carnitine and Male Fertility: Is Supplementation Beneficial？J Clin Med 2023; 12(18): 5796.

Q.43

·· アルギニン

精液検査の結果から，アルギニンを勧められましたが，その理由を教えてください。

Answer

アルギニン摂取は精子形成や精子の運動性を改善させる効果が期待されますが，そのエビデンスは十分なものではありません。

Point

- アルギニンは精子形成における，クロマチン構成蛋白であるプロタミンに多く含有される。またアルギニンの代謝産物であるポリアミン（スペルミジン）はマウスにおける造精機能を促進することが示されている[1]。
- 機能性アミノ酸であるL-アルギニンは，蛋白質の構成要素としてだけでなく，血管拡張作用を有する一酸化窒素の合成に不可欠な基質として機能する[2]。
- 一酸化窒素が精子運動性や受精能の調節機能を有していることが明らかになっている[3]。

アルギニンは条件付き必須アミノ酸のひとつであり，体内で合成可能であるが成長期や外傷などの高ストレス時に不足するため補充が必要なアミノ酸である。アルギニンの主な働きとして，一酸化窒素（NO）の合成による血管拡張作用やマクロファージ・T細胞の機能発現，抗酸化作用などがある。特にアルギニンの代謝産物であるポリアミンは細胞の分化・成長に不可欠であり，精液中に多く含まれている。

L-アルギニンおよびその代謝産物投与の精液所見および受精能への効果に関する研究は動物研究では多数認められるものの，ヒトを対象とした研究はごく少数認めるのみで，評価が難しい。

Evidence

- アルギニン投与のヒト精液所見に対する効果についての研究は非常に少ない。
- Kopets R, et al：Andrology 2020[4]，Stanislavov R, et al：Minerva Urol Nefrol 2014[5]：ランダム化比較試験：L-アルギニンおよびそれ以外の成分を含有するサプリメント服用に対するプラセボ対照ランダム化比較試験。いずれも精子数増加が観察された。しかしながら，アルギニンの精液所見への改善効果を推定するのは困難である。

Ⅰ 栄養素・サプリメント編

Ⅱ 疾患編

149

■ Rhim HC, K et al：J Sex Med 2019[6]：システマティックレビュー，メタアナリシス：アルギニン摂取の勃起不全（ED）への効果につき評価した，540人，10の研究を対象としたシステマティックレビュー・メタアナリシス。総投与量1,500〜5,000mgのアルギニンサプリメント摂取は，プラセボまたは無治療群と比較し，有意にEDを改善させた。

 実際にこんな感じで説明してみましょう

アルギニン摂取は動物では精子形成を促進することが示されていますが，ヒトを対象とした臨床研究では十分なエビデンスがあるとはいえません。しかし，軽度から中等度のEDを有する患者さんには勃起機能の改善が期待できます。

（竹島徹平，湯村　寧）

| 参考文献 |

1) Wang JY, Ma D, Luo M, et al: Effect of spermidine on ameliorating spermatogenic disorders in diabetic mice via regulating glycolysis pathway. Reprod Biol Endocrinol 2022; 20(1): 45.
2) Wu G, Meininger CJ, McNeal CJ, et al: Role of L-Arginine in Nitric Oxide Synthesis and Health in Humans. Adv Exp Med Biol 2021; 1332: 167-87.
3) Wu G, Bazer FW, Davis TA, et al: Arginine metabolism and nutrition in growth, health and disease. Amino Acids 2009; 37(1): 153-68.
4) Kopets R, Kuibida I, Chernyavska I, et al: Dietary supplementation with a novel l-carnitine multi-micronutrient in idiopathic male subfertility involving oligo-, astheno-, teratozoospermia: A randomized clinical study. Andrology 2020; 8(5): 1184-93.
5) Stanislavov R, Rohdewald P: Sperm quality in men is improved by supplementation with a combination of L-arginine, L-citrullin, roburins and Pycnogenol®. Minerva Urol Nefrol 2014; 66(4): 217-23.
6) Rhim HC, Kim MS, Park YJ, et al: The Potential Role of Arginine Supplements on Erectile Dysfunction: A Systemic Review and Meta-Analysis. J Sex Med 2019; 16(2): 223-34.

Q.44

亜鉛，鉄，銅（重金属として）

不妊症で通院中です。亜鉛を勧められましたが，その理由を教えてください。

Answer

亜鉛の摂取は卵子の成熟や精子の形成にとってきわめて重要であり，カップルで摂取してほしい微量ミネラルです。

Point

● 亜鉛は配偶子の形成，成熟，着床機能，免疫機能に関与し，妊娠初期の胎児の器官形成においても必須の微量ミネラルである。

亜鉛は生体内で約2,000mg存在し，筋肉や骨，皮膚，肝臓，脳，腎臓など広範囲に分布している重要な微量元素である。亜鉛は，約300種類の酵素の構成成分として，酵素反応を助ける触媒の役割や，酵素の構造を安定させる働きを担っている。これらの酵素のなかには，代謝反応，DNAの合成・修復，蛋白質の合成等，不妊治療にも関わる重要な機能をもつものが多く含まれる[1]。

特に，細胞分裂や成長に不可欠なDNAおよびRNAの複製に関与するポリメラーゼの構成には亜鉛が不可欠であり，正常な発育や組織の修復において，亜鉛は非常に重要な役割を演じている。また，亜鉛は抗酸化酵素である銅・亜鉛／スーパーオキシドディスムターゼ（Cu/Zn-SOD）の補因子として機能し，酸化ストレスを軽減する働きもある[1]。さらに，免疫機能の制御においても亜鉛は必要不可欠であり，亜鉛欠乏はT細胞やB細胞などの免疫細胞の成熟不良や制御性T細胞の機能低下につながることが知られている[2]。

男性においても亜鉛は非常に重要であり，DNAの合成や細胞分裂に深く関与し，男性の前立腺や精巣には亜鉛が多く含まれ，精子の形成や運動性にとって不可欠である。

また，亜鉛の抗酸化作用は酸化ストレスを軽減し，精子の質を維持して受精能を向上することに関与している。さらに，亜鉛は男性ホルモンであるテストステロンの生成にも関与しており[4]，亜鉛の不足は性機能維持にも関連してくる。

I 栄養素・サプリメント編

II 疾患編

> **Evidence**

- Garner TB, et al：Biol Reprod 2021[4]：レビュー論文：亜鉛欠乏は卵子の形成過程においてエピジェネティックな変化を起こすことが報告されている（図1）。

図1　妊娠前の亜鉛欠乏による胚発生への影響

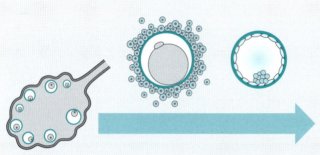
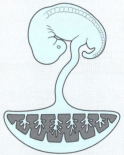

胎児の発達
流産率の増加
胎児体重の減少
神経管欠損
発育不全

卵子のエピジェネティック異常
反復配列の発現の増加
ヒストンH3K4のトリメチル化の減少
DNAメチル化の減少

胚移植前の発生
胚の発生が鈍化
転写調節の変化(IGF2/H19)
栄養膜細胞の能力が低下

胎盤の発達
脱落膜反応の障害
胎盤サイズの縮小
血管発達の抑制

（Vickram S, et al: Int J Mol Sci 2021；22: 2188 より作成）

この変化は，後に亜鉛摂取を開始しても影響が長期的に持続することが示唆され，その後の胎児胎盤の発育に影響を与える可能性がある。

- Vickram S, et al：Int J Mol Sci 2021[3]：レビュー論文：亜鉛濃度の低下は，卵子の成熟を妨げ，減数分裂に異常が生じる可能性が生じ，これが受精能力の低下につながる恐れがある。
- Garner TB, et al：Biol Reprod 2021[4]：レビュー論文：亜鉛不足により卵子の細胞骨格に異常が生じ，減数分裂の停止，紡錘体の形成異常，極体放出の障害などが起こる可能性も指摘されている。
- Garner TB, et al：Biol Reprod 2021[4]，Tian X, et al：Biol Reprod 2014[5]：レビュー論文，動物研究：妊娠の着床時期においても，亜鉛が不足すると着床率の低下，胎盤の形成障害，そして胎児の発育異常（例えば，神経管閉鎖不全や四肢の形成不全，低出生体重児など）につながる可能性を指摘した報告。
- その他，亜鉛が女性の生殖にかかわる内容について一覧に示しておく（図2）。

生殖医療（不妊・周産期）

図2 女性の生殖における亜鉛のかかわり

卵胞の発育/成熟	卵子の成熟	受精	初期胚発生と着床	妊娠後
・第一次休止期の維持 ・卵丘細胞の表現型確立 ・ステロイド合成の調整 ・DNAメチル化 ・転写の抑制	・減数分裂紡錘体形成 ・卵丘細胞の膨化 ・アクチン細胞骨格の核形成 ・非対称細胞分裂 ・酸化ストレスの緩衝 ・MII停止の確立と維持	・卵子活性化 ・透明帯の硬化 ・精子運動性の減少	・対称な細胞分裂 ・DNAの脱凝集 ・転写の活性化 ・CMと内胚葉の形成 ・インプリンティング遺伝子発現 ・酸化ストレスの緩衝	・胎児胎盤の発育 ・アポトーシス抑制 ・四肢の成長 ・神経管の発達

（Vickram S, et al: Int J Mol Sci 2021; 22: 2188より作成）

 注意点や合併症

- 亜鉛不足は，一般的に皮膚炎，口内炎，脱毛症，味覚障害，食欲低下，月経前症候群などの身体症状が現れることがあるが，血清中の亜鉛濃度が60μg/dL未満であれば「亜鉛欠乏」，60から80μg/dL未満であれば「潜在性亜鉛欠乏」と考えられ，亜鉛を補充することでこれらの症状が改善された場合に，亜鉛欠乏症と診断される。
- 亜鉛の平均必要量は，男性で1日あたり9.1mg，女性で6.4mgとされるが，亜鉛の腸管吸収率はおおよそ30％とされており，サプリメントで補う場合は1日15mg程度の摂取が推奨されている。
- 一方で，亜鉛を過剰に摂取すると，相対的に血清銅の濃度が低下し，それにより貧血が引き起こされる可能性があるため，注意が必要である。

実際にこんな感じで説明してみましょう

　亜鉛の適切な摂取は健康を維持するうえで非常に重要であり，特に妊娠前の夫婦，妊娠中の女性にとっては，卵子の成熟や精子の形成，胎児の成長にとって重要と考えられています。

（中島　章）

参考文献

1) 池田彩子，鈴木恵美子，脊山洋右，ほか編：ミネラルの栄養．基礎栄養学 新スタンダード栄養・食物シリーズ9．東京，東京化学同人，2015. 137-49.
2) Wessels I, Maywald M, Rink L: Zinc as a Gatekeeper of Immune Function. Nutrients 2017; 9: 1286.

3) Vickram S, Rohini K, Srinivasan S, et al: Role of Zinc(Zn)in Human Reproduction: A Journey from Initial Spermatogenesis to Childbirth. Int J Mol Sci 2021; 22: 2188.

4) Garner TB, Hester JM, Carothers A, et al: Role of zinc in female reproduction. Biol Reprod 2021; 104: 976-94.

5) Tian X, Anthony K, Neuberger T, et al: Preconception zinc deficiency disrupts postimplantation fetal and placental development in mice. Biol Reprod 2014; 90: 83.

Q.45　　　　　　　　　　　　　　　　　　　　亜鉛，鉄，銅（重金属として）

不妊症で通院中です。鉄を勧められましたが，
その理由を教えてください。

Answer
妊娠・出産・育児に備えて十分に貧血を改善しておく必要がある。

Point
- 挙児希望で不妊外来を初診した際，すでに貧血，または鉄欠乏状態にある女性が多くみられる。
- 生殖補助医療での妊娠，特にホルモン補充周期での融解胚移植は分娩時に出血が多くなる傾向もあり，しっかりと貧血の改善をしておく必要がある。
- 妊娠前および妊娠中の鉄分の十分な摂取は産後の精神的安定および，児の発育においても重要である。

　鉄は人体にとって必要不可欠な微量元素であり，特に赤血球をつくるヘモグロビンの構成要素として重要な役割を果たしている。赤血球は，酸素を全身に運ぶために必要なヘモグロビンを多く含んでおり，ヘモグロビンはその中心に「ヘム」という構造を有し，活性中心には鉄を含み，全身に酸素を結合して運搬する役割を演じている。また，鉄は体内のさまざまな酵素の働きを助ける補因子としても機能しており，Fe^{2+}とFe^{3+}の間で電子を受け渡す性質を利用して，多くの生命活動を支えている[1]。

　不妊治療において，鉄分の摂取が直接的に卵子の質や着床環境を改善するという明確なエビデンスはないが，妊娠・出産・育児といった母体に大きな負担のかかる状況に備えて，鉄分不足をあらかじめ解決しておくことはプレコンセプションケアの観点からも非常に重要と考えられる。妊娠初期には胎児の細胞分裂が活発であり，鉄はDNA合成や細胞分裂の補因子として働き，中期以降も胎児の赤血球や筋肉の形成など，胎児発育においても不可欠である。また，妊娠中～後期には，母体の循環血液量が最大1.5倍に増加するため，貧血と診断される妊婦が多くなり鉄剤を服用することも多くなるが，分娩時に多量の出血をする可能性に備え，貧血を改善しておくことが望ましい。

　不妊治療を受ける方のなかには，子宮内膜ポリープ，子宮筋腫，子宮腺筋症，子宮内膜症などの婦人科疾患を併発している方も多く，これらの疾患による過多月経，過長月経により，不妊治療開始前からすでに貧血を抱えている方も少なくない。生殖補助医療（ART）による妊娠の場合，日本産科婦人科学会2022年の報告では，ART出生児の約

93％が凍結融解胚移植によるものであったが[2]，この凍結融解胚移植は，ホルモン補充療法周期で行われていることが多く，この方法により妊娠した場合，排卵周期で胚移植した場合に比較して，妊娠高血圧症候群や癒着胎盤，分娩時の多量出血といった，妊娠・分娩時の出血に関する合併症リスクが高まることが知られている。

また，出産後の貧血は育児中のメンタルの不調にもつながる可能性がある。貧血では，日常生活および育児に対しても非常に疲れを感じやすくなり，さらに鉄分が不足すると，細胞内ミトコンドリアでのエネルギー産生や，神経伝達物質であるセロトニンやドパミン，GABAなどの合成が低下することにより，精神的な不安定性を招き，育児を辛く感じるようになる可能性がある[3, 4]。

産後の精神症状として，心療内科などで治療を受けることもあるが，鉄分の補給によって劇的に改善するケースもある。さらに，近年の研究では，妊娠中の鉄の十分な摂取が児の精神的な発達や幼児期からのコミュニケーション能力の向上にも関連していることが報告されており，先の育児を考慮しても十分な鉄の補充は必須である[5]。

表1 平均赤血球容積（MCV）と産後のメンタルヘルスの関連性

	MCV＜85 fL（n＝3,635）	MCV≧85fL（n＝33,242）	P値
妊娠中期のK6スコア			
平均（SD）	3.29（3.50）	3.10（3.34）	0.002
0〜4	2,611（71.8％）	24,506（73.7％）	0.001
5〜8	683（18.8％）	5,833（17.5％）	
9〜12	210（5.8％）	1,925（5.8％）	
13〜24	97（2.7％）	617（1.9％）	
不明	34（0.9％）	361（1.1％）	
出産後1か月のEPDS			
平均（SD）	4.96（3.44）	4.89（3.27）	0.27
＜8	3,048（83.9％）	28,258（85.0％）	0.11
≧9	464（12.8％）	3,947（11.9％）	
不明	123（3.4％）	1,037（3.1％）	
出産後6か月のEPDS			
平均（SD）	4.54（3.27）	4.39（3.15）	0.008
＜8	3,005（82.7％）	27,945（84.1％）	0.058
≧9	360（9.9％）	2,988（9.0％）	
不明	270（7.4％）	2,309（6.9％）	

EPDS：エジンバラ産後うつ病スケール，K6：6項目の心理的苦痛尺度，MCV：平均赤血球容積，SD：標準偏差

（Ohsuga T, et al: J Affect Disord 2024; 356: 34-40より作成）

> **Evidence**
>
> - Ohsuga T, et al：J Affect Disord 2024[4]：コホート研究：妊娠初期に貧血または鉄欠乏状態があるのかを採血検査で簡易的に平均赤血球容積（MCV）を用いて評価し、妊娠中および産後の精神的評価とMCVの相関を調査した。これによるとMCV＜85では妊娠中期および産後の精神的苦痛（K6スコア13以上）およびEPDSスコア（9以上）が有意に高くなることが示された（表1）。
> - Ouyang J, et al：Nutrients 2024[5]：コホート研究：妊娠中の蛋白質や鉄分を含んだ栄養を十分に摂取ができていることが、生後3年時のコミュニケーション力や問題解決力に影響することが示されている。

 実際にこんな感じで説明してみましょう

　妊娠する前から十分な鉄分を摂取しておくことは、自身の健康だけでなく、お子さんの健全な発達、ひいては家族全体の健康にもつながる可能性があります。

　不妊治療を開始した方には、ぜひ鉄分の摂取状況を確認し、不足している場合は、薬やサプリメントを通じて改善することをお勧めします。辛い治療も少し精神的にゆとりを感じながら取り組めるようになる可能性もあります。

　特に2人目を希望される方に関しては、第1子出産後にいまだ鉄欠乏状態があることも多く、次の妊娠前には積極的に鉄の補充をお勧めします。

（中島　章）

| 参考文献 |

1) 池田彩子, 鈴木恵美子, 脊山洋右, ほか編：ミネラルの栄養. 基礎栄養学 新スタンダード栄養・食物シリーズ9. 東京, 東京化学同人, 2015. 137-49.
2) 日本産科婦人科学会：体外受精・胚移植等の臨床実施成績. 2022.
3) Kim J, Wessling-Resnick M: Iron and mechanisms of emotional behavior. J Nutr Biochem 2014; 25: 1101-7.
4) Ohsuga T, Egawa M, Takahashi Y, et al: Association between low MCV in early pregnancy and perinatal mental health in the Japan Environment and Children's Study and the possible effect of iron deficiency. J Affect Disord 2024; 356: 34-40.
5) Ouyang J, Cai W, Wu P, et al: Association between Dietary Patterns during Pregnancy and Children's Neurodevelopment: A Birth Cohort Study. Nutrients 2024; 16: 1530.

Q.46

亜鉛, 鉄, 銅 (重金属として)

男性不妊症で亜鉛を勧められましたが, その理由を教えてください

Answer

亜鉛は生殖機能に影響し, 摂取不足になっているかたが少なくないです。血液中の亜鉛濃度が低い場合は特に補うとよいと考えられます。

Point

- 亜鉛は男性生殖系の正常な機能に不可欠な微量ミネラル (trace mineral) である。
- 亜鉛は精液中の重要な要素である。
- 亜鉛は精子が正常な機能を発揮するために必要である。
- 亜鉛は抗酸化作用を有する。
- 世界人口の3分の1で不足しているとされ, 亜鉛欠乏症の場合は亜鉛補充の対象となる。

男性の生殖機能と亜鉛

　　亜鉛は男性生殖器系の正常な機能に不可欠な微量ミネラル (trace mineral) である。亜鉛は多くの食料に含まれているが, WHOの報告では世界人口の1/3で亜鉛が不足しているとしている。

　　亜鉛不足の最も一般的な原因は, 亜鉛が少ない食事またはフィチン酸の多い食事による[1]。亜鉛とクエン酸塩は低分子複合体として前立腺から分泌されるため, 精液中の亜鉛濃度は一般的に前立腺の分泌機能を表していると考えられる。射精後, この複合体の半分の量は精嚢から生成される中・高分子化合物と結合する[2]。前立腺液中の亜鉛が減少すると, 精液中の亜鉛濃度が低下する。亜鉛は, 精液の液状化の調整している[3]。

　　生殖の過程において, 亜鉛は多くの重要な機能を果たしており, 妊娠, 着床, その後の良好な妊娠転帰に不可欠な成分である。亜鉛は精液中に高濃度で存在し, 精子の機能に多面的な役割を果たしている。亜鉛は脂質の流動性に影響を及ぼし, その結果, 細胞膜の安定性に影響を及ぼすとともに精子のクロマチンの安定性に影響する。また, 亜鉛は過剰なスーパーオキサイド・アニオンを抑えるため, 精漿中に十分な亜鉛があれば, この抗酸化作用によって保護効果を発揮する[4]。さらに, 精子のキャパシテーションと先体反応において調節的役割を果たすとされる[1]。しかしながら, 精子が子宮頸管粘液に侵入する能力

や受精能力など，ヒト精子の全体的な機能に関する精漿や血清中の亜鉛の役割については，明らかではない。

男性不妊症と亜鉛

これまでの研究では，精液中の亜鉛と男性不妊症との関係が検討されているが，明確な結論は出されていない。血液中の亜鉛濃度と精液中の亜鉛濃度が相関するという報告もあるが，相関しないという報告もある[5]。

ただし，正常精液所見の症例での亜鉛濃度は，無精子症（非閉塞性および閉塞性を含む）および極少精子症の症例よりも有意に高く[6]，不妊症男性では精漿中の亜鉛濃度は正常男性に比べて有意に低く，また，亜鉛の補充は精液量，精子運動率，正常精子形態の割合を有意に増加させる[7]という文献もあり，亜鉛の補充が不妊症男性の精子の質を有意に高める効果が期待される。

亜鉛欠乏症とその治療

日本臨床栄養学会から出されている『亜鉛欠乏症の診療指針2018』には，亜鉛欠乏の臨床症状の一つに性腺機能不全や不妊症の記載がある。また性腺機能不全の項目に，「亜鉛が欠乏すると，特に男性の性腺の発達障害や機能不全が生じる。亜鉛欠乏でテストステロンの合成・分泌が低下する。精液中の亜鉛濃度と男性の不妊症とには負の相関が認められる。最近の報告では，亜鉛欠乏による精子形成障害の原因として酸化ストレスおよびアポトーシスの増加によるテストステロン産生の減少が示唆されている」という説明がある。

この指針では，亜鉛として成人50〜100mg/日で食後に経口投与する。また，症状や血清亜鉛値を参考に投与量を増減する，としている[7]。

亜鉛投与による有害事象

『亜鉛欠乏症の診療指針2018』には，「消化器症状（嘔気，腹痛），血清膵酵素（アミラーゼ，リパーゼ）上昇，銅欠乏による貧血・白血球減少，鉄欠乏性貧血が報告されている。血清膵酵素上昇は特に問題がなく，経過観察でよい。亜鉛投与中は，定期的（数か月に1回程度）に血清亜鉛，銅，鉄を測定する。血清亜鉛値が250μg/dL以上になれば，減量する。また，銅欠乏や鉄欠乏が見られた場合は，亜鉛投与量の減量や中止，または銅や鉄の補充を行う」という記載があり，注意が必要である。

このように亜鉛は男性の生殖機能において必要であり，特に血清亜鉛濃度が低下している症例では補充はよいと考えられる。ただし，過剰も良くないとの報告[8]があり，血液検査などで有害事象の確認をしながらの投与が理想的と考えられる。

Evidence

- **Hibi H, et al：Nagoya J Med Sci 2022[6]**：観察研究：わが国からの報告では，血清亜鉛濃度は，年齢，精子濃度，精子運動率，黄体形成ホルモン，卵胞刺激ホルモン，テストステロン，肥満度（BMI）とは関連しなかった。しかし，正常精液所見の症例での亜鉛濃度は，無精子症（非閉塞性および閉塞性を含む）および極少精子症の症例よりも有意に高かった。さらに，乏精子症または無精子症と比較すると，非閉塞性無精子症症例では亜鉛濃度が低かった。

- **Zhao J, et al：Sci Rep 2016[1]**：メタアナリシス：最近行われた精漿の亜鉛と男性不妊症の関係，および精子パラメータに対する亜鉛補給の効果を検討した1,893例および506例を含むメタアナリシスでは，不妊症男性の精漿中の亜鉛濃度は正常対照群の精漿亜鉛濃度よりも有意に低いことが示された。また，亜鉛の補充は精液量，精子運動率，正常精子形態の割合を有意に増加させることも示された。

 実際にこんな感じで説明してみましょう

亜鉛が不足していますが，亜鉛は精液にとって重要なものなので，サプリメントや薬で補充しましょう。

（小宮　顕）

参考文献

1) Zhao J, Dong X, Hu X, et al: Zinc levels in seminal plasma and their correlation with male infertility: A systematic review and meta-analysis. Sci Rep 2016; 6: 22386.
2) Mandal A, Bhattacharyya AK: Biochemical composition of washed human seminal coagulum in comparison to sperm-free semen from the same donors. J Reprod Fertil 1990; 88(1): 113-8.
3) Anamthathmakula P, Winuthayanon W：Mechanism of semen liquefaction and its potential for a novel non-hormonal contraception. Biol Reprod 2020; 103(2): 411-26.
4) Gavella M, Lipovac V: In vitro effect of zinc on oxidative changes in human semen. Andrologia 1998; 30(6): 317-23.
5) Ajose OA, Adedeji TA, Ogunye OK, et al: Serum and Seminal Fluid Zinc in Males Presenting with Infertility in a Nigerian Population. Annals of Tropical Pathology 2013; 4(1): 15-21.
6) Hibi H, Tokoro M, Sugie M, et al: Evaluation of the serum zinc concentration in male infertility patients: an analysis of 2010 cases. Nagoya J Med Sci 2022; 84(4): 839-47.
7) 一般社団法人日本臨床栄養学会 編：亜鉛欠乏症の診療指針2018.
8) Yuyan L, Junqing W, Wei Y, et al: Are serum zinc and copper levels related to semen quality? Fertil Steril 2008; 89(4): 1008-11.

Q.47

亜鉛, 鉄, 銅（重金属として）

不妊症に銅を摂取することに効果はありますか？

Answer

銅を必要以上にとることの効果はないと考えられる。

Point

- 銅を積極的に摂取していくことは不妊治療においてのメリットに乏しい。

　銅は人体において非常に重要な微量元素であり，成人の体内には約80〜100mg程度存在する[1]。そのうち約65％程度は筋肉や骨に，約10％が肝臓に，その他は脳や腎臓，心臓などの臓器に分布している。2価銅（Cu^{2+}）は，銅還元酵素により1価銅（Cu^+）となり，銅輸送体を介して小腸吸収上皮から吸収される[2]。その後，門脈を介して肝臓に取り込まれ，セルロプラスミンと結合して血中に放出される。一方で銅は肝臓から胆汁を介して排泄される（図1）。銅は，エネルギー生成（シトクロムC酸化酵素），鉄の吸収補助，神経伝達物質の産生，活性酸素除去（銅/亜鉛-スーパーオキシドディスムターゼ：Cu/Zn-SOD），およびコラーゲンやエラスチンなどの結合組織の形成など，さまざまな生理機能に関与している[2]。

　銅の不足は，「メンケス病」という先天性疾患，銅の摂取不足や亜鉛の過剰摂取で発生することがある。メンケス病では，銅の吸収不良により，知能低下，発育遅延，中枢神経

図1 生体内における銅の吸収と排出

遊離銅イオンは細胞障害性の高いヒドロキシラジカルを生成する危険性をもち，生体は厳密に銅を制御する機構をもつ。

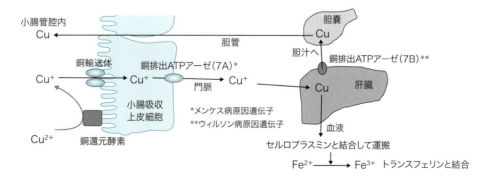

（池田彩子ほか：基礎栄養学 新スタンダード栄養・食物シリーズ 9. p137-49. 2015 より作成）

障害などが引き起こされる（図1）。摂取不足による銅欠乏症では，貧血，白血球減少，好中球減少，脊髄神経系の異常などがみられる。また，銅と亜鉛は体内で相互に影響を与え合うため，亜鉛を過剰に摂取すると銅欠乏が引き起こされる可能性がある。亜鉛と銅の摂取比は，10：1程度が適切とされている。

　一方で，細胞内に銅が過剰に蓄積する疾患として「ウィルソン病」が知られているが，銅過剰になると，肝臓や脳，角膜に銅が蓄積し，それぞれ角膜異常，肝機能異常，神経障害，精神障害，関節障害などが生じる（図1）。

　添付の表に，日本人における銅の推定平均必要量と推奨量を示す。日本人成人の平均的な銅摂取量は，男性で1.2±0.4mg/日，女性で1.1±0.3mg/日とされており，これに照らし合わせても十分な摂取が行われていると考えられる。過剰な銅の摂取があっても，85％が肝臓から胆汁を介して排泄されるため，通常の食事で銅過剰症になることは少ないとされる。

　また，妊娠中および授乳中の女性には，胎児および新生児の発育に対する銅の必要量が増加するため，妊娠中には0.1mg，授乳中には0.6mgの銅を追加で摂取することが推奨されているが，通常の食事量で欠乏することは考えにくい[3]。

　不妊治療の観点から，細胞のエネルギー産生や活性酸素除去という働きは配偶子形成に

表1 銅の食事摂取基準（mg/日）

性別	男性				女性			
年齢等	推定平均必要量	推奨量	目安量	耐容上限量	推定平均必要量	推奨量	目安量	耐容上限量
0〜5（月）	—	—	0.3	—	—	—	0.3	—
6〜11（月）	—	—	0.3	—	—	—	0.3	—
1〜2（歳）	0.3	0.3	—	—	0.2	0.3	—	—
3〜5（歳）	0.3	0.4	—	—	0.3	0.3	—	—
6〜7（歳）	0.4	0.4	—	—	0.4	0.4	—	—
8〜9（歳）	0.4	0.5	—	—	0.4	0.5	—	—
10〜11（歳）	0.5	0.6	—	—	0.5	0.6	—	—
12〜14（歳）	0.7	0.8	—	—	0.6	0.8	—	—
15〜17（歳）	0.8	0.9	—	—	0.6	0.7	—	—
18〜29（歳）	0.7	0.9	—	7	0.6	0.7	—	7
30〜49（歳）	0.7	0.9	—	7	0.6	0.7	—	7
50〜64（歳）	0.7	0.9	—	7	0.6	0.7	—	7
65〜74（歳）	0.7	0.9	—	7	0.6	0.7	—	7
75以上（歳）	0.7	0.8	—	7	0.6	0.7	—	7
妊婦（付加量）					＋0.1	＋0.1	—	—
授乳婦（付加量）					＋0.5	＋0.6	—	—

（厚生労働省：日本人の食事摂取基準（2020年版）より引用）

おいて重要なものであり，エラスチンは子宮内膜の脱落膜化においても重要な役割を演じており，銅が不可欠なものであることは疑いようがないが，現在の食事においては，サプリメントなどで銅を積極的に摂取することを推奨できるエビデンスは存在しない。一方で，血清銅/亜鉛比が高い場合には精子の運動率低下につながる可能性が指摘されていることや[4]，銅サプリメントの過剰摂取は生活習慣病のリスクを高め，特に高齢女性においては，銅サプリメントが全死亡率を上昇させるという報告もあるため，単独で過剰な摂取を行うことは注意が必要である[3]。

Evidence

- 現時点では，不妊治療において銅サプリメントを積極的に使用することに効果は期待できないと考えられ，また現代の食事において欠乏に陥る可能性は特定の疾患がない限りほとんど考えられないため，不妊治療や妊娠・授乳中に銅のサプリメントを単独で活用するメリットはほとんどないと考えられる。

実際にこんな感じで説明してみましょう

　一般的な食事のなかで，銅の過不足が生じることは，特定の遺伝的背景がない限り，ほとんどないため，単独のサプリを行う必要はありません。不妊治療中には亜鉛のサプリを使用されている方も多いと思いますが，亜鉛を過剰摂取すると逆に銅不足になる可能性があるので，亜鉛は15mg程度，多くても30mg程度にとどめておきましょう。

（中島　章）

参考文献

1) Bost M, Houdart S, Oberli M, et al: Dietary copper and human health: Current evidence and unresolved issues. J Trace Elem Med Biol 2016; 35: 107-15.
2) 池田彩子，鈴木恵美子，脊山洋右，ほか編：ミネラルの栄養．基礎栄養学 新スタンダード栄養・食物シリーズ9．p137-49．東京，東京化学同人，2015．
3) 厚生労働省：日本人の食事摂取基準（2020年版）」策定検討会報告書．2019．
4) Yuyan L, Junqing W, Wei Y, et al: Are serum zinc and copper levels related to semen quality？ Fertil Steril 2008; 89: 1008-11.

Q.48

亜鉛, 鉄, 銅 (重金属として)

妊娠中に鉄を摂るようにいわれましたが, その理由を教えてください。

Answer

妊娠中は赤ちゃんの発育のためにお母さんから鉄が供給されるために非妊娠時よりも鉄必要量が多くなります。また妊娠週数が経過するごとに身体を巡る血液量が増えるため, 相対的に血液が薄まって貧血が進行します。多くは鉄分の不足に伴う鉄欠乏性貧血です。

貧血が継続していると, 赤ちゃんの発育不全や早産, 分娩時の出血量増加, 産後うつなどのリスクに関与するといわれています。

Point

- 妊娠中は鉄欠乏性貧血 (IDA) になりやすく, 世界的に有病率を低下させることが目標とされている。
- 日本では現在, 治療開始基準の設定はなされていないが, IDAの改善により, 周産期予後の改善を認める報告が見受けられる。

貯蔵鉄の胎児への供給と, 循環血漿量の増加に伴い, 妊娠中は鉄欠乏性貧血 (Iron deficiency anemia：IDA) になりやすい。妊娠中のIDAの有病率は世界中で高く, 2025年のWHOのGlobal Nutrition Targetsには生殖可能年齢の女性の鉄欠乏性貧血を50%減少させることが目標とされているほどである[1]。

ただし, 現在日本では妊婦の貧血の治療開始基準値や目標とされるヘモグロビン値は決定されておらず, 今後の臨床研究の進展が期待される。

Evidence

- Cantor AG, et al：Ann Intern Med 2015[2], Haider BA, et al：BMJ 2013[3], Imdad A, et al：Paediatr Perinat Epidemiol 2012[4]：日本産科婦人科学会で行った妊娠中のIDAへの鉄剤内服効果に関してのシステマティックレビューでは, 早産率や低出生体重児の発生頻度の低下に関与するというメタアナリシスを認めた[2〜4]。
- Bergmann RL, et al：Eur J Obstet FGynecol Reprod Biol 2010[5], Shehata N, et al：Transfusion 2017[6], Corwin EJ, et al：J Nutr 2003[7], Horie S, et al：

生殖医療（不妊・周産期）

表1 各国のガイドラインでのIDA診断基準の比較と予防的な鉄補充の推奨

ガイドライン [ガイドライン名，国名（年）]	IDA診断基準	予防的な鉄摂取の推奨
UK Guidelines on the management of Iron Deficiency Anemia in Pregnancy, UK（2019）	1st trimester：Hb＜11.0g/dL， 2nd and 3rd trimester：Hb＜10.5g/dL， 産後：Hb＜10g/dL	鉄欠乏のリスクがあると思われる時のみ1日40～80mgで摂取
WHO（2016）	1st and 3rd trimester：Hb＜11g/dL 2nd trimester：Hb＜10.5g/dL	1日30～60mgでの摂取
US preventative Services Task Force Recommendation Statement, USA（2015）	基準なし	―
ACOG Practice, USA（2021）	Hb基準なし 1st and 3rd trimester：Hct＜33% 2nd trimester：Hct＜32% 全妊娠期間：フェリチン＜30μmol/L	初期からの鉄摂取推奨
Australian Red Cross Lifeblood Guideline, Australia（2020）	3rd trimester：Hb＜11g/dL，フェリチン＜30μmol/L 2nd trimester：Hb＜10.5g/dL 産後：Hb＜11g/dL	―
FIGO（2019）	妊娠中と産後：Hb＜11g/dL	IDA発症率の高い地域では1日30mgの摂取
CDC, USA（1998）	1st trimester：Hb＜11g/dL，Hct＜33% 2nd trimester：Hb＜10.5g/dL，Hct＜32% 3rd trimester：Hb＜11g/dL，Hct＜33%	出生前から1日30mgの摂取
SSGO, Swiss（2017）	フェリチン＜30μmol/LかつHb＜11g/dL or 2nd trimester：Hb＜10.5g/dL	―
Turkish（2015）	1st and 3rd trimester：Hb＜11g/dL 2nd trimester：Hb＜10.5g/dL 上記かつフェリチン＜30μmol/L 産後：Hb＜10g/dL	予防的な鉄摂取推奨
Asia-Pacific region（2011）	Hb≦10.5g/dLかつフェリチン＜30μmol/L 産後：Hb＜10g/dL	―
IOG, RCPI, Directorate of Clinical Strategy and Programs, Ireland（2019）	1st trimester：Hb＜11.0g/dL 2nd and 3rd trimester：Hb＜10.5g/dL	バランス良い食事と1日16～20mgの摂取
Pregnancy Clinical Practice Guideline, New Zealand（2015）	Hb＜10g/dLかつフェリチン＜15μmol/L	―
British Columbia Guidelines, Canada（2019）	1st trimester：Hb＜11.0g/dL 2nd and 3rd trimester：Hb＜10.5g/dL	1日16～20mgの摂取とマルチビタミン摂取
South Australia Maternal and Neonatal Community of Practice, Australia（2016）	1st trimester：Hb＜11.0g/dL 2nd and 3rd trimester：Hb＜10.5g/dL	―

ACOG: American College of Obstetricians and Gynecologists, CDC: Centers for Disease Control and Prevention, FIGO: The International Federation of Gynecology and Obstetrics, IDA: Iron deficiency anemia, IOG: Institute of Obstetricians and Gynaecologists, RCPI: Royal College of Physicians of Ireland, UK: United Kingdom, USA: United States of America, WHO: World Health Organization

（Horie S, et al: Environ Health Prev Med 2017; 22(1): 40より作成）

Ⅰ 栄養素・サプリメント編

Ⅱ 疾患編

Environ Health Prev Med 2017[8]：さらに産後の貧血の遷延[5]，分娩時の輸血リスクの上昇[6]，産後うつの発症率上昇[7]，母乳哺育導入率の低下[8] に関与するという報告も認めるために，妊娠中のIDA治療は肝心である。

しかし実際のところIDAの出生前管理や予防法は世界中のガイドラインでも統一した見解はない。

- O'Toole F, et al：Int J Gynaecol Obstet 2024[9]：各国のガイドラインでのIDAの診断基準と予防的な鉄摂取の推奨有無を表1にまとめる。多くのガイドラインで妊娠初期ではHb 11g/dL未満，妊娠中期と後期ではHb 10.5g/dL未満として定義され，約半数のガイドラインで妊娠中の予防的な鉄摂取が推奨されている[9]。

 実際にこんな感じで説明してみましょう

妊娠中は鉄欠乏になりやすいために，貧血の進行を認めやすくなります。妊娠中の貧血の進行により，赤ちゃんの体重が増えない，早産になる，分娩中の出血量が増加するといった合併症の発症につながる可能性があります。こうしたリスク回避のためにも，妊娠中の貧血の発症予防のための鉄摂取は重要です。

（瀬山理恵，牧野真太郎）

| 参考文献 |

1) Department of Nutrition for Health and Development, World Health Organization：Global Nutrition Targets 2025：Anaemia Policy Brief. 2025：WHO/NMH/NHD/14.4
2) Cantor AG, Bougatsos C, Dana T, et al: Routine iron supplementation and screening for iron deficiency anemia in pregnancy: a systematic review for the U.S. Preventive Services Task Force. Ann Intern Med 2015; 162(8): 566-76.
3) Haider BA, Yakoob MY, Bhutta ZA, et al: Anaemia, prenatal iron use, and risk of adverse pregnancy outcomes: systematic review and meta-analysis. BMJ 2013; 346: f3443.
4) Imdad A, Bhutta ZA: Routine iron/folate supplementation during pregnancy: effect on maternal anaemia and birth outcomes. Paediatr Perinat Epidemiol 2012; 26 Suppl 1: 168-77.
5) Bergmann RL, Richter R, Bergmann KE, et al: Prevalence and risk factors for early postpartum anemia. Eur J Obstet Gynecol Reprod Biol 2010; 150(2): 126-31.
6) Shehata N, Chassé M, Colas JA, et al: Risks and trends of red blood cell transfusion in obstetric patients: a retrospective study of 45,213 deliveries using administrative data. Transfusion 2017; 57(9): 2197-05.
7) Corwin EJ, Murray-Kolb LE, Beard JL, et al: Low hemoglobin level is a risk factor for postpartum depression. J Nutr 2003; 133(12): 4139-42.
8) Horie S, Nomura K, Takenoshita S, et al: A relationship between a level of hemoglobin after delivery and exclusive breastfeeding initiation at a baby friendly hospital in Japan. Environ Health Prev Med 2017; 22(1): 40.
9) O'Toole F, Sheane R, Reynaud N, et al: Screening and treatment of iron deficiency anemia in pregnancy: A review and appraisal of current international guidelines. Int J Gynaecol Obstet 2024; 166(1): 214-27.

Q.49

亜鉛，鉄，銅（重金属として）

妊娠中に亜鉛を摂取するべきでしょうか？

Answer

　妊娠中に亜鉛を摂取すると，胎児の発育を助け，妊娠合併症を予防する効果が期待できるかもしれません。ただし，摂取しすぎると体に悪影響を及ぼす可能性があるため，医師の指導の下で適切な量を摂取することが重要です。

Point

- 妊娠中の適正な亜鉛濃度の維持は，胎児の成長や発達を助けるために重要である。
- 亜鉛は多くの酵素の補因子として機能し，細胞分裂や免疫機能に関与する。
- 一部の研究では，亜鉛欠乏が早産や低出生体重などのリスクを増加させることが示されている。
- 亜鉛摂取は鉄の吸収を阻害する可能性があるため注意が必要である。

　亜鉛は，DNA・RNA・蛋白質の合成，細胞分裂，免疫機能の維持に必要な微量元素である。妊娠中は亜鉛需要が増加し，胎児や胎盤の発育に重要な役割を果たす。特に妊娠後期においては，胎児の成長が加速し，亜鉛の需要はさらに高まる。妊娠中および生後早期の亜鉛欠乏は，成人期における心血管，腎臓，および代謝の変化をプログラムする。

　これらは，①酸化ストレス，アポトーシス，および炎症の増加，②一酸化窒素およびレニン-アンジオテンシン系の機能障害，③エピジェネティックおよび遺伝的変化[1]といった異なるメカニズムによって引き起こされる（図1）。

　厚生労働省は5年に1度，『日本人の食事摂取基準』を策定しており，最新の2020年版によれば，妊婦の推奨亜鉛摂取量は10mg/日，授乳婦の推奨亜鉛摂取量は12mg/日とされている。しかし，日本人妊産婦の平均亜鉛摂取量はこの推奨量に達していないことが報告されている。

　亜鉛の同時摂取により，鉄の吸収が阻害される可能性がある。妊娠中の鉄欠乏性貧血は，母児に悪影響を及ぼすため，摂取に当たってはそのバランスを考慮する必要がある。

図1 亜鉛欠乏と疾患プログラミング

亜鉛欠乏と成人期疾患の発達プログラム：胎児期および出生後早期の亜鉛欠乏は，さまざまなメカニズムを介して成人期における心血管系，腎機能，代謝の異常を引き起こす可能性がある。

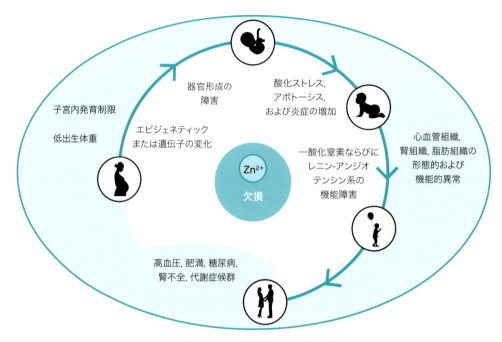

(Garrido Abregú FM, et al: Adv Nutr 2022; 13(3): 833-45 より引用)

Evidence

- **Carducci B, et al：Cochrane Database Syst Rev 2021**[2]：システマティックレビュー：亜鉛補給が妊娠および新生児アウトカムに与える影響に関するシステマティックレビュー。亜鉛補給が妊娠高血圧症候群，低出生体重児，胎盤機能不全などの妊娠合併症に対して有用とするだけの合理的な根拠はない。2015年のCochraneレビューでは亜鉛補給により早産リスクが14％減少することが確認されていたが，最新の2021年のCochraneレビュー（21件のランダム化比較試験に基づいた検討）では，「亜鉛補給が早産リスクを減少させる効果はほとんどない」と結論が下方修正されている。

- **Grzeszczak et al：Biomolecules 2020**[3]：レビュー：亜鉛，鉄，銅の妊娠における役割についての解説。この研究では，亜鉛欠乏が妊娠高血圧症，早産，低出生体重児のリスクを増加させることが示されている。

- **Merialdi et al：Am J Obstet Gynecol 2004**[4]：ランダム化比較試験：妊娠中の亜鉛補給が胎児の心拍発達に与える影響についてのRCT。この研究では，亜鉛補給が胎児の神経行動発達を改善することが示されている。

- **Aoki et al：Medicina 2022**[5]：亜鉛補給が産後うつ病および貧血に与える影響についての後方視的研究。この研究では，産後亜鉛製剤の経口摂取が母体の亜鉛濃度を適切に改善し，産後うつ病のリスクを低減する可能性が示されている。し

かし，経口鉄補給と組み合わせると一時的にヘモグロビンとヘマトクリットに負の影響を与える可能性あると報告している。

 実際にこんな感じで説明してみましょう

　亜鉛は胎児の成長にとても重要な役割を果たします。ただし，積極的な亜鉛補給が妊娠合併症の予防に有用かどうかの結論が出ていません。また，過剰な亜鉛摂取は副作用もあります。医師の指導の下でバランスよく摂取することが大切です。

（今井健史）

参考文献

1) Garrido Abregú FM, Caniffi C, Arranz CT, et al: Impact of Zinc Deficiency During Prenatal and/or Postnatal Life on Cardiovascular and Metabolic Diseases: Experimental and Clinical Evidence. Adv Nutr 2022; 13(3): 833-45.
2) Carducci B, Keats EC, Bhutta ZA: Zinc supplementation for improving pregnancy and infant outcome. Cochrane Database Syst Rev 2021; 3(3): CD000230.
3) Grzeszczak K, Kwiatkowski S, Kosik-Bogacka D: The Role of Fe, Zn, and Cu in Pregnancy. Biomolecules 2020; 10(8): 1176.
4) Merialdi M, Caulfield LE, Zavaleta N, et al: Adding zinc to prenatal iron and folate supplements improves fetal neurobehavioral development. Am J Obstet Gynecol 1999; 180(2 Pt 1): 483-90.
5) Aoki C, Imai K, Owaki T, et al: The Possible Effects of Zinc Supplementation on Postpartum Depression and Anemia. Medicina (Kaunas) 2022; 58(6): 731.

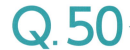

Q.50 妊娠中に銅を摂取することには，どのような意味がありますか？

亜鉛，鉄，銅（重金属として）

通常の食生活が送れていれば，銅サプリメントは不要であると考えられます。

Point

- 妊娠中の銅のサプリメント摂取は不要と考える。
- 症例対照研究において，早産症例と正期産症例と比較し，早産例では血清銅値と亜鉛値がともに低下していた。
- 銅の1日摂取推奨量は0.7mg，妊娠による1日摂取付加量は0.1mg。
- 令和5年の国民健康・栄養調査によると，女性の1日銅摂取量は20〜49歳では0.9mg以上は摂取できていた。
- 妊娠中は銅摂取よりも不足しがちな亜鉛摂取に留意したほうがよい。

　銅は令和5年の国民健康・栄養調査では女性の1日鉄摂取量が20〜29歳では0.91mg，30〜39歳で0.93mg，40〜49歳で0.99mgであった[1]。『日本人の食事摂取基準（2020年版）』では，1日鉄摂取推奨量である0.7mgであり，妊娠中の付加量は妊娠時期を問わず0.1mgとされている[2]。よって日本人女性は，通常の食生活を送っていれば妊娠中の1日摂取推奨量は摂取できていることとなる。一般的には，亜鉛摂取によって銅の吸収が阻害され，血清銅は低下し，銅欠乏状態となることが考えられる。しかし，妊娠中は著しくエストロゲン値が上昇することで，銅代謝の主となるセルロプラスミン合成が亢進し，血清銅値も上昇する。妊娠中に限っては亜鉛が低下することもあり，亜鉛摂取による血清銅への影響は小さいと考えられる。銅欠乏は貧血になるとされるが，妊娠中は銅欠乏ではなく，亜鉛欠乏に留意する必要がある。妊娠中は血清銅値が上昇する。日本人女性は銅の推奨摂取量は充足しているため，妊娠中の銅サプリメントは不要との結論とした。一般的には銅欠乏症の治療としてココアを飲むことが推奨されている。

Evidence

GohariH, et al：BMC Pregnancy Childbirth 2023[3]：症例対照研究：母体血清銅・亜鉛値のレベルと早産との関係について検討した。2つのグループはBMI，妊娠歴，職業，収入，教育レベルを調整された早産群（37週未満，42例）と対照群

(37週以上，44例) とした (2019-2020年，イランのゴナバードにあるボルール病院)。その結果，平均血清銅値が早産群で149.82 ± 53.13μg/dLに対し，対照群では183.97 ± 71.40μg/dLであった。平均血清亜鉛値が早産群で44.97 ± 13.06μg/dLに対し，対照群では52.63 ± 21.51μg/dLであった。早産群では対照群と比べて銅（p = 0.01）と亜鉛（p = 0.049）がともに低下した妊婦が多かった。このことから，早産では母体血清銅値と亜鉛値が低下している可能性があり，早産の病因として微量元素が関与している可能性が示唆された。

論文の解説と評価：本研究の結果である平均血清銅と亜鉛値は，標準偏差が大きく，非妊時と比べると早産群でも血清銅は高値を示すため値だけで判断するのは困難だと考える。亜鉛と銅は拮抗する関係がある。食事で摂取された銅が正常に胆汁中・腸管中に排泄されずに多量に肝臓などに蓄積するWilson病の治療薬として経口亜鉛製剤がある。銅の過剰摂取は妊娠経過とともに低下する亜鉛に影響を与える可能性が十分ある。この論文のように血清銅値と亜鉛値の両者が低下するということが早産のような周産期予後に影響した可能性はある。早産の原因の1つとし炎症が知られているが，微量元素と炎症は関連があるとされる。しかし，銅と早産を含めた周産期予後についてエビデンスレベルの高い論文はないと言ってよい。

実際にこんな感じで説明してみましょう

妊娠中は，銅のサプリメントの摂取は不要です。もし心配なら銅が多く含まれているココアを飲むなどで十分補充ができると思います。

（内田季之）

参考文献

1) 厚生労働省．令和5年国民健康・栄養調査報告
2) 厚生労働省．日本人の食事摂取基準（2020年版）
3) Gohari H, Khajavian N, Mahmoudian A, et al: Copper and zinc deficiency to the risk of preterm labor in pregnant women: a case-control study. BMC Pregnancy Childbirth 2023; 23(1): 366.

Q.51 オメガ３脂肪酸

妊娠中にオメガ３脂肪酸を摂取する意味を教えてください

Answer

ドコサヘキサエン酸（DHA）やエイコサペンタエン酸（EPA）に代表されるオメガ３脂肪酸は青魚，魚卵などの海産物，植物油ではアマニ油，エゴマ油などに多く含まれる栄養素です。体の中で自然につくられることはなく，口から摂取する量に応じて体内の比率が決定されます。炎症を抑制する働きがあり，さまざまな病気と関係します。妊娠との関係については，早産の予防や胎児発育促進に有効性があります。

Point

- オメガ３脂肪酸とオメガ６脂肪酸に由来する炎症とオメガ３脂肪酸に由来する抗炎症の作用はお互いに拮抗的に働いて体内の炎症－抗炎症のバランスを司る生理的な機構である。
- オメガ３脂肪酸の摂取不足は脳血管疾患，心筋梗塞，うつ病などの疾患リスクと関係することが知られておりその摂取強化は予防的作用がある。
- 妊婦に対するオメガ３脂肪酸摂取の強化により，早産防止や出生体重の増加に寄与することが示されている。

　オメガ６脂肪酸とオメガ３脂肪酸はいずれも多価不飽和脂肪酸に分類される栄養素である。必須脂肪酸であるため，摂取する食物に含まれるそれぞれの割合により体内の構成比率が決定される。

　オメガ６脂肪酸（アラキドン酸,）アラキドン酸カスケードとして知られる，オメガ６脂肪酸の代謝経路からは炎症を亢進するプロスタグランジン，ロイコトリエンなどの脂質メディエーターが産生される。一方でオメガ３脂肪酸の代謝経路はアラキドン酸代謝経路を抑制し，さらにDHAやEPAの代謝産物には，強力な炎症抑制作用がある。

　早産の発症の過程において，炎症性プロスタグランジンにより子宮収縮および子宮頸管熟化が進行して早産が発生するため，そうした炎症関連因子の働きをオメガ３脂肪酸が抑制して早産の防止に役立つと考えられている。オメガ３脂肪酸は胎盤を介して胎児に供給されて重要な栄養素の一つとして胎児の発育を助けるが，特に脳の発達に重要な栄養素とされている。

生殖医療（不妊・周産期）

図1 オメガ3脂肪酸の作用と臨床効果

食品から摂取したオメガ3系とオメガ6系の脂肪酸に由来した代謝産物は体内の炎症・抗炎症のバランスを司り，胎児発育や早産の制御にかかわる。

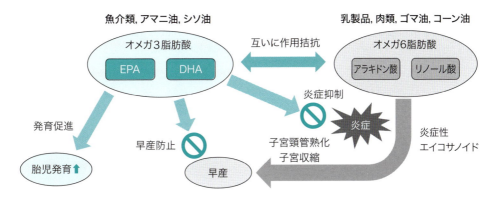

Evidence

- Best KP, et al：Prostaglandins Leukot Essent Fatty Acids 2022[1]：メタアナリシス：妊娠初期からのオメガ3脂肪酸の補充（EPAとDHAの合計で1日1000mg以上）により，早産全体を12%，早期早産（34週未満）を35%減少させる効果がある。そして，出生体重を39〜102g増加させる効果があることが示された。
- Yelland LN, et al：BMJ Open 2023[2]：ランダム化比較試験：オメガ3脂肪酸の早産リスクの低減効果は食品からの摂取が少ない女性において特に高い。
- 一方で，オメガ3脂肪酸摂取の強化に伴う母児への大きな副作用はないとされているが，早産期を過ぎても摂取強化を続けると胎児発育過多や過期産となるリスクが上昇する可能性があること，また，オメガ3脂肪酸には止血に必要な血小板の働きを抑制する作用が知られている。
- オメガ3脂肪酸の補充量が特に多い場合には，分娩の2〜3週間前に終了することが望ましいという意見がある。

実際にこんな感じで説明してみましょう

　食品に含まれる栄養素の一つであるオメガ3脂肪酸は魚介類やえごま油，シソ油に多く含まれており，妊娠初期から摂取を強化することが良いとされています。しかし，日々の食生活の内容によっては摂取量が不足しやすくなります。そのため，オメガ3脂肪酸は母児に対する安全性が高いので，妊娠を目指す時期や妊娠初期からサプリメントなどによりEPAやDHAの補充を行ってもよいでしょう。
　また，早産になりやすい要因がある妊婦さんでは積極的な摂取を行うことで早産の発症予防の効果があるので，1日600〜1,000mg程度まで摂取量を増加することも検討するのが良いでしょう。

（永松　健）

参考文献

1) Best KP, Gibson RA, Makrides M: ISSFAL statement number 7 - Omega-3 fatty acids during pregnancy to reduce preterm birth. Prostaglandins Leukot Essent Fatty Acids 2022; 186: 102495.
2) Yelland LN, Sullivan TR, Gibson RA, et al: Identifying women who may benefit from higher dose omega-3 supplementation during pregnancy to reduce their risk of prematurity: exploratory analyses from the ORIP trial. BMJ Open 2023; 13: e070220.

Q.52 ..... S-エクオール
友達がS-エクオールで若返ったといっていましたが，摂ったほうがいいですか？

Answer
S-エクオール摂取でシワが改善したなどの報告はありますが，若返りへの過度な期待はもたないほうがいいでしょう。

Point
- S-エクオール摂取により閉経後女性のシワが改善したとの報告がある。
- S-エクオール摂取により動脈硬化が改善したとの報告がある。
- S-エクオールによるアンチエイジング効果はいくつか報告されているが，「若返り」効果への過度な期待は禁物である。

エクオールは大豆イソフラボンであるダイゼインの代謝物であり，エストラジオールに構造が類似し，特にエストロゲン受容体（ER）βへの結合親和性が高い。ERに対するエストロゲンの活性を1とすると，エクオールのそれは0.001〜0.01と低いが，内因性エストロゲンの分泌が著しく低下する閉経後には，アゴニストとしてERに作用する。

図1 閉経後女性におけるエクオールのシワに対する効果

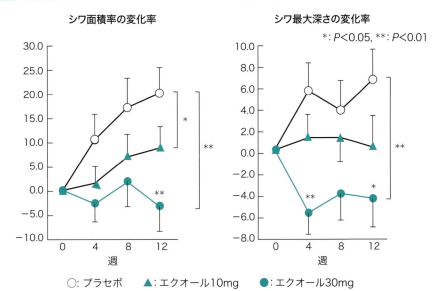

(Oyama A. et al: Menopause 2012; 19: 202-10より引用改変)

ERは全身に分布しているため，エストロゲン欠落による諸問題の緩和も期待され，特にアンチエイジング効果が期待されるのは皮膚や心血管である。

> **Evidence**
>
> - **Oyama A, et al：Menopause 2012**[1]：ランダム化比較試験：閉経後女性を対象とし，プラセボ群とエクオール10mg/日内服群，エクオール30mg/日内服群で，シワの面積および深さを比較した試験において，シワの面積についてはエクオール10mg，30mgの両群で，また，シワの最大深さについてはエクオール30mgにおいて，有意に改善していた。
> - 閉経後女性ではエクオール産生者のほうで，非産生者よりも白髪が少なく毛髪密度も低下しにくいとの報告がある。
> - **Usui T, et al：Clin Endocrinol（Oxf）2013**[2]：ランダム化比較試験：エクオール産生能をもたない日本人閉経後肥満女性において，エクオール補充により，LDLコレステロールとともに，動脈硬化の指標であるCAVI（cardio ankle vascular index）が改善した。

注意点や合併症

エクオールは大豆から産生された成分であるため，大豆アレルギーがある場合は摂取を控える必要がある。また，市販のエクオール含有食品はすべて同一とはいえず，エビデンスが確認されたものとそうでないものがあることに留意する。

実際にこんな感じで説明してみましょう

エクオールは女性ホルモンであるエストロゲンに似た作用がありますが，その作用はとても弱いです。閉経後女性のシワなどを改善したとの報告もありますし，他にも動脈硬化改善など，健康上のメリットも期待できますが，「若返り効果」については，過度な期待は避けたほうがいいかもしれませんね。また，エビデンスが確認されたものを摂取することをお勧めします。

（小川真里子）

参考文献

1) Oyama A, Ueno T, Uchiyama S, et al: The effects of natural S-equol supplementation on skin aging in postmenopausal women: a pilot randomized placebo-controlled trial. Menopause 2012; 19: 202-10.
2) Usui T, Tochiya M, Sasaki Y, et al: Effects of natural S-equol supplements on overweight or obesity and metabolic syndrome in the Japanese, based on sex and equol status. Clin Endocrinol (Oxf) 2013; 78: 365-72.

Q.53

S-エクオール

更年期障害でS-エクオールを勧められましたが，意味はありますか？

Answer

S-エクオールによって更年期症状が改善し，骨粗鬆症や関節痛，動脈硬化，メタボリック症候群などのリスクが低減することが期待されます。なお，S-エクオールは比較的安全に使用できますが，摂りすぎには注意が必要です。

Point

- S-エクオールの使用により，ホットフラッシュなどの更年期症状の改善が期待される。
- 骨代謝，脂質代謝，血管機能，糖代謝，皮膚などへの効果も期待されるが，疾患発症リスクにまで影響を及ぼすか否かについては結論が得られていない。
- なお，S-エクオールによる重大な有害事象はこれまで報告されていないが，あくまでも定められた範囲内で使用するよう留意が必要である。

大豆イソフラボンの一種であるダイゼインは，腸内細菌によって代謝されエクオールとなる。エクオールにはS体とR体が存在し，ヒトの血液や尿においてはS体のエクオール（S-エクオール）が検出される。

S-エクオールは骨や血管に分布するERβへの親和性が高く，主に生殖器に分布するERαへの親和性は低い。

図1 S-エクオールの更年期障害において期待される効果

S-エクオール

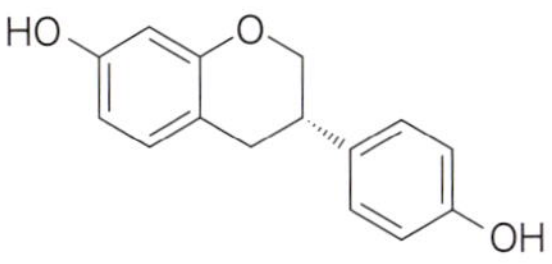

更年期女性・閉経後女性において確認されている効果
- ホットフラッシュの改善
- 骨代謝マーカーの改善
- 冠動脈性心疾患のマーカーを改善
- HbA1cの低下
- LCL-Cの低下
- しわの面積と深さを減少

I 栄養素・サプリメント編

II 疾患編

S-エクオールがホットフラッシュなどの更年期症状を軽減させることについては一定のコンセンサスが得られている。また，S-エクオールが骨代謝マーカーや冠動脈性心疾患のマーカーを改善することが報告されているが，これらが疾患発症予防にまで結びつくか否かについては結論が得られていない。

　その他，関節や皮膚への効果，抗腫瘍効果，認知機能への効果なども期待されているが，これらについては情報量が少なく今後の検証が必要とされる。

Evidence

- **Aso T, et al：J Womens Health（Larchmt）2012**[1]：日本で行われた二重盲検プラセボ対照試験：ホットフラッシュを有する女性（エクオール非産生）を対象とした検討において，12週間のS-エクオールの使用はプラセボと比較してホットフラッシュの頻度を有意に減少させた。
- **Daily JW, et al：J Med Food 2019**[2]：S-エクオールがホットフラッシュに及ぼす影響について検討したメタアナリシス（RCTのみを対象）：ホットフラッシュを有する女性（エクオール非産生）において，S-エクオールはホットフラッシュスコアを低下させる。
- **Yoshikata R, et al：J Altern Complement Med 2018**[3]：日本で行われた前向き観察研究：44〜74歳の女性を対象とした検討において，1年間のS-エクオールの使用は骨代謝や心血管系のパラメーターを改善した。
- **Usui T, et al：Clin Endocrinol（Oxf）2013**[4]：日本で行われたランダム化比較試験：過体重または肥満の女性を対象とした検討において，12週間のS-エクオールの使用はHbA1cとLDL-Cを低下させた。
- **Oyama A, et al：Menopause 2012**[5]：日本で行われたRCT：閉経後女性（エクオール非産生）を対象とした検討において，12週間のS-エクオールの使用はしわの面積と深さを減少させた。

実際にこんな感じで説明してみましょう

　更年期症状が改善する可能性があります。その他の効果も期待できますので，使用を検討してみてはいかがでしょうか。

（岩佐　武）

参考文献

1) Aso T, Uchiyama S, Matsumura Y, et al: A natural S-equol supplement alleviates hot flushes and other menopausal symptoms in equol nonproducing postmenopausal Japanese women. J Womens Health(Larchmt)2012; 21: 92-100.

2) Daily JW, Ko BS, Ryuk J, et al: Equol Decreases Hot Flashes in Postmenopausal Women: A Systematic Review and Meta-Analysis of Randomized Clinical Trials. J Med Food 2019; 22: 127-39.

3) Yoshikata R, Myint KZY, Ohta H: Effects of Equol Supplement on Bone and Cardiovascular Parameters in Middle-Aged Japanese Women: A Prospective Observational Study. J Altern Complement Med 2018; 24: 701-8.

4) Usui T, Tochiya M, Sasaki Y, et al: Effects of natural S-equol supplements on overweight or obesity and metabolic syndrome in the Japanese, based on sex and equol status. Clin Endocrinol (Oxf) 2013; 78: 365-72.

5) Oyama A, Ueno T, Uchiyama S, et al: The effects of natural S-equol supplementation on skin aging in postmenopausal women: a pilot randomized placebo-controlled trial. Menopause 2012; 19: 202-10.

Q.54

ビタミンE

更年期障害でビタミンEを摂取している友人がいました。摂ったほうがいいですか？

Answer

ビタミンEには動脈硬化や骨粗鬆症を予防する効果があるとされています。また，認知症やうつ病の予防効果も期待されています。食品にも含まれていますが，サプリメントとして効率的に摂取することができます。

Point

- ビタミンEには抗酸化作用があり，脂質の酸化を抑制することで動脈硬化を予防するとされている。
- ビタミンEには骨粗鬆症の予防効果があるとされているが，過剰摂取した場合には逆に骨量が低下する可能性もある。その他，認知症やうつ病の予防効果についても報告されている。

　ビタミンEは抗酸化作用をもち，8種類のサブタイプが存在する。このうち最も抗酸化作用が高いのがα-トコフェロールで，ビタミンEとほぼ同義として扱われることが多い。

　ビタミンEは食品（サプリメントを含む）から摂取する必要があるが，通常の摂取法であれば耐用量上限を超える可能性は低い。

　疫学研究においてビタミンEの摂取量が多いほど，冠動脈疾患や認知症のリスクが低いことが報告されている。

　また，周閉経期においてビタミンEの摂取量多い女性や血清ビタミンEが高い女性では骨粗鬆症のリスクが低いことが報告されている。

　一方，動物実験にてビタミンEが骨粗鬆症を増悪させる可能性が示されているが，本研究では過剰な量のビタミンEを摂取させていることに注意が必要である。

図1 ビタミンEの更年期障害において期待される効果

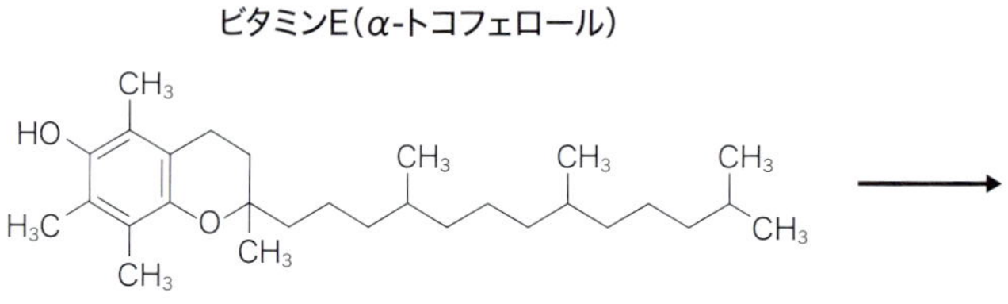

ビタミンE（α-トコフェロール）

期待される効果
・動脈硬化の予防
・骨粗鬆症の予防
・認知症の予防
・うつ病の予防

Evidence

- **Stampfer MJ, et al：N Engl J Med 1993**[1]：米国 Nurses' Health Study による大規模疫学研究：34〜59歳の女性87,245名を対象とした8年間の観察研究において，ビタミンE摂取量が多い群では冠動脈疾患のリスクが低かった。
- **Aoki S, et al：Sci Rep 2021**[2]：日本の Circulatory Risk in Communities Study による疫学研究：3,739名の地域住民を対象とした20年間の観察研究において，ビタミンE摂取量が多い群では認知症のリスクが低かった。
- **Ding J, et al：Front Nutr 2022**[3]：ビタミンEとうつ病の関係を検討したメタアナリシス：うつ病患者は対照に比べてビタミンEの摂取量が少ない。
- **Odai T, et al：Nutrients 2019**[4]：日本で行われた横断研究：ホルモン補充療法や骨粗鬆症治療をしていない中高年女性157名を対象とした検討において，ビタミンEの1日摂取量と腰椎骨密度が正の相関を示した。
- **Mata-Granados JM, et al：J Bone Miner Metab 2013**[5]：スペインで行われた横断研究：232名の閉経後女性を対象とした検討において，血清ビタミンEが高いほど骨密度が高かった。
- **Fujita K, et al：Nat Med 2012**[6]：日本で行われた基礎研究：ビタミンE（α-tocopherol）をノックアウトしたマウスでは骨量が増加しα-tocopherolを投与したマウスでは骨量が低下する。これには破骨細胞の機能の亢進がかかわる。

 実際にこんな感じで説明してみましょう

　動脈硬化や骨粗鬆症の予防につながる可能性があります。その他の効果も期待できますので，使用を検討してみてはいかがでしょうか。

（岩佐　武）

参考文献

1) Stampfer MJ, Hennekens CH, Manson JE, et al: Vitamin E consumption and the risk of coronary disease in women. N Engl J Med 1993; 328: 1444-9.
2) Aoki S, Yamagishi K, Maruyama K, et al: Dietary intake of tocopherols and risk of incident disabling dementia. Sci Rep 2021; 11: 16429.
3) Ding J, Zhang Y: Associations of Dietary Vitamin C and E Intake With Depression. A Meta-Analysis of Observational Studies. Front Nutr 2022; 9: 857823.
4) Odai T, Terauchi M, Hirose A, et al: Bone Mineral Density in Premenopausal Women Is Associated with the Dietary Intake of α-Tocopherol: A Cross-Sectional Study. Nutrients 2019; 11: 2474.
5) Mata-Granados JM, Cuenca-Acebedo R, Luque de Castro MD, et al: Lower vitamin E serum levels are associated with osteoporosis in early postmenopausal women: a cross-sectional study. J Bone Miner Metab 2013; 31: 455-60.
6) Fujita K, Iwasaki M, Ochi H, et al: Vitamin E decreases bone mass by stimulating osteoclast fusion. Nat Med 2012; 18: 589-94.

Q.55 ビタミンEがPMSに効くって本当ですか？

.... ビタミンE

PMSの一部の症状に関しては効果がある可能性があります。

Point

- PMSは酸化ストレスの変動が病因の一部と考えられている。
- 抗酸化作用を期待したビタミンEのPMS症状改善効果を期待する最近のエビデンスは認めない。
- ビタミンEの抗利尿作用によるPMS特有の四肢浮腫の改善は期待できる。

　月経前症候群（premenstrual syndrome；PMS）の発症メカニズムは明らかにされていないが，月経前特有の酸化ストレスの変動に関与している可能性がある[2]。ところが，PMSと酸化ストレスの変動を調べた研究は少なく，結果に関しても相反する結論である[3〜5]。一

表1 血中ビタミンE濃度とPMS症状の有無との関連

PMS症状	α-トコフェロール* オッズ比（95%CI） per μg/dL	γ-トコフェロール* オッズ比（95%CI） per μg/dL
悲しみ	1.03（0.91, 1.16）	0.86（0.51〜1.46）
泣き虫	0.99（0.82, 1.19）	0.97（0.49〜1.91）
怒り	0.93（0.83, 1.04）[a]	0.91（0.60〜1.39）
眠気	1.19（1.003, 1.41）	0.97（0.49〜1.89）
緊張	0.92（0.84, 1.02）	0.89（0.63〜1.26）
チョコレートへの欲求	1.03（0.91, 1.16）	0.82（0.55〜1.24）
下腹部痙攣	0.98（0.89, 1.07）	0.72（0.51〜1.01）
四肢の浮腫	0.92（0.75, 1.13）	0.33（0.16〜0.65）[a]
にきび	0.96（0.84, 1.10）	0.64（0.39〜1.04）
食欲の変化	0.97（0.87, 1.09）	0.70（0.45〜1.09）

a：$P < 0.05$
*：トコフェロールはビタミンEの一種で，大部分がα体あるいはγ体であるが，α-トコフェロールの生物活性が最も高い。

（Frankel RA, et al: BMC Women's Health 2021; 21(1): 49より引用）

女性医学（女性ヘルスケア）

方で，抗酸化物質であるビタミンEのPMSへの効果が期待される。最近の研究では，PMSに対してマグネシウム[6]，ビタミンB$_6$[7]やハーブ[8〜12]の有効性を示すいくつかの報告があるが，いずれも高いエビデンスのものではなかった。

現在，米国産科婦人科学会（American College of Obstetricians and Gynecologists）がPMS症状に対して推奨しているサプリメントは，カルシウム（身体的不快感と気分症状の両方を軽減する）とマグネシウム（水分貯留，乳房圧痛，気分症状の軽減に役立つ）のみである[1]。

Evidence

抗酸化物質であるビタミンEのPMSに対するエビデンスは非常に限られている。

■ **London R, et al：J Reprod Med 1987**[13]：ランダム化比較試験：プラセボと比較して400IUのビタミンEの一つであるα-トコフェロールを投与することでPMS症状が有意に軽減することが示され，重度のPMSを患っている女性では，社会的障害と性欲に最大の改善が見られた。

■ **Frankel RA, et al：BMC Women's Health 2021**[14]：前向きコホート研究：抗酸化物質である血清ビタミンE（α-トコフェロール，γ-トコフェロール）濃度とPMSの症状および重症度との関連を検討したところ，血清α-トコフェロール濃度とPMS症状の有病率や重症度とは関連性を認めなかったが，利尿作用を有するγ-トコフェロールのみが四肢の浮腫と関連性を認めた（オッズ比0.33，95％CI 0.16〜0.65，μg/dLあたり）（表1）。

■ **Kato S, et al：Acta Medica Nagasakiensia 2009**[15]：ランダム化比較試験：四肢浮腫を伴うPMSの女性20名に対して無作為に2群に分け，γ-トコフェロール*群：γ-トコフェロール400mg/日，対照群：プラセボを7日間投与したところ，γ-トコフェロール群で尿中γ-CEHC排泄量が有意に高く，すべての対象者の浮腫が改善されたと報告している。

　*：γ-トコフェロールは2,7,8-トリメチル-2-（2'カルボキシエチル）-6-ヒドロキシクロマン（γ-CEHC）に大きく代謝され，ナトリウム利尿活性を有する。

■ **Higuchi T, et al：BMC Complement Med Ther 2023**[16]：ランダム化クロスオーバー比較試験：黄体期（高温相）に浮腫を訴えるPMSの女性51名に対して，無作為に2群に分け，γ-トコフェロール群：γ-トコフェロール360mg/日，対照群：プラセボを7日間摂取した。その後，クロスオーバー方式で両群ともにγ-トコフェロールとプラセボを7日間摂取した。すると血漿中γ-CEHC濃度は，γ-トコフェロール摂取によりプラセボ摂取より有意に高く，γ-トコフェロール摂取とプラセボ摂取の24時間尿中ナトリウム排泄量の平均差は10.6mEq（95％CI：0.1，21.4，p＝0.05，検出力55％）であった。さらに，γ-トコフェロール摂取がプラセボ摂取よりも「疲労」・「イライラ・怒りっぽい」ならびに四肢浮腫の症状が有意に減少していた。

精神的な不定愁訴が緩和された機序は不明であるが，γ-トコフェロールによる利尿作用がPMS特有の水分貯留を解消させたために，心身的な副次的な効果とし

て現れたと推測している。

　ビタミンEのPMSに対する効果としてはエビデンスとしては限られているため，PMSという多種多様な不定愁訴に対して包括的な効果は期待できないが，ビタミンEの利尿作用に期待すれば一部の身体的・心身的な不定愁訴に有効な可能性がある。

　一方で，抗酸化物質としてのビタミンEがPMSを改善させるエビデンスは新しく，有効性のあるものは認めない。

 実際にこんな感じで説明してみましょう

　ビタミンEの抗酸化作用を期待したPMSへの効果のエビデンスは認めていませんが，ビタミンEの抗利尿作用によるむくみの改善などはあるようです。もしかしたら，むくみが取れることで，気持ちも楽になるのかもしれませんね。

（太田邦明）

参考文献

1) American College of Obstetricians and Gynecologists: Premenstrual syndrome (PMS). Patient Education FAQs. 2015. https://www.acog.org/womens-health/faqs/premenstrual-syndrome（最終閲覧日：2024年12月11日）
2) Borenstein JE, Dean BB, Endicott J, et al: Health and economic impact of the premenstrual syndrome. J Reprod Med 2003; 48(7): 515-24.
3) Duvan CI, Cumaoglu A, Turhan NO, et al: Oxidant/antioxidant status in premenstrual syndrome. Arch Gynecol Obstet 2011; 283(2): 299-304.
4) Balat O, Dikensoy E, Ugur MG, et al: Malon dialdehyde, nitrite and adrenomedullin levels in patients with premenstrual syndrome. Arch Gynecol Obstet 2007; 275(5): 361-5.
5) Smits RM, Mackenzie-Proctor R, Fleischer K, et al: Antioxidants in fertility: impact on male and female reproductive outcomes. Fertil Steril 2018; 110(4): 578-80.
6) Parazzini F, Di Martino M, Pellegrino P: Magnesium in the gynecological practice: a literature review. Magnes Res 2017; 30(1): 1-7.
7) Retallick-Brown H, Blampied N, Rucklidge JJ: A pilot randomized treatment-controlled trial comparing vitamin B6 with broad-spectrum micronutrients for premenstrual syndrome. J Altern Complement Med 2020; 26(2): 88-97.
8) Farahmand M, Khalili D, Ramezani Tehrani F, et al: Could Anise decrease the intensity of premenstrual syndrome symptoms in comparison to placebo？ A double-blind randomized clinical trial. J Complement Integr Med 2020; doi: 10.1515/jcim-2019-0077.
9) Inanmdar W, Sultana A, Mubeen U, et al: Clinical efficacy of Trigonella foenum graecum (Fenugreek) and dry cupping therapy on intensity of pain in patients with primary dysmenorrhea. Chin J Integr Med 2016; doi: 10.1007/s11655-016-2259-x.
10) Jang SH, Kim DI, Choi M-S: Effects and treatment methods of acupuncture and herbal medicine for premenstrual syndrome/premenstrual dysphoric disorder: systematic review. BMC Complement Altern Med 2014; 14: 1-13.
11) Maleki-Saghooni N, Karimi FZ, Moghadam ZB, et al: The effectiveness and safety of Iranian herbal

medicines for treatment of premenstrual syndrome: A systematic review. Avicenna J Phytomed 2018; 8(2): 96-113.

12) Verkaik S, Kamperman AM, van Westrhenen R, et al: The treatment of premenstrual syndrome with preparations of Vitex agnus castus: a systematic review and meta-analysis. Am J Obstet Gynecol 2017; 217(2): 150-66.

13) London R, Murphy L, Kitlowski K, et al: Efficacy of alpha-tocopherol in the treatment of the premenstrual syndrome. J Reprod Med 1987; 32(6): 400-4.

14) Frankel RA, Michels KA, Kim K, et al: Serum antioxidant vitamin concentrations and oxidative stress markers associated with symptoms and severity of premenstrual syndrome: a prospective cohort study. BMC Women's Health 2021; 21(1): 49.

15) Kato S, Shiraishi K, Koshida S, et al: The Effects of γ-tocopherol Administration on Pretibial Edema in Young Women with Premenstrual Syndrome. Acta Medica Nagasakiensia 2009; 53(3): 59-64.

16) Higuchi T, Ueno T, Uchiyama S, et al: Effect of γ-tocopherol supplementation on premenstrual symptoms and natriuresis: a randomized, double-blind, placebo-controlled study. BMC Complement Med Ther 2023; 23(1): 136.

Q.56

レスベラトロール

アンチエイジングを目的としてレスベラトロールを摂取している友人がいました。摂取して効果は期待できますか？

Ⓐnswer

レスベラトロールのアンチエイジング作用を発揮するための適切な量を内服するのは困難ですが，更年期症状の改善作用はあるかもしれません。

Point

レスベラトロールは炎症，酸化ストレスに関して抑制的に作用し，糖尿病，脂質異常症などの代謝内分泌機能，血小板凝集，心臓保護，血管弛緩などの心血管機能，神経系などにも保護的な効果を示すことから，身体機能調節に関して良好な方向に機能することが知られている。また，更年期症状の改善作用があるという報告はあるが，体内への吸収はきわめて悪く，効果を発揮する量である至適濃度へ設定することも困難である。

　レスベラトロールは抗酸化作用をもつポリフェノールの一種であり，各種ベリー，茶，ナッツ，花など多くの植物に含まれているが，赤ブドウの果皮（赤ワイン：0.2～5.8mg/L）に特に多く含まれていることが有名である。

　レスベラトロールの内服による吸収率は非常に低いことが知られている。レスベラトロールは内服で投与されると腸内において吸収されるが，腸内細菌叢で直接的変化を受ける。ただその体内への吸収率は著しく低く，25％は糞便排泄，75％が腸管から吸収されるものの，最終的に全身へ分布するのが1.5％程度であると推測されている（図1)[1]。吸収性が低い理由としてレスベラトロールが疎水性であることが挙げられている。レスベラトロールの毒性に関する報告は比較的少ないことから，多く摂取すればいいという考え方もあるが，毒性なくレスベラトロールの利点を最大化できる内服での至適投与量は不明であり，大量投与では，かえって酸化ストレスを高める可能性すら考えられている。また，レスベラトロールに関連する研究は大半がin vitroのものであり臨床研究はさほど多くない。

　海外ではイタドリ（Polygonum cuspidatum）から抽出されたものがサプリメントとして販売されているが，日本では緩下作用があるエモジンが混入しうることから，イタドリ由来のレスベラトロール販売が禁止されていることに注意する必要がある。

図1 レスベラトロールの体内代謝

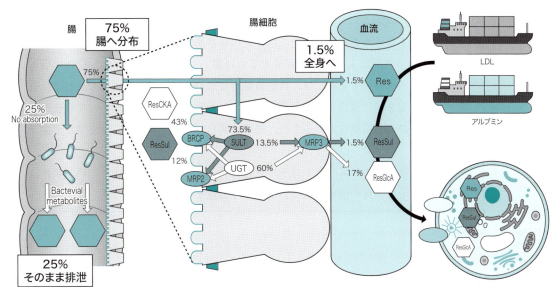

(Vesely O, et al: Nutrients 2021; 13(9): 3095 より引用)

Evidence

- **Walle T, et al：Drug Metab Dispos 2004**[2]：基礎研究：レスベラトロールは25mg内服すると，代謝物のピーク血中濃度は491±90ng/mL（〜2μm）であり，半減期が9.2±0.6時間である。
この濃度は一般にレスベラトロールが効果を発揮すると考えられている濃度（数十μm）より著しく低い。レスベラトロール450mg/日の摂取は，体重60kgの者にとって安全な用量であるとされているが，1,000mg/日以上の用量のレスベラトロール摂取は，CYP3A4，CYP2C9，CYP2D6などのチトクロームP450アイソザイムを阻害する一方，CYP1A2を活性化するため，薬物動態に変化をもたらしうる。

- **Thaung Zaw JJ, et al：Menopause 2020**[3]：ランダム化比較試験：更年期の身体症状および一般的な健康状態は，RVT投与後に改善された（各 $p=0.024$，$p=0.010$）。レスベラトロール投与は体重過多の人において，複合疼痛スコアを減少させた（$p<0.001$）。これは，過呼吸に対する脳血管反応性の改善と相関（$R=-0.329$，$p=-0.014$）していた。

- **Davinelli S, et al：Maturitas 2017**[4]：ランダム化比較試験：更年期障害評価尺度（MRS）スコアでみた更年期症状，腟乾燥（−85.7％），心不快感（−78.8％），性的問題（−73.3％）は有意に改善し，精神症状尺度Hamilton Rating Scale for Depressionは，12週目に仕事と活動で有意に改善した（−94.1％）。また治療群ではNottingham Health Profileの睡眠領域にも有意な改善が認められた（$p<0.001$）。

実際にこんな感じで説明してみましょう

　レスベラトロールの抗酸化作用には一定の科学的根拠がありますが，その吸収率の低さから，内服による効果を実感するのは難しいかもしれません．レスベラトロールの摂取を検討する際には，自分の健康状態や目指す健康効果に合わせて，信頼できる情報を基に選択することが大切です．大量投与をするとかえって酸化ストレスを亢進させる可能性もあるため，適用に関してはその量に十分な注意が必要です．

食品よりも高濃度のレスベラトロールを含むサプリメントも市販されていますが，サプリメントの品質や信頼性についてはよく調査することが重要です．

（平池　修）

参考文献

1) Vesely O, Baldovska S, Kolesarova A: Enhancing Bioavailability of Nutraceutically Used Resveratrol and Other Stilbenoids. Nutrients 2021; 13: 3095.
2) Walle T, Hsieh F, DeLegge MH, et al: High absorption but very low bioavailability of oral resveratrol in humans. Drug Metab Dispos 2004; 32: 1377-82.
3) Thaung Zaw JJ, Howe PRC, Wong RHX: Long-term resveratrol supplementation improves pain perception, menopausal symptoms, and overall well-being in postmenopausal women: findings from a 24-month randomized, controlled, crossover trial. Menopause 2020; 28: 40-9.
4) Davinelli S, Scapagnini G, Marzatico F, et al: Influence of equol and resveratrol supplementation on health-related quality of life in menopausal women: A randomized, placebo-controlled study. Maturitas 2017; 96: 77-83.

Q.57

イソフラボン

アンチエイジングでイソフラボンを摂取している友人がいました。摂ったほうがいいですか?

Answer

大豆イソフラボンのサプリメントは推奨される摂取量が内閣府食品安全委員会の指針により決められています。豆腐や納豆などといった日本の伝統的な大豆食品とは異なり長い食経験があるとはいえないため,大豆イソフラボンのみをサプリメントとして摂取するよりも,大豆食品を適切量摂取したほうがより理想的です。

Point

- イソフラボンは腸内細菌による代謝を受けて植物エストロゲンとしての作用をもつようになる。
- 食品安全委員会から出されたガイドライン[1]によると,大豆イソフラボンの安全な1日上乗せ摂取量の上限値が30mg/日,日本人の食生活における日常的な大豆イソフラボンの安全と考えられる1日摂取目安量の上限を70～75mg/日とされているため,基本的にこの量の範囲内でサプリメントとして摂取するとよい。

大豆イソフラボンは,主に大豆胚芽に多く含まれるフラボノイドの一種であり,ゲニステイン,ダイゼイン,グリシテインの3種非配糖体(イソフラボン・アグリコン)および配糖体,配糖体のアセチル化体,マロニル化体を含む。食品中で大豆イソフラボンは配糖体として存在しているが,腸管で吸収されるときに糖鎖が外れ生物学的利用能が向上する(図1)。従って,イソフラボンがヒトの健康にもたらす恩恵は,宿主の腸内細菌叢の影響を強く受けている。例外的に,味噌,納豆等の大豆発酵食品中には大豆イソフラボンの非配糖体が多く含まれる。これら物質は植物エストロゲンとして知られており,いずれも主にエストロゲン受容体βを介して作用し,体内における作用を司る。

イソフラボンは,骨粗鬆症改善[2],心血管疾患リスク低下,更年期QOL改善[3],各種がん(乳癌,前立腺癌など)のリスク低下,神経変性疾患の改善など,ヒトの健康に有益な効果をもたらすとされている。これらの有益な作用は,アンチエイジングとして特別な意味をもち,現在でも多くの臨床研究が行われている。

食品安全委員会は2006年に大豆イソフラボンを関与成分とする特定保健用食品のリスク評価を提出しており,大豆イソフラボンの安全な1日上乗せ摂取量の上限値を30mg/日とした。また,日本人の食生活における日常的な大豆イソフラボンの安全と考えられる1

図1 イソフラボンの代謝経路

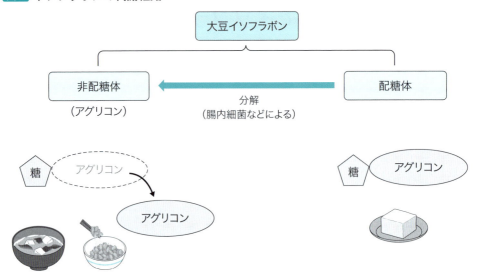

日摂取目安量の上限を70〜75mg/日と設定している[4]。大豆イソフラボンを含む特定保健用食品3品については，リスク評価のサマリーがあり参考にするとよい[5]。

大豆イソフラボンに含まれるダイゼインは，体内で代謝分解されることによりエクオールになることが知られている。大豆イソフラボンの摂取は，アンチエイジングとして有益な可能性があるが，子宮内膜に対する影響もありうる[6]ことから摂取量には注意が必要であろう。

> **Evidence**
>
> - Ma DF et al : Clin Nutr 2008[2]：閉経後女性を対象に実施された介入試験では，50〜100mg/日のイソフラボンアグリコンを6カ月から2年間摂取することにより腰椎あるいは大腿骨の骨密度の上昇が認められた。
> - Sammartino A, et al : Gynecol Endocrinol 2003[3]：閉経後女性をランダムに2群に分け，ゲニステイン含有錠剤（36mg/日，51.9±1.85歳，閉経後17.6±3.1月），または対照錠（31名，51.6±1.75歳，同17.0±3.4月）を48週間摂取させたところ，摂取群では試験前及び対照群に比べ更年期障害指数（KI）が有意に減少した（$P<0.05$）。
> - Unfer V, et al : Fertil steril 2004[6]：閉経後女性319名をランダム化二重盲検法によって，大豆イソフラボン錠剤150mg/日（154名，試験開始時49±4.3歳，閉経後5.6±4.3年），または対照錠剤（165名，32名の脱落例等を除く，同50±3.9歳，同5.8±4.5年）を5年間摂取させ，病理組織学的解析を行った。試験終了時には摂取群の3.8%（6名）が子宮内膜増殖症（うち5名は単純型，1名は複雑型）と診断された。一方対照群においては認められなかった。両群において異型子宮内膜増殖症，および子宮内膜がんと診断された被験者はいなかった。

実際にこんな感じで説明してみましょう

　大豆製品（豆腐，納豆，豆乳，味噌など）を日常的に摂取することが，自然な方法でイソフラボンを取り入れる方法です．これにより，イソフラボン以外の栄養素も同時に摂取でき，健康全般に良い影響を与える可能性があります．大豆イソフラボンを含むサプリメントも市販されていますが，サプリメントの品質や用量については注意が必要です．

　アンチエイジングや更年期症状の管理には，イソフラボン以外にも，バランスの取れた食事，適度な運動，十分な睡眠のような総合的なアプローチが重要です．大豆イソフラボンの摂取は，更年期症状の軽減やアンチエイジングに対して一定の効果が期待されます．ただし，その効果は個人の体質や健康状態に依存するため，自分自身にとって最適な摂取方法を見つけることが重要です．医師や栄養士と相談しながら，総合的な健康管理を行うことが推奨されます．

（平池　修）

参考文献

1) 食品安全委員会：FSC Views 大豆及び大豆イソフラボンに関するQ＆A. https://www.fsc.go.jp/sonota/daizu_isoflavone.html#15（最終閲覧日2024年12月13日）
2) Ma DF et al. Soy isoflavone intake increases bone mineral density in the spine of menopausal women: meta-analysis of randomized controlled trials. Clin Nutr 2008; 27(1): 57-64.
3) Sammartino A, Di Carlo C, Mandato VD, et al: Effects of genistein on the endometrium: ultrasonographic evaluation. Gynecol Endocrinol 2003; 17(1): 45-9.
4) 食品安全委員会：大豆イソフラボンを含む特定保健用食品の安全性評価の基本的な考え方. https://www.fsc.go.jp/iken-bosyu/pc_isoflavone180309_4.pdf（最終閲覧日2024年12月13日）
5) 食品安全委員会：大豆イソフラボンを含む特定保健用食品3品目の食品健康影響評価について. https://www.fsc.go.jp/sonota/9gou_2.pdf（最終閲覧日2024年12月13日）
6) Unfer V, Casini ML, Costabile L, et al: Endometrial effects of long term treatment with phytoestrogens : a randomized, double-blind, placebo-controlled study , Fertil steril 2004; 82(1): 145-8.

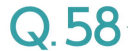

ビタミンB

Q.58
アンチエイジングでビタミンBを摂取している友人がいました。摂ったほうがいいですか?

脳卒中や認知症を予防する可能性があります。

Point

- ビタミンB群はOne Carbon Metabolism（一炭素代謝）に作用し，ホモシステインを低下させる目的としてアンチエイジング効果がある。
- ビタミンB群摂取による認知症・アルツハイマー病や脳卒中に対するアンチエイジング効果を認めている。

　ビタミンBは水溶性ビタミンであり，体内に蓄積しにくいため有害作用が少ないとされているが，近年の公衆衛生学的な研究によりビタミンBのアンチエイジング効果が多数報告されている。

　ビタミンB群のアンチエイジングは葉酸代謝経路"One Carbon Metabolism"（一炭素代謝 Q9「葉酸サプリメントの代謝経路を教えてください。」p42参照）で説明が可能である。つまり，ビタミンBの摂取によりホモシステインの蓄積防ぐことである。

　ホモシステインは必須アミノ酸であるメチオニンの代謝副産物として生成されるアミノ酸であり，このメチオニンの代謝に必要となるのがビタミンB群（葉酸・ビタミンB_2・ビタミンB_6・ビタミンB_{12}）である。葉酸を含むビタミンB群が欠乏するとホモシステインからメチオニンやシスタチオンへの変換が停滞し，ホモシステインが細胞内から血液中に移行して蓄積し，身体的に悪影響を及ぼすことが知られている。そのため，ビタミンB群を増やすことは，ホモシステイン濃度を下げることができる[1]。

　ホモシステインの蓄積は，血管内皮障害を引き起こし，血管内に血栓を形成する（図1）。そのため脳血管障害（脳卒中）をはじめ，認知症，アルツハイマー病，統合失調症，うつ病など精神疾患の原因になることが知られている。

　そのため，ビタミンB群の摂取がホモシステインを下げることにより，アンチエイジング効果を発揮する可能性がある[3〜5]。

　日本人でもホモシステインが認知症のマーカーとなることから，超高齢化社会を迎えている日本でもビタミンB群摂取による認知症予防が議論されるべきかもしれない。

　血中ホモシステイン値を低下させておくことは，脳卒中や認知症を予防するだけでな

図1 ホモシステインの血栓形成作用

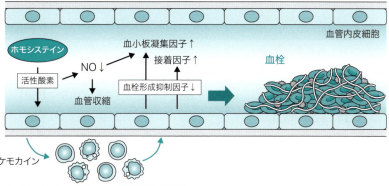

（荒田尚子ほか：プレコンセプションケア．P138，メジカルビュー社，東京，2024より引用）

く，寿命さえも制御する可能性が示唆されたことからホモシステインのアンチエイジング作用のポテンシャルの高さをうかがわせる[8]。

Evidence

- **Seshadri S, et al：N Engl J Med 2002**[3]：前向きコホート研究：Framingham Study（フラミンガム研究）：1984年から心血管疾患の予測因子および自然歴を明らかにするために，ボストン郊外のFramingham在住の男女5,209人（30〜62歳）を対象に開始された大規模な前向きコホート研究。血中ホモシステイン値と認知症およびアルツハイマー病との間に強い相関を認め，ホモシステイン値が5μmol/L増加するとリスクが40％増加した。

- **Douaud G, et al：Proc Natl Acad Sci USA 2013**[4]：ランダム化比較試験：認知症リスクの高い高齢者に対してランダム化によりビタミンB群（葉酸0.8mg，ビタミンB6 20mg，ビタミンB12 0.5mg）摂取群とプラセボ群により2年間追跡したところ，プラセボ群に比較してビタミンB群摂取群では，有意に血中ホモシステイン値が低く，脳の萎縮が7倍も抑制されることが報告された。

- **Ji Y, et al：Neurology 2013**[5]：メタアナリシス：14件のランダム化比較試験によるメタアナリシス。ビタミンB群の補充によりホモシステインを低下させることが脳卒中イベントを減少させた（OR 0.93，95％CI：0.86〜1.00，p＝0.04）。

- **Chen S, et al：J Neurol Neurosurg Psychiatry 2020**[6]：前向きコホート研究：2002年から2012年にかけて，認知症のない60歳以上の日本人1,588人を前向きに追跡したところ，追跡期間中に372人が認知症となり血中ホモシステイン値が約8μmol/Lから認知症リスクが高くなり，血中ホモシステイン値を5分位にしたところ最も低い血中ホモシステイン値（≦6.5μmol/L）に比較して，最も高い血中ホモシステイン値（11.25μmol/L）の場合にはハザード比：2.28（95％CI 1.51-3.43；P＜0.001）であった（表1）。血中ホモシステイン値に影響を及ぼすMTHFR遺伝子多型（メチレンテトラヒドロ葉酸還元酵素C677T）（p44）

表1 血中ホモシステイン値と脳卒中のリスク

ホモシステイン値 (μmol/L)	患者数	調整ハザード比	P値
Q1：≦6.4	54	1.0	
Q2：6.5〜7.6	55	1.13（0.77〜1.66）	0.53
Q3：7.7〜9.0	68	1.25（0.85〜1.82）	0.25
Q4：9.1〜11.4	80	1.38（0.93〜2.03）	0.11
Q5：≧11.5	115	2.28（1.51〜3.43）	P＜0.001
P値（トレンド検定）		＜0.001	

＊調整因子：年齢，性別，学歴，高血圧，糖尿病，脂質値，BMI，喫煙（有無・期間），身体活動度，アルコール摂取状況，血清葉酸値，血清ビタミンB12値

（Chen S, et al：J Neurol Neurosurg Psychiatry 2020；91：540-6より引用）

との層別解析ではリスク対立遺伝子の保因者（CT型あるいはTT型）と非保因者（CC型）でも関連性があり，保因者ではより強い傾向を認めた（p for heterogeneity = 0.07）。

- Wang Z, et al：Nutr Rev 2022[7]：メタアナリシス：最近，95件の研究（RCT：25件，コホート研究：20件，横断的研究：50件）を用いたメタアナリシスによると，ビタミンB群摂取がミニメンタルステート検査スコアの改善（6,155例，MD：0.14，95％CI：0.04〜0.23），プラセボと比較した認知機能低下の有意な遅延（4,211例，MD：0.16，95％CI：0.05〜0.26）が認め，ビタミンB群介入期間が12カ月を超える群では，プラセボと比較し，認知機能低下の減少が認められた（3,814例，MD：0.15，95％CI：0.05〜0.26）。（MD：Mean difference）
- Richards JB, et al：Atherosclerosis 2008[8]：1,319人の健常者のリンパ球のテロメア長と血中ホモシステイン値を解析したところ，負の相関関係にあることが確認された。

実際にこんな感じで説明してみましょう

　ビタミンBは水溶性ビタミンで，体には比較的安全であり，摂取することで有害作用のあるホモシステインを低下させる作用があります。そのため脳卒中や認知症を予防するという報告がありますが，あくまでもサプリメントで治療薬ではないため，しっかりと病院で診てもらうことは忘れないでください。

COLUMN

注目のサプリメントNMNもビタミンB

近年，ニコチンアミドモノヌクレオチド（nicotinamide mononucleotide；NMN）のサプリメントが，アンチエイジング領域でも話題になっている．NMNは，もともとはビタミンB_3からつくられ，体内で生成される栄養素であるが，年齢とともに生成が低下し，ニコチンアミドアデニンジヌクレオチド（nicotinamide adenine dinucleotide；NAD^+）の生成量も大幅に低下する[9]．具体的には，NMN投与によるNAD^+レベルの上昇は，サーチュイン遺伝子の活性化，DNA修復，ゲノム不安定性の改善，エピジェネティックな変化，ミトコンドリア機能障害の改善とオートファジー（自食作用）を促進することにより，テロメアの短縮と炎症誘発性サイトカインを減らし，耐糖能異常とインスリン感受性を改善することによって包括的なアンチエイジング効果を示すと考えられている[10]．NMNのもととなるビタミンB_3そのものの摂取でもアンチエイジング効果は期待されるが，メタアナリシスでは血糖値の上昇が示されており，NMNと同様な効果を認めなかった[11]．一方で，皮膚の保湿効果や細胞の活性化によるシワ改善などの効果は認めている[12]．

COLUMN

神経管閉鎖障害を予防のための葉酸強化政策の副次効果？

米国やカナダでは1998年より食物への葉酸添加を義務化し，神経管閉鎖障害の発症予防に成功したが，この強化プログラム導入後，女性の脳卒中による死亡率が加速的に減少した（図2）[13]．この時期に脳卒中に対する特効薬が登場したわけではないため，葉酸によるホモシステイン低下による脳卒中予防によるものが推測されている．

図2 葉酸強化政策前後の脳卒中死亡率

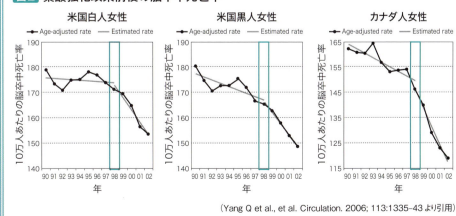

(Yang Q et al., et al. Circulation. 2006; 113:1335-43 より引用)

（太田邦明）

参考文献

1) Rader JI：Folic acid fortification, folate status and plasma homocysteine. J Nutr 2002；132（8 Suppl）：2466S-70S.

2) Smith AD, Refsum H：Homocysteine – from disease biomarker to disease prevention. J Intern Med 2021；290：826-54.

3) Seshadri S, Beiser A, Selhub J, et al：Plasma homocysteine as a risk factor for dementia and Alzheimer's disease. N Engl J Med 2002；346：476-83.

4) Douaud G, Refsum H, de Jager CA, et al：Preventing Alzheimer's disease-related gray matter atrophy by B-vitamin treatment. Proc Natl Acad Sci U S A 2013；110：9523-8.

5) Ji Y, Tan S, Xu Y, et al：Vitamin B supplementation, homocysteine levels, and the risk of cerebrovascular disease. Neurology 2013；81：1298-307.

6) Chen S, Honda T, Ohara T, et al：Serum homocysteine and risk of dementia in Japan. J Neurol Neurosurg Psychiatry 2020；91：540-6.

7) Wang Z, Zhu W, Xing Y, et al：B vitamins and prevention of cognitive decline and incident dementia：a systematic review and meta-analysis. Nutr Rev 2022；80：931-49.

8) Richards JB, Valdes AM, Gardner JP, et al：Homocysteine levels and leukocyte telomere length. Atherosclerosis 2008；200：271-7.

9) Massudi H, Grant R, Braidy N, et al：Age-associated changes in oxidative stress and NAD^+ metabolism in human tissue. PLoS One 2012；7：e42357.

10) Imai S：The NAD World 2.0：the importance of the inter-tissue communication mediated by $NAMPT/NAD^+/SIRT1$ in mammalian aging and longevity control. NPJ Syst Biol Appl 2016；2：16018.

11) Goldie C, Taylor AJ, Nguyen P, et al：Niacin therapy and the risk of new-onset diabetes：a meta-analysis of randomised controlled trials. Heart 2016；102：198-203.

12) Matts P, Oblong J, Bissett DL：A Review of the range of effects of niacinamide in human skin. Int Fed Soc Cosmet Chem Mag 2002；5：285-9.

13) Yang Q, Botto LD, Erickson JD, et al：Improvement in stroke mortality in Canada and the United States, 1990 to 2002. Circulation 2006；113：1335-43.

Q.59

ビタミンC

アンチエイジングで高濃度ビタミンC点滴をしていますが，エビデンスはありますか？

Answer

　高濃度ビタミンC点滴は，皮膚のアンチエイジング効果，免疫機能強化，酸化ストレスの軽減において効果が期待されています。実際，複数の研究によりビタミンCの抗酸化作用やコラーゲン生成促進効果が確認されており，紫外線ダメージや皮膚の老化を遅らせる効果が報告されています。

*P*oint

- 高濃度ビタミンCは強力な抗酸化作用をもち，活性酸素を除去することで細胞の酸化ストレスを軽減し，老化を抑制する可能性がある。
- ビタミンCはコラーゲン合成を促進し，チロシナーゼ活性を抑えることでメラニン生成を減少させ，皮膚のハリや弾力を維持し，シワやたるみ，くすみの予防に寄与する。
- ビタミンCは免疫機能をサポートし，炎症を抑えることで，皮膚の赤みや刺激を軽減し，健康的な肌環境を維持する。
- 高濃度ビタミンC点滴療法の効果に関する科学的エビデンスはまだ十分ではなく，個人差もある。治療を検討する際は，専門医と相談のうえ，信頼できる医療機関で受けることが推奨される。

　高濃度ビタミンC点滴は，アンチエイジングに対して効果が期待されている。ビタミンCの抗酸化作用により酸化ストレスが軽減され，コラーゲン生成が促進されることで，皮膚の老化防止に寄与する。

　静脈内投与は経口摂取を大幅に上回る血中ビタミンC濃度が達成され，強力な抗酸化作用が確認されている（図1）[1]。

　また，ビタミンCは紫外線ダメージの修復や色素沈着の改善にも寄与する可能性がある。ただし，臨床試験のデータは限られており，今後のさらなる研究が必要である。

▶ ビタミンCの主な補酵素としての機能 （図2）[2]

- **コラーゲン合成**：ビタミンCは，コラーゲンの安定化に必要なリシルおよびプロリルヒドロキシラーゼという酵素の補酵素として働く。これにより，皮膚，骨，結合組織の健

I 栄養素・サプリメント編

II 疾患編

図1 ビタミンCの経口摂取と静脈内投与における血中濃度の推移

静脈内投与ではビタミンCの血中濃度を急速かつ高濃度に上げることができる一方で、経口摂取では血中濃度の上昇は限られている。従って、特に高濃度のビタミンCが必要な場合、静脈内投与が有効であることが示唆される。

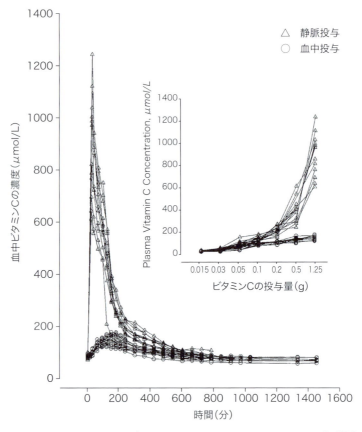

(Carr AC, et al: Nutrients 2017; 9(11): 1211 より引用)

図2 ビタミンCが補酵素として果たす役割

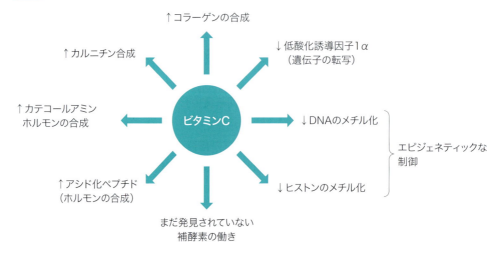

(Carr, AC, et al: Nutrients 2017; 9(11): 1211 より引用)

- **カルニチン合成**：ビタミンCは，カルニチンの生合成にも必要であり，カルニチンは脂肪酸をミトコンドリアへ運び，エネルギー生成を助ける役割を果たしている。
- **カテコラミン合成・アミノペプチド合成**：ビタミンCは，ノルアドレナリンなどのカテコラミンホルモンの合成，バソプレシンなどのアミノペプチドホルモンの合成を支え，これによりストレス反応や心血管系の調節に関与している。
- **遺伝子調節**：ビタミンCは，ヒポキシア誘導因子-1α（HIF-1α）などの転写因子をヒドロキシル化する酵素の補酵素として働き，遺伝子発現やエピジェネティックな変化の調節にも寄与する。具体的には，メチル化されたDNAやヒストンをヒドロキシル化している。

> **Evidence**
>
> 高濃度ビタミンC点滴療法のアンチエイジング効果を裏付けるエビデンスとして，以下の研究がある。
>
> - **Sato R, et al：Crit Care Med 2021**[5]：メタアナリシス：敗血症患者1,737名を対象とした11のランダム化比較試験を分析し，高濃度ビタミンC点滴の影響を評価した。静脈内投与量は1日1.5～24g，投与期間は24～96時間であった。解析の結果，高濃度ビタミンC点滴は短期的な死亡率の低下とは有意な関連を示さなかったが，昇圧薬の使用期間を短縮し，SOFA（Sequential Organ Failure Assessment）スコアの改善と関連していた。これにより，ビタミンCが臓器機能の維持や血行動態の安定に寄与する可能性が示唆されたが，さらなる検証が必要である。
> - **Adamus J, et al：J Educ Health Sport 2023**[6]：レビュー：ビタミンCは活性酸素種（ROS）を抑制し，コラーゲン生成を促進することで，皮膚の老化防止，シミ・色素沈着の軽減，骨密度の維持に寄与することが概説されている。経口摂取では500mg～2g/日が推奨され，皮膚の弾力性向上や骨粗鬆症予防に効果的である。一方，静脈内投与（IVC）では15～100g/回が使用され，がん治療補助や炎症抑制に利用されるが，アンチエイジングへの明確な適応は未確立である。また，高用量IVCが炎症抑制や血管損傷予防に寄与する可能性が示唆され，老化関連疾患の予防につながる可能性がある。ただし，より大規模な臨床研究が必要とされている。

 実際にこんな感じで説明してみましょう

　高濃度ビタミンC点滴は，皮膚のアンチエイジング効果，免疫機能強化，酸化ストレスの軽減といった多くの面で利用されています。経口摂取よりも血中ビタミンC濃度を高めることができ，特に老化防止や美容面での効果が期待されます。ただし，副作用やリスクについても考慮し，適切な医療機関での施術が推奨されます。

（岩見菜々子）

参考文献

1) Padayatty SJ, Sun H, Wang Y, et al: Vitamin C pharmacokinetics: implications for oral and intravenous use. Ann Intern Med 2004; 140: 533-7.

2) Carr AC, Maggini S: Vitamin C and immune function. Nutrients 2017; 9(11): 1211.

3) Pullar, JM, Carr AC, Vissers MC: The roles of vitamin C in skin health. Nutrients 2017: 9(8): 866.

4) Fowler AA 3rd, Truwit JD, Hite RD, Morris PE: Effect of Vitamin C Infusion on Organ Failure and Biomarkers of Inflammation and Vascular Injury in Patients With Sepsis and Severe Acute Respiratory Failure: The CITRIS-ALI Randomized Clinical Trial. JAMA 2019; 322(13): 1261-70.

5) Sato R, Hasegawa D, Prasitlumkum N, et al: Effect of IV High-Dose Vitamin C on Mortality in Patients With Sepsis: A Systematic Review and Meta-Analysis of Randomized Controlled Trials. Crit Care Med 2021; 49(12): 2121-30.

6) Adamus J, Abram K, Banaś P, et al: New uses for vitamin C, and its versatile, pleiotropic antioxidant action. - Treatment of neoplasms, skin diseases, bone diseases and stimulation of the immune system. J Educ Health Sport 2023; 13(3): 217-22.

Q.60

ビタミンD（カルシウムも含める）

骨を強くしたいのですが，カルシウム以外に摂ったほうがよい栄養素はありますか？

Answer
ビタミンD，ビタミンKを摂るとよいでしょう。

Point
- 骨代謝は，破骨細胞による骨吸収と骨芽細胞による骨形成，骨細胞による細胞間ネットワークによって骨組織の強度を維持する「骨リモデリング」として規定される。
- 天然型ビタミンDは肝臓および腎で水酸化されることにより$1α,25(OH)_2D$として生理活性を獲得し，小腸からのカルシウム吸収を能動的に促進する。
- ビタミンKは骨に存在する蛋白質であるオステオカルシンのグルタミン酸残基をγ-カルボキシ化する補酵素として働き，骨にカルシウムを沈着させるのに必要である。

骨粗鬆症の予防と治療の栄養療法では，適正な体重維持のためのエネルギー摂取，骨の基質コラーゲンを生成する蛋白質の摂取を基本として，カルシウム，ビタミンD，ビタミンKが重要である。厚生労働省「食事摂取基準」に従って，年代ごとに異なる骨リモデリングにあわせた栄養摂取目標を立てる（表1）。

最大骨量の獲得をめざす思春期は骨形成が亢進しており，カルシウム摂取推奨量は全年代のなかで12〜14歳が最も多く，男子1,000mg/日，女子800mg/日となっている。更年期以降ではエストロゲン減少によって骨吸収が亢進し，急激に骨密度が低下することを踏まえ，日本骨粗鬆症学会では基準より高容量の700〜800mg/日のカルシウム摂取を推奨している。一方，ビタミンDはカルシウム吸収に必要不可欠な栄養素であり，血中カルシウム濃度の恒常性維持を担っている（p83図1参照）。ビタミンKはオステオカルシンを活性化し，骨のカルシウム沈着で骨形成を促進する。不足すると非活性の低カルボキシル化オステオカルシン（ucOC）が増加し，ucOC4.5ng/mL以上をビタミンK不足と診断する。

ビタミンDの供給は，日光から80％，食品から20％といわれており，食品からの供給源が限られているが，魚類，特にサケ，天日干しされたきのこ類に多く含まれる。ビタミンKは納豆，緑黄色野菜に多く含まれている。日本人の食事摂取基準2020年版にビタミンKの目安量として成人では150μg/日という値が示されているが，この値は正常な血液凝固を目的としたものであるため，『骨粗鬆症の予防と治療ガイドライン2015年版』では骨の健康を目的として1日250〜300μg/日という値が推奨されている。

表1 カルシウム，ビタミンD，ビタミンKの食事摂取基準

a：カルシウム（mg/日）

性別	男性			女性		
年齢	推奨量 （RDA）	目安量（AI）	耐容上限量 （UL）	推奨量 （RDA）	目安量 （AI）	耐容上限量 （UL）
0～5（月）	―	200	―	―	200	―
6～11（月）	―	250	―	―	250	―
1～2（歳）	400	―	―	400	―	―
3～5（歳）	600	―	―	550	―	―
6～7（歳）	600	―	―	550	―	―
8～9（歳）	650	―	―	750	―	―
10～11（歳）	700	―	―	700	―	―
12～14（歳）	1,000	―	―	800	―	―
15～17（歳）	800	―	―	650	―	―
18～29（歳）	800	―	2,300	650	―	2,300
30～49（歳）	650	―	2,300	650	―	2,300
50～69（歳）	700	―	2,300	650	―	2,300
70以上（歳）	700	―	2,300	600	―	2,300
妊婦（付加量）				＋0	―	―
授乳婦（付加量）				＋0	―	―

b：ビタミンD（μg/日）

性別	男性		女性	
年齢等	目安量	耐容上 限量	目安量	耐容上 限量
0～5（月）	5.0	25	5.0	25
6～11（月）	5.0	25	5.0	25
1～2（歳）	3.0	20	3.5	20
3～5（歳）	3.5	30	4.0	30
6～7（歳）	4.5	30	5.0	30
8～9（歳）	5.0	40	6.0	40
10～11（歳）	6.5	60	8.0	60
12～14（歳）	8.0	80	9.5	80
15～17（歳）	9.0	90	8.5	90
18～29（歳）	8.5	100	8.5	100
30～49（歳）	8.5	100	8.5	100
50～64（歳）	8.5	100	8.5	100
65～75（歳）	8.5	100	8.5	100
75以上（歳）	8.5	100	8.5	100
妊婦			8.5	―
授乳婦			8.5	―

c：ビタミンK（μg/日）

性別	男性	女性
年齢等	目安量	目安量
0～5（月）	4	4
6～11（月）	7	7
1～2（歳）	50	50
3～5（歳）	60	70
6～7（歳）	80	90
8～9（歳）	90	110
10～11（歳）	110	140
12～14（歳）	140	170
15～17（歳）	160	150
18～29（歳）	150	150
30～49（歳）	150	150
50～64（歳）	150	150
65～74（歳）	150	150
75以上（歳）	150	150
妊婦		150
授乳婦		150

Evidence

- **Tamaki J, et al：Osteoporos Int 2017**[1]：50歳以上の日本人女性1,236人15年間のコホート研究。血中25-ヒドロキシビタミンD濃度が20ng/mL未満の女性は，20ng/mL以上の女性と比較して，臨床骨折（HR 1.72, p = 0.010），非脊椎骨折（HR 2.45, p < 0.001），および脆弱性骨折（HR 2.00, p = 0.032）のリスクが有意に増加した。年齢と大腿骨頸部の骨密度を調整した後も，25(OH)Dレベル＜20ng/mLでの非脊椎骨折のHRは15年間，有意にリスクが高かった（HR 1.42, p = 0.012）。（図1）。

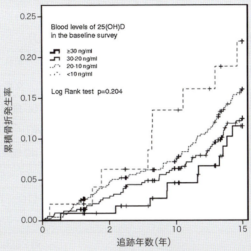

図1 ベースライン時の血清25(OH)Dレベルとその後15年間の脆弱性骨折の累積発生率

(Tamaki J, et al: Osteoporos Int 2017; 28: 1903-13 より引用)

- **Miyauchi M, et al：J Nutr Sci Vitaminol（Tokyo）2013**[2]：数値シミュレーションと観測の両方を用いて，季節，時間帯，地理的位置（札幌，つくば，那覇）別に，体内でのビタミンD_3合成に必要な太陽光照射時間を特定することを試みた研究。必要な照射時間は時間帯によって大きく異なった。7月の正午，雲のない空の下のつくばでの数値シミュレーションによると，顔と手の甲の面積に相当する600cm^{2}の皮膚あたり5.5μgのビタミンD_3を生成するには，3.5分の太陽光照射が必要である。12月の正午，札幌では，同じ量のビタミンD_3を生成するのに76.4分を要した。那覇はほぼ一年を通じて紫外線量が多かった（表2）。

表2 5.5μgのビタミンDを産生するために必要な日照曝露時間（分）

測定場所	緯度	夏季7月				冬季12月	
札幌	北緯43度	7.4	4.6	13.3	497.4	76.4	2741.7
つくば	北緯36度	5.9	3.5	10.1	106.0	2.4	271.3
那覇	北緯26度	8.8	2.9	5.3	78.0	7.5	17.0

(Miyauchi M, et al: J Nutr Sci Vitaminol (Tokyo) 2013; 59 (4): 257-63 より引用)

- **Liu C, et al：Food Funct 2020**[3]：閉経後女性の骨粗鬆症に対するカルシウムとビタミンDの併用効果を評価するランダム化比較試験（RCT）を対象としたメタアナリシス。カルシウムとビタミンDの併用により，総骨密度（BMD）（標準平均差SMD = 0.537，95% CI：0.227〜0.847），腰椎BMD（SMD = 0.233，95%CI：0.073〜0.392），腕BMD（SMD = 0.464，95%CI：0.186〜0.741），大腿骨頸部BMD（SMD = 0.187，95%CI：0.010〜0.364）が有意に増加した。また，股関節骨折の発生率も有意に減少（RR = 0.864，95%CI：0.763〜0.979）した。
- **Kuwabara A, et al：J Bone Miner Metab 2019**[4]：19〜70歳の男性346名と女性439名の日本人を対象に，血中25-ヒドロキシビタミンD濃度20ng/mL未満のビタミンD欠乏リスクを評価する質問紙票を開発した（表3）。

表3 ビタミンD欠乏判定簡易質問票（VDDQ-J）

性別	男性			0
	女性			8
年齢	50歳以上			0
	40〜50歳			0
	40歳未満			5
採血時期	夏（7〜9月）			0
	秋（10〜12月）			4
	冬（1〜3月）			7
運動習慣	週2回以上			0
	週1回			0
	月1〜2回			5
	まったくない			7
過去3カ月の日照機会	いつも			0
	たいてい			0
	ときどき			0
	まれに			6
	まったくない			9
日焼けの経験×日焼け止めの使用	日焼け	あり	日焼け止め なし	0
		あり	あり	0
		なし	なし	2
		なし	あり	9
高ビタミンD含有魚の摂取	週2回以上			0
	週2回未満			9

（Kuwabara A, et al: J Bone Miner Metab 2019; 37: 854-63より引用）

女性医学（女性ヘルスケア）

得点

・0〜54点に分布

・得点が高いほどビタミンD欠乏リスクが高い

・31点以上で，ビタミンD欠乏のリスク

これらの1週間当たりの摂取頻度を回答（量は問わない）。

高ビタミンD含有魚を表4に示す。

表4 高ビタミンD含有魚

魚	目安	D含量(μg)
さけ	1切れ100g	32.0
いわし	中1尾50g	16.0
さんま	1尾100g	14.9
カレイ	1切れ100g	13.0
ウナギ	1串100g	19.0
ニシン	1切れ100g	22.0
いさき	1尾100g	15.0

(Kuwabara A, et al: J Bone Miner Metab 2019; 37: 854-63より引用)

I 栄養素・サプリメント編

II 疾患編

⚠ 注意点や合併症

● ビタミンDの食事摂取基準は2020年に改訂され18歳以上は8.5μg/日に引き上げられた。上限は100μg/日であるが，食事から過剰摂取になることはほぼない（日本人の食事摂取基準2020年版；厚生労働省）。

● ビタミンDは紫外線により皮膚で産生されるので，季節・緯度・皮膚色など環境因子の影響を受ける。

● 食事からの摂取ではない，処方によるカルシウム製剤と活性型ビタミンD製剤の併用は，高カルシウム血症，腎機能低下のリスクとなるため避けるべきである。骨粗鬆症治療においても，胃・小腸切除後などの場合を除き，併用は避け，カルシウム尿排泄量，eGFRで観察しながらカルシウムは食事からの摂取を促す[5]。

実際にこんな感じで説明してみましょう

　カルシウム以外の栄養素ならビタミンDとKですが，骨を強くするにはバランスの良い食事を摂り，荷重・衝撃負荷（重さとスピード）の掛かる運動をすることがとても大切です．やせ過ぎ，運動不足は骨粗鬆症のリスクになりますので，筋力増強を目指した生活を心がけてください．カルシウムは1日700mgを乳製品，大豆製品，小魚などから摂りましょう．ビタミンKは納豆を1日1パック，緑黄色野菜を片手一杯，1日3回でほぼ充足されます．

　ビタミンDは日光浴，魚，キノコなどから摂取できますが，必要量に到達するのはなかなか大変なので，サプリメントで補うことをお勧めします．

（善方裕美）

参考文献

1) Tamaki J, Iki M, Sato Y, et al: Total 25-hydroxyvitamin D levels predict fracture risk: results from the 15-year follow-up of the Japanese Population-based Osteoporosis (JPOS) Cohort Study. Osteoporos Int 2017; 28: 1903-13.
2) Miyauchi M, Hirai C, Nakajima H: The solar exposure time required for vitamin D3 synthesis in the human body estimated by numerical simulation and observation in Japan. J Nutr Sci Vitaminol (Tokyo) 2013; 59(4): 257-63.
3) Liu C, Kuang X, Li K, et al: Effects of combined calcium and vitamin D supplementation on osteoporosis in postmenopausal women: a systematic review and meta-analysis of randomized controlled trials. Food Funct 2020; 11: 10817-27.
4) Kuwabara A, Tsugawa N, Mizuno K, et al: A simple questionnaire for the prediction of vitamin D deficiency in Japanese adults (Vitaimn D Deficiency questionnaire for Japanese: VDDQ-J). J Bone Miner Metab 2019; 37: 854-63.
5) 日本腎臓学会 編：CKD診療ガイド2024．東京医学社，東京，2024．

Q.61

······························· ビタミンD（カルシウムも含める）

骨を強くするために，薬局でビタミンDのサプリメント
を勧められました。なぜですか？

Answer

　ビタミンDは，日光浴や食事からの摂取だけで十分な量に達するのが難しいからです。

Point

● ビタミンDの供給源は日光80%，食事20%といわれている[1]。
● ビタミンDの充足度は血清25水酸化ビタミンD_3：25(OH)D濃度で判定され，20ng/mL未満をビタミンD欠乏とする。
● 25(OH)Dが20ng/mL以上になるには1日15μgのビタミンD摂取を要するが，季節や居住地による日照量に差があり，食事とあわせて15μg以上を摂取することが困難。
● 日本人の98%がビタミンD不足と報告されている[2]。

　Holickらは健常人のビタミンDの80〜90%は皮膚で生産されていると報告している[1]。
　皮膚にあるプロビタミンD（7-デヒドロコレステロール：7 − DHC）が紫外線照射によってプレビタミンDとなり，体温による熱異性化反応によってビタミンDが生成される（図1）。
　紫外線（UV-B）刺激により皮膚で生成された，もしくは小腸から吸収されたビタミンDは特異的結合蛋白であるDBPに結合して肝臓へ運ばれ主にCYP2R1によって25位が水酸化され，25(OH)Dとして安定した形で血中に存在する。カルシウム値を正常化するために25(OH)Dは必要に応じて腎臓での1α位が水酸化され，1,25(OH)$_2$Dに活性化される。25(OH)DはビタミンDの貯蔵量，1,25(OH)$_2$Dは血中カルシウム値の恒常性を示し，異常値なら腎機能障害などを考える。処方薬のアルファカルシドール，エルデカルシトールは活性型のビタミンD製剤であり，サプリメントの天然型ビタミンDはコレカルシフェロールを指す（p83図1参照）。
　25(OH)Dが20ng/mL以上になるには1日15μgのビタミンD摂取が必要である。日本人の食事摂取基準2020年版では，日照から5μg（最も日照の少ない札幌の冬季を基準），食事から10μg摂取すべきだが，この量を食事から摂取するのは実現不可能なため，目安量として8.5μg/日としている。2019年の国民健康・栄養調査によると20〜59歳女性のビ

タミンD摂取中央値は2.3〜2.6μg/日と少なく，摂取源の79％は魚介類であった。
- 冬季の札幌において5.5μgのビタミンD_3産生には600cm^{2}の皮膚（顔・手背）への紫外線曝露にて晴天の正午前後で76分程度を要する[3]。

しかし，長時間，紫外線暴露をするように指導することは非現実的といえる。

Evidence

- **Joh HK, et al：Clin Nutr 2020[4]**：韓国の大学生（18〜39歳）のうち，血清25(OH)D濃度が12ng/mL未満の150名を対象に日光曝露群（正午近くに20〜30分の日照），ビタミンD_3経口摂取群［12.5μg（500IU）/日］，プラセボ群に各群50名をランダム割り付けして8週間の介入試験を行った。血清25(OH)D濃度はプラセボ群と比較して，日光曝露群で2.2ng/mL（95％CI：0.2，4.2），ビタミンD3経口摂取群で8.5ng/mL（6.5，10.5）増加した。8週目に血清25(OH)D濃度が20ng/mL以上に達した参加者の割合は，ビタミンD経口摂取群で54.2％，日光曝露群は12.2％とプラセボ群（4.3％）より高率であった（図1）。

図1 若年成人の血清25-ヒドロキシビタミンD濃度に対する日光曝露と経口ビタミンD補給の影響

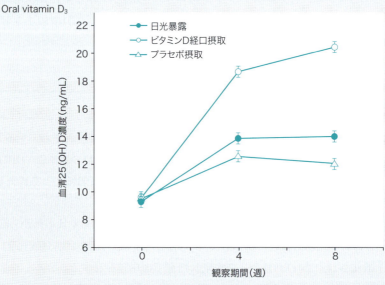

(Joh HK, et al: Clin Nutr 2020; 39: 727-36 より引用)

- **Neale RE, et al：Br J Dermatol 2019[5]**：日焼け止め（UVケア）は皮膚のビタミンD産生を抑制するのかどうか。疫学における観察研究のメタアナリシス（MOOSE）ガイドラインに従って1970年から2017年11月まで文献をシステマティックレビュー。4件の実験研究，3件のフィールド試験（2件はランダム化比較試験），および69件の観察研究が対象となった。人工的UVRによる実験研究では，日焼け止めの使用によるビタミンD_3産生と血中25(OH)Dの低下が確認されたが，実生活での日焼け止めを使用では25(OH)D濃度が下がるという証拠は

ない。現在広く推奨されている高SPFの日焼け止めの試験は行われていない。
- **Chevalley T, et al：Aging Clin Exp Res 2022**[6]：筋骨格系疾患の管理におけるビタミンD補給の役割について，欧州骨粗鬆症，変形性関節症，筋骨格系疾患の臨床および経済的側面に関する学会（ESCEO）ワーキンググループからのアップデート情報。一度に高用量のビタミンD摂取はほとんど効果がない，あるいは逆効果である可能性があるとされ，血清25(OH)D濃度を20μg/mLを目標に，ビタミンD欠乏症のリスクが高い患者には1日25μgを毎日摂取すべきだという結論に達した。特にビタミンDサプリメント摂取を要する集団として，骨粗鬆症のリスクのある者，骨粗鬆症の治療を同時に行っている者，脆弱性骨折のある者，転倒の危険性がある高齢者，肥満者，肌が黒い者，日焼けが乏しい者，ビタミンDの摂取量が不足している者，吸収不良者，肥満手術後の者，抗けいれん薬投与中の者，グルココルチコイド投与中の者，が挙げられる。

注意点や合併症

ビタミンD耐容上限量：100μg/日（4,000IU）
過剰摂取時の症状：高カルシウム血症，腎障害，軟組織の石灰化障害
腎疾患患者，カルシウム製剤使用者，活性型ビタミンD製剤使用者にはサプリメント使用の可否につき慎重に検討する。複数のサプリメント等を使用している者は，一日の耐容上限量を超えないように注意する。

実際にこんな感じで説明してみましょう

　ビタミンDは食事，日光浴から摂るだけでは十分でないことがわかっていますので，サプリメントで補うことをお勧めします。1日25μg（1,000IU）を毎日，少しずつ摂ることが，骨を強くするのに最も有効です。

（善方裕美）

参考文献

1) Holick MF: Vitamin D deficiency. N Engl J Med 2007; 357: 266-81.
2) Miyamoto H, Kawakami D, Hanafusa N, et al: Determination of a Serum 25-Hydroxyvitamin D Reference Ranges in Japanese Adults Using Fully Automated Liquid Chromatography-Tandem Mass Spectrometry. J Nutr 2023; 153: 1253-64.
3) Miyauchi M, Nakajima H: Determining an Effective UV Radiation Exposure Time for Vitamin D Synthesis in the Skin Without Risk to Health: Simplified Estimations from UV Observations. Photochem Photobiol 2016; 92: 863-9.
4) Joh HK, Hwang SS, Cho B, et al: Effect of sun exposure versus oral vitamin D supplementation on

serum 25-hydroxyvitamin D concentrations in young adults: A randomized clinical trial. Clin Nutr 2020; 39: 727-36.

5) Neale RE, Khan SR, Lucas RM, et al: The effect of sunscreen on vitamin D: a review. Br J Dermatol 2019; 181: 907-15.

6) Chevalley T, Brandi ML, Cashman KD, et al: Role of vitamin D supplementation in the management of musculoskeletal diseases: update from an European Society of Clinical and Economical Aspects of Osteoporosis, Osteoarthritis and Musculoskeletal Diseases (ESCEO) working group. Aging Clin Exp Res 2022; 34: 2603-23.

Q.62 ビタミンD
アンチエイジングにビタミンDは効果がありますか？摂ったほうがよいですか？

Answer
ビタミンDは健康維持に有用で，アンチエイジングの効果があります。

Point
- ビタミンDは小腸からのカルシウム吸収促進のみならず，筋力向上，免疫賦活，インスリン分泌促進，レニン–アンギオテンシン系調節など，さまざまな生理作用を有する[1]。
- ビタミンDとその活性代謝物は，免疫調節，抗炎症作用，ケラチノサイトの増殖を通じて，表皮バリアの構成を促す。また，抗酸化反応の誘導，DNA損傷の抑制，DNA修復機構の誘導により，早期の皮膚老化やがん化を抑制する
- 活性型ビタミンD：1α,25(OH)Dは前立腺がん，大腸がん，乳がん，血液系腫瘍細胞など様々ながん細胞に対して，増殖抑制，分化誘導，アポトーシス誘導作用などを示すことが報告されている。

　ビタミンDは健康維持に有用な生理作用を有しているものの，供給源となる紫外線B波や食事からの摂取では十分量に達することができないため，サプリメントでの摂取が勧められている。摂取の目的として「アンチエイジング」を掲げることは正しいが，サプリメント一般消費者の「アンチエイジング」に対する捉え方が美容に偏ってしまうと，実感を伴わない可能性があり注意が必要である。ビタミンDは抗炎症作用，ケラチノサイト増殖の調節，皮膚の恒常性維持に必要な表皮バリアを構築する分化プログラムをもつ。さらに，抗酸化反応を誘発し，DNA損傷を阻害し，DNA修復機構を誘発して早期皮膚老化と癌発生を抑制する[2]。

Evidence
- Budhathoki S, et al：BMJ 2018；360：k671[3]：日本全国9つの保健所管内にて，がん発症者3,301名とランダムに選ばれたサブコホート参加者4,044名を対象とし，25(OH)D濃度とそれに伴う全がん，部位特異的がんのリスクについての症例コホート研究。25(OH)D濃度は全がんリスクと逆相関しており，第2～第4四半期の多変量補正ハザード比は最低四半期と比較してそれぞれ0.81

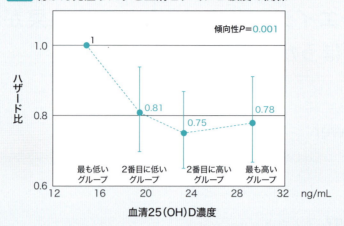

図1 総がん発症リスクと血清ビタミンD濃度の関係

(Budhathoki S, et al: BMJ 2018; 360: k671 より引用)

(95%CI：0.70〜0.94), 0.75 (95%CI 0.65〜0.87), 0.78 (95%CI 0.67〜0.91)であった (p for trend)（図1）。

- **Rejnmark L, et al：J Clin Endocrinol Metab 2012**[4]：70,528人のランダム化比較試験データ24件を使用して，個々の患者データと試験レベルのメタ分析を実行し，ビタミンDのみまたはビタミンDとカルシウムのいずれかにランダムに割り当てられた参加者の死亡率を評価。ビタミンDとカルシウムの併用により死亡率は低下（オッズ比0.94，95%CI：0.88〜0.99）。ビタミンD単独では低下せず（オッズ比0.98，95%CI：0.91〜1.06）。

- **Shea MK, et al：Alzheimers Dement 2023**[5]：ラッシュ大学による疫学研究に生前参加していた高齢者290人（死亡時の平均年齢92歳）の剖検脳組織を調べた。脳組織中のビタミンD濃度が高い高齢者は，認知機能の検査の成績が優れていた。ビタミンD濃度が2倍になるごとに，死亡する前の最後の認知機能検査時に認知症が認められる可能性が25〜33％低下していた。その一方で，脳組織中のビタミンD濃度とアルツハイマー病に関連する，アミロイド斑の蓄積などの脳の生理学的指標との間に関連は認められなかった。

- **Joko Y, et al：Life Sci Aliance 2023**[6]：ビタミンD受容体（VDR）ノックアウトマウスを用いた単一細胞RNA配列解析による毛周期の基礎研究。VDRノックアウトマウスで，脱毛症の前段階である退行期に毛周期が停止していることが示され，VDRは細胞死を介した毛周期の進行に不可欠な制御因子であることがわかった。VDRは，その欠乏により脱毛が誘発されるため，毛包の恒常性維持に重要である。

女性医学（女性ヘルスケア）

 注意点や合併症

1日およそ25μg（1,000IU）のビタミンDサプリメント摂取により，血清25(OH)D濃度を上昇させ，ビタミンD充足状態（25(OH)D＞30μg/mL）にすることはさまざまな健康維持に寄与できる。皮膚の老化防止の機序も明らかになっているが，シミやしわなどに対する実感を伴う改善効果は期待できないため，「アンチエイジング」を健康増進と捉えてもらえるように説明する。

 実際にこんな感じで説明してみましょう

　ビタミンDはさまざまなアンチエイジングの効果が報告されています。カルシウムと一緒に摂ると死亡率の低下があるといわれ，骨を強くして筋力アップし転倒骨折を防ぎます。皮膚の老化防止効果もあるといわれていますが，実感できるかどうかは人それぞれなので，健康増進目的のアンチエイジングと考えて摂取してください。

（善方裕美）

参考文献

1) Norman AW, Bouillon R: Vitamin D nutritional policy needs a vision for the future. Exp Biol Med (Maywood) 2010; 235: 1034-45.
2) Bocheva G, Slominski RM, Slominski AT: The Impact of Vitamin D on Skin Aging. Int J Mol Sci 2021; 22: 9097.
3) Budhathoki S, Hidaka A, Yamaji T, et al: Plasma 25-hydroxyvitamin D concentration and subsequent risk of total and site specific cancers in Japanese population: large case-cohort study within Japan Public Health Center-based Prospective Study cohort. BMJ 2018; 360: k671.
4) Rejnmark L, Avenell A, Masud T, et al: Vitamin D with calcium reduces mortality: patient level pooled analysis of 70,528 patients from eight major vitamin D trials. J Clin Endocrinol Metab 2012; 97: 2670-81.
5) Shea MK, Barger K, Dawson-Hughes B, et al: Brain vitamin D forms, cognitive decline, and neuropathology in community-dwelling older adults. Alzheimers Dement 2023; 19: 2389-96.
6) Joko Y, Yamamoto Y, Kato S, et al: VDR is an essential regulator of hair follicle regression through the progression of cell death. Life Sci Aliance 2023; 6: e202302014.

Q.63

鉄（ヘム鉄含む）

貧血気味で鉄のサプリメントを勧められましたが，その理由を教えてください。

Answer

女性における貧血の大部分は鉄分の不足によるものであり，鉄欠乏状態は貧血にとどまらず，女性のQOLを著しく低下させる可能性があります。

Point

- 月経周期のある女性において，最も多いのは鉄欠乏による小球性低色素性貧血である。
- 貧血は易疲労感，動悸，息切れなどの身体症状だけでなく，うつやパニックといった精神的不調など多くの精神症状を引き起こす可能性がある。

　女性は月経により毎月37mL程度の出血をすると考えられ，平均すると1日あたりの鉄喪失量は0.55mgと換算される。また，1日の基本的喪失量は0.76〜0.79mgとされており，合計で1日あたり約1.3〜1.4mg程度を喪失していることとなる[1]。この量を摂取するためには，非ヘム鉄（吸収率15％）で9mg程度は摂取する必要があり，推奨は10.5〜11gとされている（表1）。一方で現代の女性の多くが痩せ願望によるダイエット，ファストフードやコンビニ食などの偏った簡易的な食事時により，ヘモグロビン（Hb）をつくるための鉄分や蛋白質が十分に摂取できていないことが多い。若年女性における鉄の平均摂取量は7.1〜7.5mg/日程度であり，喪失分を食事から摂取できていないのが実情である。慢性的な鉄分の不足は徐々に鉄欠乏性貧血をきたすこととなるが，臨床的に明らかなHbの低下を認めずとも，MCVやMCHの低下，貯蔵鉄（フェリチン）の低下は潜在的な鉄の欠乏状態を示唆しており，Hbの低下を指摘されているような場合では，貯蔵鉄は枯渇した状態であり，重度の貧血となると血清鉄だけでなく，組織鉄までが不足に陥り，疲労感などの一般的な貧血症状に加え，舌炎や粘膜萎縮による嚥下障害（Plummer-Vinson症候群），異食症，コラーゲン合成不良に伴うスプーン状爪などを伴うことがある。また，セロトニンなどの神経伝達物質の合成酵素にも鉄は利用されており，鉄不足が鬱やパニックなどの精神症状にも関連があることが知られている[3,4]。また貧血があるとミトコンドリアでの電子伝達系においては，鉄を中心とした酸化還元反応がATP合成の中核を担っており，鉄不足はミトコンドリア機能を低下させることにつながる。ミトコンドリア電子伝達系の利用効率が低下すると，その経路を利用せず，解糖系のみを中心とした代謝が中心

女性医学（女性ヘルスケア）

表1 鉄の食事摂取基準（mg/日）

性別	男性				女性					
					月経なし		月経あり			
年齢等	推定平均必要量	推奨量	目安量	耐容上限量	推定平均必要量	推奨量	推定平均必要量	推奨量	目安量	耐容上限量
0〜5（月）	—	—	0.5	—	—	—	—	—	0.5	—
6〜11（月）	3.5	5.0	—	—	3.5	4.5	—	—	—	—
1〜2（歳）	3.0	4.5	—	25	3.0	4.5	—	—	—	20
3〜5（歳）	4.0	5.5	—	25	4.0	5.5	—	—	—	25
6〜7（歳）	5.0	5.5	—	30	4.5	5.5	—	—	—	30
8〜9（歳）	6.0	7.0	—	35	6.0	7.5	—	—	—	35
10〜11（歳）	7.0	8.5	—	35	7.0	8.5	10.0	12.0	—	35
12〜14（歳）	8.0	10.0	—	40	7.0	8.5	10.0	12.0	—	40
15〜17（歳）	8.0	10.0	—	50	5.5	7.0	8.5	10.5	—	40
18〜29（歳）	6.5	7.5	—	50	5.5	6.5	8.5	10.5	—	40
30〜49（歳）	6.5	7.5	—	50	5.5	7.0	9.0	10.5	—	40
50〜64（歳）	6.5	7.5	—	50	5.5	6.5	9.0	11.0	—	40
65〜74（歳）	6.0	7.5	—	50	5.0	6.5	—	—	—	40
75以上（歳）	6.0	7.0	—	50	5.0	6.5	—	—	—	40
妊婦（付加量） 初期 中期・後期					+2.0 +8.0	+2.5 +9.5				
授乳婦（付加量）					+2.0	+2.5				

(厚生労働省：「日本人の食事摂取基準（2020年版）」策定検討会報告書. 2019より引用)

となり[5]，食事内容として糖質への依存度が高くなる可能性があり注意が必要である。

鉄の十分な摂取のためには，10.5〜11.0mgが推奨されているが，過多月経のある女性では16mg/日以上を摂取する必要がある。薬剤として貧血治療に用いる薬剤としては，有機鉄としてクエン酸第一鉄やフマル酸第一鉄などがあるが，より胃腸障害の少ないクエン酸第二鉄水和物なども使用可能である。

Evidence

- **Lee HS, et al：BMC Psychiatry 2020[3]**：コホート研究：2000年から2012年の台湾の国民健康保険データベースをもとに，鉄欠乏性貧血の患者（IDA）を非IDAの対照と（1：2の比でマッチング），精神的不調に関する発生イベントリスクを比較した結果を示す（表2）。
精神疾患の調整ハザード比は，IDA群では非IDA群と比較して1.52（95%CI＝1.45〜1.59）と有意に高い。特にIDA群では不安障害，うつ病，睡眠障害，精神障害の発生率とリスクが有意に高値であった（$p < 0.05$）。

表2 鉄欠乏性貧血における精神疾患リスク

	鉄欠乏性貧血 発生数	鉄欠乏性貧血 年間対象数	鉄欠乏性貧血 発生数(1,000人あたり)	非鉄欠乏性貧血 発生数	非鉄欠乏性貧血 年間対象数	非鉄欠乏性貧血 発生数	発症率比(95%CI)	調整ハザード比(95%CI)
全体	5,408	118,071.60	45.8	8,506	253,762.48	33.52	1.37(1.32〜1.41)***	1.52(1.45〜1.59)***
不安障害	1,183	143,459.13	8.25	1,739	291,222.14	5.97	1.38(1.28〜1.49)***	1.47(1.33〜1.63)***
うつ病	940	144,477.03	6.51	1,397	292,544.68	4.78	1.36(1.25〜1.48)***	1.49(1.33〜1.66)***
精神障害	138	148,802.23	0.93	216	298,418.90	0.72	1.28(1.04〜1.59)*	1.41(1.07〜1.86)*
双極性障害	70	149,237.96	0.47	130	298,949.78	0.43	1.08(0.81〜1.44)	1.18(0.79〜1.74)
睡眠障害	4,870	121,755.17	40	7,590	259,317.13	29.27	1.37(1.32〜1.42)***	1.53(1.46〜1.61)***
レストレスレッグス症候群	54	149,295.29	0.36	67	299,237.33	0.22	1.62(1.13〜2.31)**	1.30(0.80〜2.12)

＊＊＊p＜0.001，＊＊p＜0.01，＊＊p＜0.05
‡年齢，性別，所得水準，高血圧，糖尿病，脂質異常症，虚血性心疾患，脳卒中，慢性腎臓病，肝硬変，甲状腺機能亢進症，甲状腺機能低下症，COPD，鉄サプリ摂取，地域を考慮して調整
(Lee HS, et al: BMC Psychiatry 2020; 20: 216より作成)

実際にこんな感じで説明してみましょう

　鉄が欠乏してくると，ヘモグロビンがつくられなくなり，貧血になります。サプリメントも活用して鉄分を摂取することにより，単に貧血が改善して疲れにくくなるというだけでなく，精神的に安定する，睡眠の質が向上する，お肌や爪の状態がよくなるなど，毎日の健康を感じながら生活ができるようになってきます。

（中島　章）

参考文献

1) 厚生労働省：「日本人の食事摂取基準（2020年版）」策定検討会報告書．2019．
2) 厚生労働省：令和元年 国民健康・栄養調査報告．2020．
3) Lee HS, Chao HH, Huang WT, et al: Psychiatric disorders risk in patients with iron deficiency anemia and association with iron supplementation medications: a nationwide database analysis. BMC Psychiatry 2020; 20: 216.
4) Yin R, Gao Q, Fu G, et al: The causal effect of iron status on risk of anxiety disorders: A two-sample Mendelian randomization study. PLoS One 2024; 19: e0300143.
5) Oexle H, Gnaiger E, Weiss G: Iron-dependent changes in cellular energy metabolism: influence on citric acid cycle and oxidative phosphorylation. Biochim Biophys Acta 1999; 1413(3): 99-107.

Q.64　　　　　　　　　　　　　　　　　　　　DHEA
アンチエイジングでDHEAを摂取している友人がいました。摂ったほうがよいですか？

Answer

　DHEAには骨粗鬆症の予防，皮膚機能の改善，性機能の改善などの効果があり，アンチエイジングを目的として使用される場合があります。また，DHEAにはうつ病や糖尿病を予防する効果も期待されています。ただし，摂り方によっては副作用が発生する可能性もあるので，医師との相談のもと使用を検討するようにしてください。

Point

- DHEAには骨粗鬆症の予防効果，皮膚機能の改善効果，性欲の亢進と性器症状の改善効果，うつや不安の改善効果，肥満やインスリン抵抗性の改善効果など，アンチエイジング作用があるとされている。
- ただし，日本においてDHEA医薬品として取り扱われており，過剰摂取によりざ瘡や多毛などの副作用が発生する可能性もある。
- 摂取を勧める場合は，安全性に十分留意し定期的にフォローアップする必要がある。

　DHEAは主に副腎で産生され，その他の末梢組織においてテストステロンやエストロゲンに変換され作用を発揮する（図1）。DHEA産生は加齢に伴い減少するため，これを補充することでアンチエイジング効果が得られるのではないかと期待されている。複数の臨床研究において，DHEA補充の効果として骨密度の増加，老化による皮膚の変化の改

図1　DHEAの産生・代謝とアンチエイジング効果

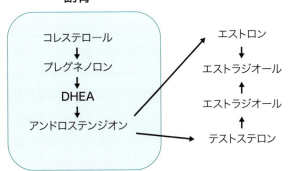

善，筋力の増加，脂肪量の減少とインスリン抵抗性の改善，うつや不安の改善，性機能の改善，腟粘膜の乾燥の改善などが報告されている[5〜8]。

一方，DHEAはアンドロゲンの一種であり，過剰摂取によってざ瘡や多毛などの症状をきたす可能性がある。また，米国でサプリメントとして市販されているが，日本を含む多くの国では医薬品として取り扱われていることに留意する必要がある。

Evidence

- **Jankowski CM, et al：J Clin Endocrinol Metab 2006**[1]：米国で行われたランダム化比較試験：閉経後女性70名を対象とした検討において，DHEAの補充はプラセボと比べて股関節領域と腰椎骨密度を1〜2％程度増加させた。
- **Lin H, et al：Gynecol Endocrinol 2019**[2]：高齢者に対するDHEA補充の効果を検討したメタアナリシス：女性においてDHEAの補充は股関節領域と大腿骨転子の骨密度を増加させる。
- **Baulieu EE, et al：Proc Natl Acad Sci U S A 2000**[3]：フランスで行われた二重盲検プラセボ対照試験：高齢男女280名を対象とした検討において，DHEAの補充は皮膚の保湿や厚さなどを改善させた。
- **Pöllänen E, et al：Aging Cell 2015**[4]：フィンランドで行われた臨床研究：筋肉内のDHEA-Sが女性の筋力に関連している。
- **Villareal DT, et al：JAMA 2004**[5]：米国で行われた無作為化二重盲検プラセボ対照試験：加齢によりDHEA-S濃度が低下した高齢女性において，DHEAの補充により脂肪量は13cm^{2}減少し，インスリン抵抗性が改善した。
- **Schmidt PJ, et al：Arch Gen Psychiatry 2005**[6]：米国で行われたランダム化二重盲検プラセボ対照試験：中年発症のうつ病患者（男性23名，女性23名）において，6週間のDHEA投与は症状を改善した。
- **Genazzani AR, et al：Climacteric 2011**[7]：イタリアで行われたランダム化比較試験：閉経後女性48名を対象とした検討において，12カ月間のDHEA投与は性機能を改善し性交回数を増加させた。
- **Labrie F, et al：Menopause 2018**[8]：米国とカナダで行われたランダム化二重盲検プラセボ対照試験：性交痛を有する女性において，12週間のDHEA腟剤の使用はプラセボと比べて症状を80％以上改善させた。

 実際にこんな感じで説明してみましょう

アンチエイジング効果が期待できますが，医師の指導下での使用が勧められます。

（岩佐　武）

女性医学（女性ヘルスケア）

参考文献

1) Jankowski CM, Gozansky WS, Schwartz RS, et al: Effects of dehydroepiandrosterone replacement therapy on bone mineral density in older adults: a randomized, controlled trial. J Clin Endocrinol Metab 2006; 91: 2986-93.

2) Lin H, Li L, Wang Q, et al: A systematic review and meta-analysis of randomized placebo-controlled trials of DHEA supplementation of bone mineral density in healthy adults. Gynecol Endocrinol 2019; 35: 924-31.

3) Baulieu EE, Thomas G, Legrain S, et al: Dehydroepiandrosterone (DHEA), DHEA sulfate, and aging: contribution of the DHEAge Study to a sociobiomedical issue. Proc Natl Acad Sci U S A 2000; 97: 4279-84.

4) Pöllänen E, Kangas R, Horttanainen M, et al: Intramuscular sex steroid hormones are associated with skeletal muscle strength and power in women with different hormonal status. Aging Cell 2015; 14: 236-48.

5) Villareal DT, Holloszy JO: Effect of DHEA on abdominal fat and insulin action in elderly women and men: a randomized controlled trial. JAMA 2004; 292: 2243-8.

6) Schmidt PJ, Daly RC, Bloch M, et al: Dehydroepiandrosterone monotherapy in midlife-onset major and minor depression. Arch Gen Psychiatry 2005; 62: 154-62.

7) Genazzani AR, Stomati M, Valentino V, et al: Effect of 1-year, low-dose DHEA therapy on climacteric symptoms and female sexuality. Climacteric 2011; 14: 661-8.

8) Labrie F, Archer DF, Koltun W, et al: Efficacy of intravaginal dehydroepiandrosterone (DHEA) on moderate to severe dyspareunia and vaginal dryness, symptoms of vulvovaginal atrophy, and of the genitourinary syndrome of menopause Menopause 2018; 25: 1339-53.

Q.65

アスタキサンチン

アンチエイジングでアスタキサンチンを摂取している
友人がいました。摂ったほうがよいですか？

Answer

▶ アスタキサンチンは，強い抗酸化作用と抗炎症作用，糖・脂質代謝改善効果をもつ。
▶ アスタキサンチンは，皮膚の老化や認知症，心血管疾患，癌の発生を予防すると報告されている。

Point

● アスタキサンチンは，酸化ストレスを低下させ，抗炎症作用を発揮する。
● 皮膚に対しては，水分量と弾力性の増加，シワの減少といった効果が報告されている。
● 脳・心血管・脂質異常・癌に対しては基礎研究では有効性が確認されているが，臨床研究ではエビデンスが不足している。
● 皮膚に対する効果は，臨床的エビデンスが不足しており，今後の研究が待たれる。

アスタキサンチンは，鮭，海老，カニ，マスなどの海産物に含まれる天然のカロテノイドの1つで，ヘマトコッカス藻が主な原料である。

アスタキサンチンは，強い抗酸化作用と抗炎症作用をもつ。急性期蛋白質やサイトカイン，ケモカインを制御し，PI3K/AKT，Nrf2シグナル伝達の促進，NF-κB，MAPKsなどのシグナル伝達の抑制を介して酸化ストレスを低下させ，抗炎症作用を発揮する[1]。

皮膚に対しては，水分量と弾力性の増加，シワの減少といった効果が報告されている[2]。また，脳神経に対しては，海馬の老化に伴う変化を改善する[3]。心血管疾患に対しては，抗酸化作用・抗炎症作用に加え，LDLコレステロールやトリグリセリド，グルコースの低下，HDLコレステロールの増加などの糖・脂質代謝異常を改善することによる予防効果も報告されている[4]。

抗腫瘍効果としては，腫瘍細胞のアポトーシスを誘導することが明らかになっている[5]。

アスタキサンチンは，図1に示すような抗炎症作用をもつ[1]。

アスタキサンチンは，急性期蛋白質やサイトカイン，ケモカインを制御し，PI3K/AKT，Nrf2シグナル伝達の促進，NF-κB，MAPKsなどのシグナル伝達の抑制を介して酸化ストレスを低下させ，抗炎症作用を発揮する。

アスタキサンチンのアンチエイジングに対する効果については，皮膚・脳神経・心血管・悪性腫瘍などの報告がある。

Evidence

- **Zhou X, et al：*Nutrients*. 2021[2]**：メタアナリシス（皮膚）：アスタキサンチンのヒトの皮膚に対するアンチエイジンク効果については，9つのランダム化比較試験が行われており，そのメタアナリシスが行われている。皮膚に対し，水分量と弾力性の増加，シワの減少といった効果が報告されている。

- **Wu W, et al：Food Funct. 2014[3]** 基礎研究（脳神経）：アスタキサンチンの脳保護作用については，ラットを用いた基礎研究が行われており，神経細胞の発生・成長・維持・修復に必要な脳由来神経栄養因子BDNFを上昇させたと報告されている。

- **Fassett RG et al：Mar Drugs. 2011[4]**：基礎研究（心血管）：アスタキサンチンの心血管疾患に対しては，マウス・ラットを用いた基礎研究で抗炎症・抗酸化作用により心筋梗塞の範囲が減少すると報告されている。さらに臨床研究ではランダム化比較試験が行われており，脂質異常を改善することによって心血管疾患を予防すると報告されているが，その安全性を検討するエビデンスは不足している。

- **Nagendraprabhu P et al：Invest New Drugs. 2011[5]**：基礎研究（癌）：アスタキサンチンの抗腫瘍効果については実験動物を用いた基礎研究が行われている。NFκB，COX-2,MMPs2/9，Akt，ERK-2の発現を調節し，アポトーシスを誘導することで抗炎症・抗腫瘍効果を発揮することが大腸がんラットモデルで明らかとなった。ヒトに対する有効性については今後の検討が必要である。

 実際にこんな感じで説明してみましょう

アスタキサンチンには抗酸化作用や抗炎症作用があり，皮膚の老化や認知症，心臓病，癌などに対して予防効果があるといわれています。老化に対する治療的な効果はありませんが，健康維持のための機能性補助食品として用量用法を守って摂取してもいいでしょう。

（北島百合子）

参考文献

1) Chang MX, Xiong F: Astaxanthin and its effects in inflammatory responses and inflammation-associated diseases: recent advances and future directions. Molecules 2020; 25: 5342.
2) Zhou X, Cao Q, Orfila C, et al: Systematic Review and Meta-Analysis on the Effects of Astaxanthin on Human Skin Aging. Nutrients 2021; 13: 2917.
3) Wu W, Wang X, Xiang Q, et al: Astaxanthin alleviates brain aging in rat by attenuating oxidative stress and increasing BDNF levels. Food Funct 2014; 5: 158-66.
4) Fassett RG, Coombes JS: Astaxanthin: A potential therapeutic agent in cardiovascular disease. Mar Drugs 2011; 9: 447-65.

5) Nagendraprabhu P, Sudhandiran G: Astaxanthin inhibits tumor invasion by decreasing extracellular matrix production and induces apoptosis in experimental rat colon carcinogenesis by modulating the expressions of ERK-2, NF κ B and COX-2. Invest New Drugs 2011; 29: 207-24.

II

疾患編

Q.66

PCOSにエビデンスがあるサプリメントはありますか？

Answer

PCOSに対して効果が期待できるサプリメントは複数存在します。それぞれの作用機序を理解したうえで適切に使い分ける必要があります。

Point

- PCOSに対して用いられるサプリメントには，栄養代謝機能の改善を介して作用するものと，卵巣機能に直接作用するものに大別される。
- 患者の病態と目的に応じてサプリメントを使い分ける必要がある。

考え方・使い方

PCOSでは排卵障害により月経異常や不妊症をきたしやすい。また，肥満やインスリン抵抗性をきたしやすく，栄養代謝疾患のリスクが高いことが知られている。

これらの症状に対してサプリメントが有効とされているが，いずれも確固たるエビデンスはなく，すべての症例にルーティンに用いることは控えるべきである。

なお，期待される効果はサプリメントごとに異なるため，使用に際しては目的と個々の病態に応じて使い分ける必要がある（図1）。

図1 PCOSに対して使用されるサプリメントの例と作用機序

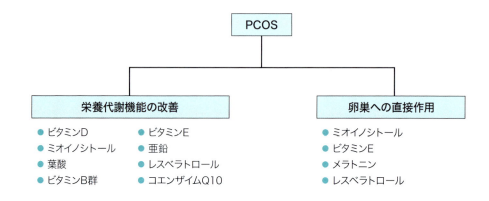

生殖医療

Evidence

◆ ビタミンD

作用機序：ビタミンDは食物や皮膚の日光照射から供給され，カルシウム吸収と骨代謝において重要な役割を果たす。ビタミンDにはインスリン抵抗性の改善作用もあるとされるが，その機序は解明されていない。

メタアナリシス：効果あり。インスリン感受性・脂質代謝
効果なし。BMI（Miao CY, et al：Exp Ther Med 2020[1]）

メタアナリシス：効果あり。インスリン感受性・脂質代謝（Guo S, et al：Int J Endocrinol 2020[2]）

メタアナリシス：効果あり。脂質代謝（Gao H, et al：Int J Endocrinol 2021[3]）

◆ ミオイノシトール

作用機序：ミオイノシトールはインスリン抵抗性の改善作用のほか，卵巣のFSHに対する反応性を増強する作用がある。

メタアナリシス：効果あり。インスリン感受性・脂質代謝
効果なし。アンドロゲン濃度（Unfer V, et al：Endocr Connect 2017[4]）

メタアナリシス：効果あり。排卵，月経
効果不明。妊娠，流産，生産（Pundir J, et al：BJOG 2018[5]）

◆ 葉酸

作用機序：葉酸は核酸の代謝やアミノ酸代謝に重要な役割を果たすほか，抗酸化作用，神経保護作用，インスリン抵抗性改善作用をもつ。

ランダム化比較試験：効果あり。インスリン感受性・アミノ酸代謝 （Bahmani F, et al：Clin Endocrinol (Oxf) 2014[6]）

ランダム化比較試験：効果あり。インスリン感受性・脂質代謝（Asemi Z, et al：Mol Nutr Food Res 2014[7]）

◆ ビタミンB群

作用機序：ビタミンB群はホモシステインからメチオニンへの代謝を促進することで，インスリン抵抗性を改善するとされている。

ランダム化比較試験：効果なし。インスリン感受性に影響を与えなかった（Kilicdag EB, et al：Hum Reprod 2005[8]）

◆ ビタミンE

作用機序：ビタミンEは抗酸化作用を介してインスリン抵抗性を改善するとされている。また，ビタミンEは不妊症患者において子宮内膜を厚くする作用や，PCOSにおいてアンドロゲンを低下させる作用をもつとされる。

後方視的検討：効果あり。酸化ストレス，HMG用量，子宮内膜の厚さ（Chen J, et

Ⅰ 栄養素・サプリメント編

Ⅱ 疾患編

225

al：BMC Womens Health 2020[9]）

◆ 亜鉛

作用機序：亜鉛は必須微量元素の1つであり，膵β細胞におけるインスリンの合成，貯蔵，分泌に重要な役割を果たすとされている。PCOSにおいて，亜鉛の不足がインスリン抵抗性にかかわる可能性が指摘されている。

システマティックレビュー：効果あり。インスリン感受性・脂質代謝・アンドロゲン濃度（Nasiadek M, et al：Nutrients 2020[10]）

◆ メラトニン

作用機序：メラトニンは松果体から分泌されるホルモンで，既日リズムやフリーラジカルの消去にかかわるほか，卵胞発育，排卵，卵子の成熟などにも関与するとされている。

メタアナリシス：効果なし。生殖補助医療における成績に影響を与えなかった（Hu KL, et al：Front Endocrinol (Lausanne) 2020[11]）

ランダム化比較試験：効果あり。アンドロゲン過剰症（Jamilian M, et al：Front Endocrinol (Lausanne) 2019[12]）

◆ レスベラトロール

作用機序：レスベラトロールは抗酸化作用をもつポリフェノールの一種で，シクロオキシゲナーゼ活性の阻害による抗炎症作用も有する。また，レスベラトロールはサーチュイン1の遺伝子活性を介して卵子の質を改善するとされている。

システマティックレビュー：効果あり。アンドロゲン濃度・卵子の質
効果なし。妊娠率・脂質代謝・アンドロゲン過剰症（Shojaei-Zarghani S：Reprod Sci 2022[13]）

◆ コエンザイムQ10

作用機序：コエンザイムQ10はミトコンドリアでのATP合成に必要とされ，心臓，腎臓，肝臓などにおいて抗酸化物質として作用する。また，コエンザイムQ10にはインリン抵抗性を改善する作用があるとされる。

ランダム化比較試験：効果あり。インスリン感受性・脂質代謝（Samimi M, et al：Clin Endocrinol (Oxf) 2017[14]）

生殖医療

 実際にこんな感じで説明してみましょう

効果が期待できるサプリメントが複数ありますが，目的に応じて使い分けが必要です。

（岩佐　武）

参考文献

1) Miao CY, Fang XJ, Chen Y, et al: Effect of vitamin D supplementation on polycystic ovary syndrome: A meta-analysis. Exp Ther Med 2020; 19: 2641-9.
2) Guo S, Tal R, Jiang H, et al: Vitamin D Supplementation Ameliorates Metabolic Dysfunction in Patients with PCOS: A SystematicReview of RCTs and Insight into the Underlying Mechanism. Int J Endocrinol 2020; 2020: 7850816.
3) Gao H, Li Y, Yan W, et al: The Effect of Vitamin D Supplementation on Blood Lipids in Patients with Polycystic Ovary Syndrome: A Meta-Analysis of Randomized Controlled Trials. Int J Endocrinol 2021; 2021: 8849688.
4) Unfer V, Facchinetti F, Orrù B, et al: Myo-inositol effects in women with PCOS: a meta-analysis of randomized controlled trials. Endocr Connect 2017; 6: 647-58.
5) Pundir J, Psaroudakis D, Savnur P, et al: Inositol treatment of anovulation in women with polycystic ovary syndrome: a meta-analysis of randomised trials. BJOG 2018; 125: 299-308.
6) Bahmani F, Karamali M, Shakeri H, et al：The effects of folate supplementation on inflammatory factors and biomarkers of oxidative stress in overweight and obese women with polycystic ovary syndrome: a randomized, double-blind, placebo-controlled clinical trial.Clin Endocrinol (Oxf) 2014; 81 (4): 582-7.
7) Asemi Z, Karamali M, Esmaillzadeh A: Metabolic response to folate supplementation in overweight women with polycystic ovary syndrome: a randomized double-blind placebo-controlled clinical trial. Mol Nutr Food Res 2014; 58: 1465-73.
8) Kilicdag EB, Bagis T, Tarim E, et al: Administration of B-group vitamins reduces circulating homocysteine in polycystic ovarian syndrome patients treated with metformin: a randomized trial. Hum Reprod 2005; 20: 1521-8.
9) Chen J, Guo Q, Pei YH, et al: Effect of a short-term vitamin E supplementation on oxidative stress in infertile PCOS women under ovulation induction: a retrospective cohort study. BMC Womens Health 2020; 20: 69.
10) Nasiadek M, Stragierowicz J, Klimczak M, et al: The Role of Zinc in Selected Female Reproductive System Disorders. Nutrients 2020; 12: 2464.
11) Hu KL, Ye X, Wang S, et al: Melatonin Application in Assisted Reproductive Technology: A Systematic Review and Meta-Analysis of Randomized Trials. Front Endocrinol (Lausanne) 2020; 11: 160.
12) Jamilian M, Foroozanfard F, Mirhosseini N, et al: Effects of Melatonin Supplementation on Hormonal, Inflammatory, Genetic, and Oxidative Stress Parameters in Women With Polycystic Ovary Syndrome. Front Endocrinol (Lausanne) 2019; 10: 273.
13) Shojaei-Zarghani S, Rafraf M: Resveratrol and Markers of Polycystic Ovary Syndrome: a Systematic Review of Animal and Clinical Studies. Reprod Sci 2022; 29: 2477-87.
14) Samimi M, Zarezade Mehrizi M, Foroozanfard F, et al: The effects of coenzyme Q10 supplementation on glucose metabolism and lipid profiles in women with polycystic ovary syndrome: a randomized, double-blind, placebo-controlled trial. Clin Endocrinol (Oxf) 2017; 86: 560-6.

Q.67

不育症にエビデンスがあるサプリメントはありますか？

Ⓐnswer

　流産予防のため葉酸とビタミンDを含む妊娠用のマルチビタミンサプリメントを摂取しましょう。また，乳酸菌を含むプロバイオティクスを腟内投与すると流産率が低下するかもしれません。

Point

- 高ホモシステイン血症やビタミンD不足は流産と関与している。
- 葉酸もしくはビタミンD単独のサプリメント摂取の流産予防効果については，これまでの臨床研究で投与方法がさまざまでバイアスもあり，現在もはっきりしていない。
- 葉酸とビタミンDを含むマルチビタミンサプリメントを摂取すると，死産率が低下する。
- 腟内のdysbiosisは流産と関与する可能性があり，妊娠前からLactobacillusを含むプロバイオティクスを腟内投与すると流産率が低下するかもしれない。

▶ 考え方・使い方

　流産や不育症の主な原因は胚や胎児の染色体異常のため，不育症既往の女性が精査をしても異常を認めない原因不明不育症は，全体の約半数を占める[1]。流産は免疫機能異常や生活習慣，遺伝子疾患などの複数の因子が複合的に影響し流産が起きていることも多く，主な流産の治療法は流産率を上げる因子を少しでも減らすことである（図1）。そのリスク因子には喫煙やアルコール，カフェイン，肥満，ストレスなどの生活習慣も含まれており，不育症は生活習慣関連疾患と考えられている[2, 3]。

　妊娠前の母体の栄養不足も，不妊や流産を含む妊娠合併症と関与することが知られている[4, 5]。ホモシステインはメチオニン代謝の中間代謝物で動脈硬化や血栓症と関与し，妊娠においては流死産，神経管閉鎖障害などの発症とかかわっている。

図1 流産や不育症のリスク因子

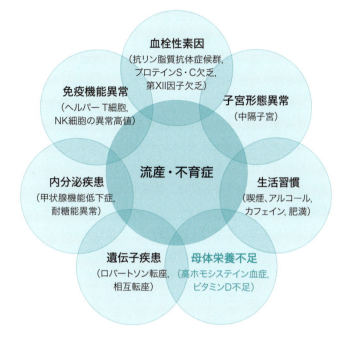

葉酸

　ホモシステインは葉酸を摂取することで減少するため，葉酸の代謝酵素であるメチレンテトラヒドロ葉酸還元酵素（MTHFR）の遺伝子変異は，高ホモシステイン血症や不育症と関与している[6]。1万人以上の女性を追跡した大規模調査では，葉酸サプリメントを730μg/日以上摂取すると，未摂取群と比較して流産の発症リスクが有意に低いことが報告されている（相対リスク0.80，95%CI：0.71〜0.90）[7]。一方で，葉酸を含んだサプリメントを用いたさまざまな臨床研究が行われているが，メタアナリシスでは葉酸単独の摂取で流死産のリスクを低下するエビデンスは明らかになっていない[8]。ホモシステインを抑制するためには，葉酸だけではなくビタミンB_6，B_{12}なども重要なため，葉酸単独では流産リスクが下がらなかったのかもしれない。

ビタミンD

　ビタミンDは，免疫拒絶にかかわるNatural killer細胞やTh1細胞を至適に抑制し，免疫寛容に働くTh2細胞や制御性T細胞を増加し，妊娠を誘導する効果があることがわかっている[9]。また不育症女性はビタミンDが有意に低く[10]，不育症女性のビタミンD不足が抗リン脂質抗体や甲状腺ペルオキシダーゼ抗体の陽性とも関与していることが報告されている[11]。そのため，ビタミンD不足も流産と関係がある。メタアナリシスでは，ビタミンD充足群（≧30ng/mL）と比較して，流産率が＜30ng/mLでは1.6倍，＜20ng/mLでは1.9倍高いことが報告されている[12]。ただビタミンDサプリメントが流産予防に効果があるかは，それぞれの臨床研究で投与方法や投与量が非常にさまざまなため研究のバイアスがあり，現在も明らかにはなっていない[12, 13]。

高ホモシステイン血症やビタミンD不足は流産と関与することは明らかだが，葉酸やビタミンD単独のサプリメントでは流産率を低下するか現在もはっきりしていない。しかし，メタアナリシスでも葉酸を含むマルチビタミンを摂取すると死産のリスクが低下することがわかっている（リスク比 0.92，95％CI：0.85〜0.99）[8]。またビタミンDサプリメントの体外受精への効果に関するメタアナリシスでは，検査もせずに投与するより検査してビタミンD不足を確認して投与したほうが妊娠への効果が高く，また点滴などによる大量投与よりも30日以上継続的に摂取するほうが，効果が高いことがわかっている[13]。この報告でもビタミンD単独よりマルチビタミンとして摂取したほうが妊娠率は有意に向上することも示されている[13]。

　つまり流産率を低下させるには，葉酸やビタミンDを含むマルチビタミンで摂取することが重要である。

　摂取量に関しては，葉酸は1日量800μgを含むマルチビタミンサプリメントを1カ月以上前から摂取すれば，MTHFR遺伝子多型に関係なく神経管閉鎖障害や妊娠合併症の発症リスクが最も低いレベルに葉酸やホモシステインを調整できることがわかっている[14]。ビタミンDに関しては，25（OH）ビタミンD3値が20〜30ng/mLの場合はビタミンDサプリメントを1日1,000IU（25μg）摂取してもらい，＜20ng/mLの場合は1日2,000IU（50μg）摂取することを推奨する[15]。

　また細菌性腟炎などの細菌叢のバランスの異常（dysbiosis）も流早産と関与する[16〜18]。正常な腟内細菌叢は*Lactobacillus*属菌が優位で，他の細菌叢の増殖を抑制しているがため，dysbiosisの治療には抗菌薬投与や*Lactobacillus*を補充するプロバイオティクスなどがある。妊娠後からサプリメントやヨーグルトなどさまざまな乳酸菌を経口投与したメタアナリシスでは，流産を予防する効果はないことが報告されている[19]。しかし，体外受精を行う不妊女性において，プロバイオティクスを腟内投与すると，有意に流産率が低下することがRCTで報告されている[20]。dysbiosisに対するプロバイオティクスは，腟内投与の方が経口摂取より改善効果が高いこともわかっており[21]，妊娠前から*Lactobacillus*を含むプロバイオティクスを腟内投与すると，流産予防効果があるのかもしれない。ただ今後さらなる臨床研究によるエビデンスの蓄積が必要である。

Evidence

◆ マルチビタミンサプリメントによる死産予防効果

- **10論文を含むメタアナリシス**：鉄と葉酸のみ摂取した群と比較して，鉄と葉酸を含むマルチビタミンを摂取した群は流産の発症リスクに有意差は認めなかったが（リスク比0.98，95％CI：0.94〜1.03），死産のリスクが低下していた（リスク比0.92，95％CI：0.85〜0.99）。ビタミンA，C，Eについてはすべて有意差なし。（Balogun OO, et al：Cochrane Database Syst Rev. 2016[8]）

◆ ビタミンD不足と流産・不育症

- **10論文を含むメタアナリシス**：妊娠時の25(OH)ビタミンD_3＜20ng/mLもしく

は＜30ng/mLと≧30ng/mLの女性の妊娠成績の比較。≧30ng/mLの女性と比較して＜20ng/mL，＜30ng/mLともに有意に流産率が高い（それぞれオッズ比1.94，95％CI：1.25～3.02，オッズ比1.60，95％CI：1.11～2.30）。(Tamblyn JA, et al：Fertil Steril 2022[12])

- **14論文を含むメタアナリシス**：不育症の女性は対照群と比較して有意にビタミンDが低い（標準化平均差－1.48，95％CI：－2.01～－0.94）。ビタミンD欠乏の妊婦（＜20ng/mL）はビタミンDが正常な妊婦と比較して，有意に不育症の発症リスクが高い（オッズ比4.02，95％CI：2.23～7.25）。(Chen C, et al：Am J Rep Immunol 2022[10])

◆ **プロバイオティクス腟内投与の流産予防効果**

- **ランダム化比較試験**：*Lactobacillus*を含むプロバイオティクスを腟内投与した群と非投与群158例ずつのRCT。初期分割胚移植では妊娠成績に有意差は認めなかったが，胚盤胞移植ではプロバイオティクス投与群の流産率が低く（8.2 vs 24.3％，p＝0.002），生産率が有意に高かった（35.7 vs 22.2％，p＝0.03）。(Thanaboonyawat I, et al：Sci Rep 2023[20])

 実際にこんな感じで説明してみましょう

葉酸とビタミンDを含む妊娠用マルチビタミンサプリメントを摂取すると，流・死産率が低下する可能性があります。また，良性な乳酸菌を含むプロバイオティクスを腟内投与すると流産率が低下するかもしれません。

（黒田恵司）

参考文献

1) Morita K, Ono Y, Takeshita T, et al: Risk Factors and Outcomes of Recurrent Pregnancy Loss in Japan. J Obstet Gynaecol Res 2019; 45: 1997-2006.
2) Parazzini F, Bocciolone L, Fedele L, et al: Risk factors for spontaneous abortion. Int J Epidemiol 1991; 20: 157-61.
3) Rai R, Regan L: Recurrent miscarriage. Lancet 2006; 368: 601-11.
4) Gaskins AJ, Chavarro JE: Diet and fertility: a review. Am J Obstet Gynecol 2018; 218: 379-89.
5) Ichikawa T, Toyoshima M, Watanabe T, et al: Associations of Nutrients and Dietary Preferences with Recurrent Pregnancy Loss and Infertility. J Nippon Med Sch 2024; 91: 254-60.
6) Chen H, Yang X, Lu M: Methylenetetrahydrofolate reductase gene polymorphisms and recurrent pregnancy loss in China: a systematic review and meta-analysis. Arch Gynecol Obstet 2016; 293: 283-90.
7) Gaskins AJ, Rich-Edwards JW, Hauser R, et al: Maternal prepregnancy folate intake and risk of spontaneous abortion and stillbirth. Obstet Gynecol 2014; 124: 23-31.
8) Balogun OO, da Silva Lopes K, Ota E, et al: Vitamin supplementation for preventing miscarriage.

Cochrane Database Syst Rev 2016; 2016: CD004073.

9) Holick MF: Vitamin D deficiency. N Engl J Med 2007; 357: 266-81.

10) Chen C, Wang S, Zhang C, et al: Association between serum vitamin D level during pregnancy and recurrent spontaneous abortion: A systematic review and meta-analysis. Am J Reprod Immunol 2022; 88: e13582.

11) Ota K, Dambaeva S, Han AR, et al: Vitamin D deficiency may be a risk factor for recurrent pregnancy losses by increasing cellular immunity and autoimmunity. Hum Reprod 2014; 29: 208-19.

12) Tamblyn JA, Pilarski NSP, Markland AD, et al: Vitamin D and miscarriage: a systematic review and meta-analysis. Fertil Steril 2022; 118: 111-22.

13) Meng X, Zhang J, Wan Q, et al: Influence of Vitamin D supplementation on reproductive outcomes of infertile patients: a systematic review and meta-analysis. Reprod Biol Endocrinol 2023; 21: 17.

14) Kuroda K, Horikawa T, Gekka Y, et al: Effects of Periconceptional Multivitamin Supplementation on Folate and Homocysteine Levels Depending on Genetic Variants of Methyltetrahydrofolate Reductase in Infertile Japanese Women. Nutrients 2021; 13: 1381.

15) Ikemoto Y, Kuroda K, Nakagawa K, et al: Vitamin D Regulates Maternal T-Helper Cytokine Production in Infertile Women. Nutrients 2018; 10: 902.

16) Romero R, Hassan SS, Gajer P, et al: The vaginal microbiota of pregnant women who subsequently have spontaneous preterm labor and delivery and those with a normal delivery at term. Microbiome 2014; 2: 18.

17) Ralph SG, Rutherford AJ, Wilson JD: Influence of bacterial vaginosis on conception and miscarriage in the first trimester: cohort study. BMJ 1999; 319: 220-3.

18) Hay PE, Lamont RF, Taylor-Robinson D, et al: Abnormal bacterial colonisation of the genital tract and subsequent preterm delivery and late miscarriage. BMJ 1994; 308: 295-8.

19) Pérez-Castillo ÍM, Fernández-Castillo R, Lasserrot-Cuadrado A, et al: Reporting of Perinatal Outcomes in Probiotic Randomized Controlled Trials. A Systematic Review and Meta-Analysis. Nutrients 2021; 13: 256.

20) Thanaboonyawat I, Pothisan S, Petyim S, et al: Pregnancy outcomes after vaginal probiotic supplementation before frozen embryo transfer: a randomized controlled study. Sci Rep 2023; 13: 11892.

21) Kadogami D, Nakaoka Y, Morimoto Y: Use of a vaginal probiotic suppository and antibiotics to influence the composition of the endometrial microbiota. Reprod Biol 2020; 20: 307-14.

Q.68
着床不全にエビデンスがあるサプリメントはありますか？

Answer

ビタミンDサプリメントを毎日摂取すると，体外受精における妊娠率が向上する可能性があります。また，乳酸菌を含むプロバイオティクスの腟内投与も妊娠成績を向上させる可能性があります。

Point

- ビタミンD不足は妊娠率の低下と関与している。
- ビタミンD不足の不妊女性が，30日以上継続的にビタミンDサプリメントを摂取すると，体外受精における臨床妊娠率の向上が期待できる。
- 子宮内細菌叢は体外受精の妊娠率と関与するかは現在も議論があるが，腟内細菌叢のdysbiosisは関与する可能性がある。
- dysbiosisに対するプロバイオティクスは経口摂取より腟内投与のほうが効果が高い。臨床妊娠率の向上に寄与するかは明らかではないが，生産率は向上する可能性がある。

考え方・使い方

妊娠は妊孕性のある胚が至適に脱落膜化した子宮内膜に着床することで成立する。その着床において男性由来の遺伝子を含む胚を受容する母体の免疫機構（免疫寛容）や子宮内膜の胚の受容性を獲得する必要がある。

複数回胚移植を行っても妊娠しない着床不全のリスク因子は，主に胚因子，免疫因子，子宮因子が挙げられる[1]（図）。胚因子に関しては，主に卵巣機能や卵子の質の低下がかかわっており，他項を参照（p241）していただき，この項では免疫因子と子宮因子にかかわるサプリメントについて概説する。

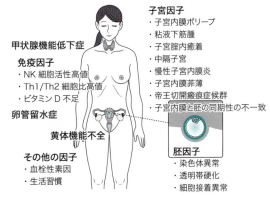

図1 着床不全のリスク因子

Kuroda K: Management strategies following implantation failure of euploid embryos. Reprod Med Biol 2024; 23: e12576

着床に関与する免疫因子とサプリメント

　妊娠において胚を受容する免疫寛容細胞と拒絶する炎症性免疫細胞が存在し，そのバランスが妊娠継続と密接に関わっている。免疫寛容の中心的役割であるヘルパーT（Th）細胞は，細胞性免疫を誘導するTh1細胞と液性免疫を誘導するTh2細胞に分類され，正常妊娠では胎児・胎盤を攻撃するTh1細胞が減少しTh2細胞が優位となる[2]。着床不全の既往のある女性は，免疫拒絶にかかわるTh1/Th2細胞比が有意に高いことがわかっている[3]。

　ビタミンDは，体内のさまざまな部位でTh細胞の産生などの免疫機能を調節している[4]。またほとんどの日本の不妊症女性はビタミンDが不足しており，かつビタミンD欠乏の女性にTh1/Th2細胞比の異常高値が多いことがわかっている[5]。実際にメタアナリシスでもビタミンD不足は，体外受精における臨床妊娠率の低下と関与することが報告されている[6,7]。さらにビタミンDサプリメントの体外受精への効果に関するメタアナリシスでは，ビタミンDを摂取すると1.7倍臨床妊娠率が有意に上昇している[8]。このメタアナリシスのなかでも特に検査をしてビタミンD不足を確認し投与すると妊娠率が向上し，また点滴などによる大量投与よりも30日以上継続的に摂取するほうが効果的であることが報告されている。さらにビタミンD単独よりマルチビタミンとして摂取したほうが妊娠率は有意に向上することも示されている[8]。その摂取量は，25(OH)ビタミンD_3値が20～30ng/mLの場合は，ビタミンDサプリメントを1日1,000IU（25μg），＜20ng/mLの場合は1日2,000IU（50μg）の摂取が推奨される[5]。

着床に関与する子宮因子とサプリメント

　子宮因子の中で子宮内膜菲薄により着床不全となる場合のサプリメントについては，次項目（p237）にまとめられているため，ここでは省略する。

　女性の腟や子宮などの生殖器官の微生物叢は，妊孕性とその妊娠予後に影響する[9]。細菌叢を網羅解析するマイクロバイオーム検査を用いた，子宮内細菌叢と体外受精の妊娠成績に関する臨床研究では，子宮内*Lactobacillus*属菌が80～90％以上の女性の妊娠成績が良好で，子宮内細菌叢のdysbiosis（細菌叢のバランスの異常）が妊娠成績の低下と関与することが報告されている[10]。一方で，子宮内の*Lactobacillus*属菌の割合が妊娠成績に影響しない報告もあり[11,12]，さらに着床不全既往のある女性と健常女性の子宮内*Lactobacillus*属菌の割合がともに55～60％で，2群間に差がない報告もある[13]。

　腟内の細菌叢は*Lactobacillus*属菌が優位であるが，子宮内は腟内と異なり細菌量が1/100～1/10,000と非常に少なくかつ多様性に富んでいる[14]。マイクロバイオーム解析の利点は詳細な細菌叢の割合を確認することができるが，欠点は細菌量を確認することができず，子宮内感染と感染のないdysbiosisを区別することができない。また妊娠へ影響するdysbiosisの診断基準が決まっていないことも問題である。

　子宮内細菌叢では評価が難しいが，一方で腟内マイクロバイオーム検査結果が体外受精の妊娠成績に関与することが報告されている[15]。腟内の*Lactobacillus*属菌＜20％などを含むdysbiosisが新鮮胚移植後の妊娠率の低下と関与しており，子宮内より腟内細菌叢の

方が着床不全と関与する可能性がある。

　dysbiosisの治療は抗菌薬治療，*Lactobacillus*を補充するプロバイオティクスなどがある。細菌性腟炎などの腟内のdysbiosisは流産や早産と関与するため[16〜18]，プロバイオティクスのサプリメントは着床不全の治療として期待できる。しかしプロバイオティクスの着床への効果は，メタアナリシスもなく現在も議論がある。ただプロバイオティクスを投与するなら，経口摂取より腟内投与のほうがdysbiosisの改善効果があることが報告されている[19]。近年，体外受精を行う不妊女性に対しマイクロバイオーム検査は行わず*Lactobacillus*を含むプロバイオティクスを腟内投与したRCTが報告された[20]。細菌性腟炎の有無にかかわらず胚移植後の臨床妊娠率は有意差を認めなかったが，流産率は低下し生産率は向上しており，流産予防効果は期待できるが着床への効果は明らかではない。

Evidence

◆ ビタミンD不足と体外受精の臨床妊娠率

- **11論文を含むメタアナリシス**：25(OH)ビタミンD_3 < 30ng/mLと ≧ 30ng/mLの比較。臨床妊娠はビタミンD充足群で有意に高い（オッズ比1.46，95%CI：1.05〜2.02）。（Chu J, et al：Hum Reprod 2018[6]）
- **8論文を含むメタアナリシス**：25(OH)ビタミンD_3 < 30ng/mLと ≧ 30ng/mLの比較。臨床妊娠はビタミンD不足群で有意に低い（オッズ比0.68，95%CI：0.48〜0.98）。（Cozzolino M, et al：Fertil Steril 2020[7]）

◆ ビタミンDサプリメントによる体外受精における臨床妊娠率への影響

- **12論文を含むメタアナリシス**：ビタミンD補充した症例が対照群と比較し有意に臨床妊娠率が高い（オッズ比1.60，95%CI：1.11〜2.30）。（Meng X, et al：Reprod Biol Endocrinol 2023[8]）

◆ プロバイオティクス腟内投与による体外受精における妊娠成績への影響

- **ランダム化比較試験**：*Lactobacillus*を含むプロバイオティクスを腟内投与した群と非投与群158例ずつのRCT。胚盤胞移植では臨床妊娠率は有意差を認めなかったが（38.8 vs 32.4%，p = 0.34），プロバイオティクス投与群の生産率が有意に高かった（35.7 vs. 22.2%，p = 0.03）。（Thanaboonyawat I, et al：Sci Rep 2023[20]）

 実際にこんな感じで説明してみましょう

　ビタミンD不足でビタミンDサプリメントを毎日摂取すると，体外受精における臨床妊娠率の向上が期待できます。良性な乳酸菌を含むプロバイオティクスの腟内投与は，生産率を向上する可能性はありますが，臨床妊娠率を向上させるかは現在もはっきりしていません。

（黒田恵司）

参考文献

1) Kuroda K: Management strategies following implantation failure of euploid embryos. Reprod Med Biol 2024; 23: e12576.

2) Ng SC, Gilman-Sachs A, Thaker P, et al: Expression of intracellular Th1 and Th2 cytokines in women with recurrent spontaneous abortion, implantation failures after IVF/ET or normal pregnancy. Am J Reprod Immunol 2002; 48: 77-86.

3) Kuroda K, Nakagawa K, Horikawa T, et al: Increasing number of implantation failures and pregnancy losses associated with elevated Th1/Th2 cell ratio. Am J Reprod Immunol 2021; 86: e13429.

4) Holick MF: Vitamin D deficiency. N Engl J Med 2007; 357: 266-81.

5) Ikemoto Y, Kuroda K, Nakagawa K, et al: Vitamin D Regulates Maternal T-Helper Cytokine Production in Infertile Women. Nutrients 2018; 10: 902.

6) Chu J, Gallos I, Tobias A, et al: Vitamin D and assisted reproductive treatment outcome: a systematic review and meta-analysis. Hum Reprod 2018; 33: 65-80.

7) Cozzolino M, Busnelli A, Pellegrini L, et al: How vitamin D level influences in vitro fertilization outcomes: results of a systematic review and meta-analysis. Fertil Steril 2020; 114: 1014-25.

8) Meng X, Zhang J, Wan Q, et al: Influence of Vitamin D supplementation on reproductive outcomes of infertile patients: a systematic review and meta-analysis. Reprod Biol Endocrinol 2023; 21: 17.

9) Salim R, Ben-Shlomo I, Colodner R, et al: Bacterial colonization of the uterine cervix and success rate in assisted reproduction: results of a prospective survey. Hum Reprod 2002; 17: 337-40.

10) Moreno I, Codoñer FM, Vilella F, et al: Evidence that the endometrial microbiota has an effect on implantation success or failure. Am J Obstet Gynecol 2016; 215: 684-703.

11) Franasiak JM, Werner MD, Juneau CR, et al: Endometrial microbiome at the time of embryo transfer: next-generation sequencing of the 16S ribosomal subunit. J Assist Reprod Genet 2016; 33: 129-36.

12) Hashimoto T, Kyono K: Does dysbiotic endometrium affect blastocyst implantation in IVF patients? J Assist Reprod Genet 2019; 36: 2471-9.

13) Ichiyama T, Kuroda K, Nagai Y, et al: Analysis of vaginal and endometrial microbiota communities in infertile women with a history of repeated implantation failure. Reprod Med Biol 2021; 20: 334-44.

14) Chen C, Song X, Wei W, et al: The microbiota continuum along the female reproductive tract and its relation to uterine-related diseases. Nat Commun 2017; 8: 875.

15) Koedooder R, Singer M, Schoenmakers S, et al: The vaginal microbiome as a predictor for outcome of in vitro fertilization with or without intracytoplasmic sperm injection: a prospective study. Hum Reprod 2019; 34: 1042-54.

16) Romero R, Hassan SS, Gajer P, et al: The vaginal microbiota of pregnant women who subsequently have spontaneous preterm labor and delivery and those with a normal delivery at term. Microbiome 2014; 2: 18.

17) Ralph SG, Rutherford AJ, Wilson JD: Influence of bacterial vaginosis on conception and miscarriage in the first trimester: cohort study. BMJ 1999; 319: 220-3.

18) Hay PE, Lamont RF, Taylor-Robinson D, et al: Abnormal bacterial colonisation of the genital tract and subsequent preterm delivery and late miscarriage. BMJ 1994; 308: 295-8.

19) Kadogami D, Nakaoka Y, Morimoto Y: Use of a vaginal probiotic suppository and antibiotics to influence the composition of the endometrial microbiota. Reprod Biol 2020; 20: 307-14.

20) Thanaboonyawat I, Pothisan S, Petyim S, et al: Pregnancy outcomes after vaginal probiotic supplementation before frozen embryo transfer: a randomized controlled study. Sci Rep 2023; 13: 11892.

Q.69
子宮内膜が厚くならないときにエビデンスがあるサプリメントはありますか？

Answer

子宮内膜を厚くする可能性のあるサプリメントはビタミンEなど複数あります。ただし，それらの効果や有効性については，十分なエビデンスがあるとはいえません。使用するにあたっては，その点をよく理解する必要があります。

Point

- 子宮内膜を厚くする可能性が示唆されているサプリメントは複数存在するが，いずれもそれらの有効性のエビデンスレベルは低い。この点に留意して，患者に対しては，十分な説明とともに，各々のサプリメントの摂取の可否について検討することが望ましい。

考え方・使い方

菲薄化子宮内膜に対しては，原因を探索することが重要である。以下に考えられる原因を示す[1]。

留意すべきは，単一原因で菲薄化子宮内膜が生じるだけでなく，お互いに関連して発生する場合もある[1]。例えば，子宮手術による内膜損傷と炎症によって惹起された線維化・

図1 菲薄化子宮内膜の原因

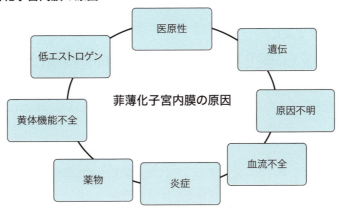

(Tang, Y et al: Endocrines 2023; 4: 672-84より作成)

構造異常に加えて，創部縫合に起因する血流不全により子宮内膜は菲薄化しうる。ただし，明らかな原因が特定できないことも多い[1]。特に原因不明の場合，確たるエビデンスをもって有効といえる治療や対応は，サプリメントの摂取も含めてないのが現状である[1, 2]。

　なお，子宮内膜厚は良好な妊娠転帰を規定する一要因であり，内膜厚7～8mm以上が妊娠にとって望ましいとされている。しかし一方，内膜厚が4～6mmでも約30%前後の臨床的妊娠率が報告されている[3]。菲薄化内膜に対して移植をキャンセルする，あるいはエストロゲン製剤やサプリメントを増量して使用する，といった対応を繰り返さずに，内膜厚の改善をみない場合でも，一度は胚移植を行うなど不妊治療を前に進めていくことも考慮したい。

Evidence

◆ ビタミンE

作用機序：ビタミンE（トコフェロール）は，ペルオキシラジカルの消去剤として強力な抗酸化ストレス作用を有する。これにより，子宮の血流の改善などを通じて子宮内膜の増殖を促すと考えられている。

ランダム化比較試験は一つだけであり，その他は前後比較研究に加えてペントキシフィリンを併用している点から，ビタミンEによる内膜厚の改善作用に関するエビデンスレベルは低い。

- **ランダム化比較試験（人工授精サイクル）**：効果あり。ビタミンE非投与群に比べて投与群で内膜は厚くなった。着床率・妊娠継続率に差はなかった。（Cicek N, et al：*J Assist Reprod Genet* 2012[4]）
- **前後比較研究（ペントキシフィリン併用）**：効果あり。（Acharya S, et al：*Hum Fertil（Camb）* 2009[5]）
- **前後比較研究（ペントキシフィリン併用）**：効果あり。（Lédée-Bataille N, et al：*Hum Reprod*, 2002[6]）
- **前後比較研究**：効果あり。（Takasaki, A et al：*Fertil Steril* 2010[7]）
- **前後比較研究（ペントキシフィリン併用）**：効果あり。（Krief F, et al：*Hum Fertil（Camb）*, 2021[8]）

◆ ビタミンC

作用機序：水溶性ビタミンであり，活性酸素類の消去を通じて抗酸化作用を有する。下記の症例報告のみで，ビタミンCを提案する確たるエビデンスはない。

- **症例報告**：効果あり。（Kitaya K, et al：Clin Exp Obstet Gynecol, 2014[9]）

◆ L-アルギニン

作用機序：アルギニンは体内での代謝過程で一酸化窒素（NO）を産生する。NOの血管拡張作用により，血液循環が促進される。

　前後比較研究が一つしかなく症例数も少ないため，L-アルギニンの子宮内膜厚の

増加効果に関するエビデンスは乏しい。
- **前後比較研究**：効果あり。（Takasaki A, et al：*Fertil Steril* 2010[10]）

◆ **イソフラボン**

作用機序：植物エストロゲン様物質であり，エストロゲン様活性を有する。ただし，標的細胞・組織によって異なるエストロゲン効果が惹起される。
- **メタアナリシス**：効果なし。（Liu J, et al：Oncotarget 2016[11]）

 実際にこんな感じで説明してみましょう

　子宮内膜が厚くならない原因はさまざまですが，原因が特定できない場合も少なくありません。原因の有無や種類などをふまえたうえで治療方針を立てますが，その際にサプリメントの使用も選択肢のひとつになります。ただし，サプリメントの効果や有効性についてはいまだ十分には証明されていませんし，また子宮内膜厚にこだわり過ぎると妊娠の機会を逃してしまうこともあります。これらの点をよく理解したうえで，サプリメントの使用を考慮していきましょう。

（丸山哲夫）

参考文献

1) Tang Y, Frisendahl C, Lalitkumar PG, et al: An Update on Experimental Therapeutic Strategies for Thin Endometrium. Endocrines 2023; 4: 672-84.
2) Wang Y, Tang Z, Teng X: New advances in the treatment of thin endometrium. Front Endocrinol(Lausanne) 2024; 15: 1269382.
3) Liu KE, Hartman M, Hartman A: The impact of a thin endometrial lining on fresh and frozen-thaw IVF outcomes: an analysis of over 40 000 embryo transfers. *Hum Reprod* 2018: 33(10): 1883-8.
4) Cicek N, Eryilmaz OG, Sarikaya E: Vitamin E effect on controlled ovarian stimulation of unexplained infertile women. *J Assist Reprod Genet* 2012; 29(4): 325-8.
5) Acharya S, Yasmin E, Balen AH: The use of a combination of pentoxifylline and tocopherol in women with a thin endometrium undergoing assisted conception therapies--a report of 20 cases. *Hum Fertil* (*Camb*) 2009; 12(4): 198-203.
6) Lédée-Bataille N, Olivennes F, Lefaix JL, et al: Combined treatment by pentoxifylline and tocopherol for recipient women with a thin endometrium enrolled in an oocyte donation programme. *Hum Reprod* 2002; 17(5): 1249-53.
7) Takasaki A, Tamura H, Miwa I, et al: Endometrial growth and uterine blood flow: a pilot study for improving endometrial thickness in the patients with a thin endometrium. *Fertil Steril* 2010; 93(6): 1851-8.
8) Krief F, Simon C, Goldstein R, et al: Efficacy of tocopherol and pentoxifylline combined therapy for women undergoing assisted reproductive treatment with poor endometrial development: a retrospective cohort study on 143 patients. *Hum Fertil* (*Camb*) 2021; 24(5): 367-75.
9) Kitaya K, Yasuo T, Nakamura Y: Recovery from endometrial thinning and successful pregnancy following vitamin E and C supplementation in infertile woman undergoing myomectomy for diffuse

leiomyomatosis of the uterus: a case report. Clin Exp Obstet Gynecol 2014; 41(3): 357-9.

10) Takasaki A, Tamura H, Miwa I, et al: Endometrial growth and uterine blood flow: a pilot study for improving endometrial thickness in the patients with a thin endometrium. *Fertil Steril* 2010; 93(6): 1851-8.

11) Liu J, Yuan F, Gao J, et al: Oral isoflavone supplementation on endometrial thickness: a meta-analysis of randomized placebo-controlled trials. Oncotarget, 2016; 7(14): 17369-79.

Q.70

卵巣機能が低下したときにエビデンスがあるサプリメントはありますか?

Answer

体外受精の成績を向上させる可能性のあるものとして，DHEA，コエンザイムQ10，レスベラトロールがありますが，十分な根拠は得られていません。

Point

● 卵巣機能が低下した女性においてDHEA，コエンザイムQ10，レスベラトロールなどのサプリメントが体外受精の成績を向上させるとの報告があるが，いずれも十分な根拠は得られていない。

● 早発卵巣不全において卵巣機能の回復に有効とされるサプリメントは存在しない。

考え方・使い方

　　卵巣機能が低下した女性において，DHEA，コエンザイムQ10およびレスベラトロールが体外受精の成績を向上させるとの報告があるが（図1），いずれについても確固たるエビデンスは存在しない。また，これらの報告はあくまでも卵巣予備能が低下した女性を対象としたもので，早発卵巣不全に対する有効性を示すものではないことに留意が必要である。

図1

DHEA	・顆粒膜細胞の増加 ・ゴナドトロピンへの反応性の増加 ・卵胞閉鎖の抑制・卵胞発育の促進
コエンザイムQ10	・抗酸化作用 ・ミトコンドリア機能の改善 ・卵子の老化の抑制
レスベラトロール	・サーチュイン遺伝子の活性化 ・卵子の老化を抑制

I 栄養素・サプリメント編

II 疾患編

> **Evidence**

◆ DHEA

作用機序：アンドロゲンレベルを高めることで卵胞のインスリン様成長因子の発現を増加させ，顆粒膜細胞の増加やFSH受容体の活性化を介してゴナドトロピンへの反応性を高める。また，卵胞閉鎖を抑制することで卵胞発育を促す。

メタアナリシス：効果あり（妊娠率）。
効果なし（採卵数）。(Schwarze JE, et al: *JBRA. Assist. Repro* 2018[1])

メタアナリシス：効果なし。（RCTのみ対象とした場合）（採卵数，妊娠率，生産率）。(Zhang J, et al: *Front Endocrinol (Lausanne)*. 2023[2])

メタアナリシス：効果なし（妊娠率，流産率，生産率）。(Naik S, et al: *Cocrane Database Syst Rev* 2024[3])

◆ コエンザイムQ10

作用機序：抗酸化作用によって細胞内のミトコンドリア機能を改善し，細胞を細胞死から保護する。コエンザイムQ10は加齢に伴い低下するので，これを補うことで卵巣機能の低下や卵子の老化を抑制できるとされる。

ランダム化比較試験：効果あり（採卵数，受精率，獲得良好胚数）。
効果なし（生産率）。(Xu Y, et al: *Reprod Biol Endocrinol* 2018[4])

◆ レスベラトロール

作用機序：卵細胞内において長寿遺伝子といわれるサーチュイン遺伝子を活性化することで，ミトコンドリアが合成を促進し，卵子の老化や卵巣機能の低下を抑制する。

ランダム化比較試験：効果あり（採卵数，受精率，獲得胚盤胞数）。
効果なし（生産率）。(Gerli S, et al: *J Matern Fetal Neonatal Med* 2022[5])

ランダム化比較試験：効果なし（採卵数，獲得胚盤胞数，生産率）(Conforti A, et al: *J Ovarian Res* 2024[6])

 実際にこんな感じで説明してみましょう

十分な根拠はありませんが，体外受精を行う際に有効性が期待できるサプリメントがあります。

（岩佐　武）

生殖医療

┃ 参考文献 ┃

1) Schwarze, JE, Canales J, Crosby J, et al: DHEA use to improve likelihood of IVF/ICSI success in patients with diminished ovarian reserve: A systematic review and meta-analysis. JBRA Assist Reprod 2018; 22(4): 369-374.

2) Zhang J, Jia H, Diao F, et al: Efficacy of dehydroepiandrosterone priming in women with poor ovarian response undergoing IVF/ICSI: a meta-analysis. Front Endocrinol (Lausanne) 2023; 14: 1156280.

3) Naik S, Lepine S, Nagels HE et al: Androgens (dehydroepiandrosterone or testosterone) for women undergoing assisted reproduction. *Cocrane. Database. Syst Rev* 2024; 6(6): CD009749.

4) Xu Y, Nisenblat V, Lu C, et al: Pretreatment with coenzyme Q10 improves ovarian response and embryo quality in low-prognosis young women with decreased ovarian reserve: a randomized controlled trial. *Reprod Biol Endocrinol* 2018; 16(1): 29.

5) Gerli S, Morte CD, Ceccobelli M, et al: Biological and clinical effects of a resveratrol-based multivitamin supplement on intracytoplasmic sperm injection cycles: a single-center, randomized controlled trial: *J Matern Fetal Neonatal Med* 2022, 35, 7640-8.

6) Conforti A, Iorio GG, Di Girolamo R, et al: The impact of resveratrol on the outcome of the in vitro fertilization: an exploratory randomized placebo-controlled trial. J Ovarian Res 2024; 17(1): 81.

Q.71

体外受精，顕微授精がうまくいかないときに，エビデンスがあるサプリメントってありますか？（女性編）

Answer

不妊治療におけるサプリメント摂取は微量栄養素欠乏の補完が主目的であり，患者の個別背景により効果は異なります。ビタミンD，テストステロン，メラトニン，コエンザイムQ10，ビタミンEなどが話題になるサプリメントですが，補完医療として位置づけられ，過信は避けるべきです。

Point

- 体外受精におけるサプリメント摂取は，あくまで微量栄養素欠乏を供給することが主な目的である。
- 体外受精不成功の原因を探索して，原因に応じたアプローチができるアドオン治療に準じたサプリメントは患者要望が大きいため，情報提供は必要である。
- 卵子の質改善と着床環境に効果を期待するサプリメントが一方に有害があったとしても採卵周期と胚移植周期を切り分けることが体外受精では可能である。

考え方・使い方

　　体外受精を実施しても生児出産に至らない場合，まずその原因や段階を明確にする必要がある。多くのケースでは，複合要素があるなかで，良い胚が獲得できない（配偶子因子）および着床環境が整っていないことが不妊の原因とされており，それぞれに対する適切な治療や介入が求められる。妊孕性の回復という観点からRestorative Reproductive Medicineという考えが注目されている。そのうえで，適切な栄養素やサプリメントが注目されている。

　　近年の研究では，Restorative Reproductive Medicineという微量栄養素欠乏の補完という段階を超えて，特定のサプリメントが卵巣および子宮の機能改善に寄与する可能性があることが示されているが，その効果には個人差があり，全ての患者に有効であるとは限らない。例えば，抗酸化物質やビタミンDの補充が不妊治療において有効であるとの報告があるが，すべての研究が一貫してその効果を証明しているわけではない

　　卵巣因子の改善には，卵巣の老化を遅らせ，卵胞の発育を促すサプリメントが考えられている。例えば，抗酸化作用をもつサプリメントは，卵子の質を向上させ，卵巣の機能を

生殖医療

サポートする可能性があり，卵巣エイジングを緩和させる可能性が期待されている。

　栄養素やサプリメントの効果は，患者の個別の背景，特に年齢や基礎疾患，生活習慣などによって大きく異なるため，個別化されたアプローチが必要である。また，栄養補助療法は補完医療の一環として位置付けられるため，その効果を過信せず，他の治療法と併用することが望ましい。各エビデンスが異なる集団を対象にしていることから，介入の効果が即座に現れるわけではなく，『効く場合もある』という可能性を認識しながら，慎重にアプローチすることが必要である。

Evidence

◆ ビタミンD

作用機序：HOXA10遺伝子の発現調整による子宮内膜の受容能改善，子宮内免疫細機能の調整，炎症反応と酸化ストレスの軽減，ホルモンバランスの調整などを通じて，体外受精における着床率や妊娠率の向上に寄与する可能性がある。

- **システマティックレビュー・メタアナリシス**：ビタミンD欠乏は妊娠率低下を認めないが，出生率低下と関連。（Cozzolino M, et al：Fertil Steril 2020[1]）
- **システマティックレビュー・メタアナリシス**：ビタミンD摂取は妊娠率を改善。（Meng X, et al：Reprod Biol Endocrinol 2023[2]）

◆ DHEA・テストステロン

作用機序：DHEAから代謝されたテストステロンは，FSHに対する卵胞の感受性を高めることで，前胞状卵胞の発育と卵母細胞の成熟を促進する。IGF-1を増加させることによる卵胞発育促進，ほかミトコンドリア機能改善も報告されている。

- **システマティックレビュー・メタアナリシス**：DHEAは，回収卵子数・回収成熟卵子数・臨床妊娠率・生児出生率・流産率に差はなく，テストステロンは臨床妊娠率・生児出生率改善。（Neves AR,：Am J Obstet Gynecol 2022[3]）

◆ メラトニン

作用機序：メラトニンには，抗酸化作用に加えて，DNA修復，テロメア長の維持，ミトコンドリア機能に関与するSirtuinの活性化など，複数のメカニズムが関与し卵巣機能改善が期待される。

- **ランダム化比較試験**：成熟卵子・良好胚数改善，妊娠率改善なし。（Jahromi BN, et al：Iran J Med Sci 2017[4]）

◆ コエンザイムQ10

作用機序：抗酸化作用とATP産生増加の両面からミトコンドリア機能を改善し卵巣機能改善を期待される。

- **ランダム化比較試験**：異数胚・妊娠率改善なし。（Bentov Y, et al：Clin Med Insights Reprod Health 2014[5]）

- **ランダム化比較試験**：回収卵子数・受精率・良好胚獲得数改善，妊娠率改善なし。（Xu Y, et al：Reprod Biol Endocrinol 2018[6]）

◆ レスベラトロール・ニコチンアミドモノヌクレオチド

作用機序：SIRT1を活性化すること抗酸化作用とミトコンドリア機能を改善し卵巣機能改善を期待される。
- 共に主たるRCT研究は存在しない。

◆ ビタミンE

作用機序：抗酸化作用や抗炎症作用，血流改善，ホルモンバランスの調整を通じて，体外受精における着床率や妊娠率の向上に寄与する可能性がある。
システマティックレビュー・メタアナリシス：ビタミンE摂取は妊娠率を改善しないが，子宮内膜厚は増加。（Wu JH, et al：Clin Exp Obstet Gynecol 2021[7]）

実際にこんな感じで説明してみましょう

　不妊治療がうまくいかない場合のサプリメントについて，体に不足している栄養素を補うことが主な目的です。ビタミンD，テストステロン，メラトニン，コエンザイムQ10，ビタミンEなどの有効性が話題にあがりますが，効果には個人差があり，即効性は期待できません。

　サプリメントは治療の補助的な位置づけですので，ご自身の状況に合わせて主治医とご相談のうえ，信頼できる製品を選んでご使用することをお勧めします。

（川井清考）

参考文献

1) Cozzolino M, Busnelli A, Pellegrini L, et al: How vitamin D level influences in vitro fertilization outcomes: results of a systematic review and meta-analysis. Fertil Steril 2020; 114: 1014-25.
2) Meng X, Zhang J, Wan Q, et al: Influence of Vitamin D supplementation on reproductive outcomes of infertile patients: a systematic review and meta-analysis. Reprod Biol Endocrinol 2023; 21: 17.
3) Neves AR, Montoya-Botero P, Polyzos NP: Androgens and diminished ovarian reserve: the long road from basic science to clinical implementation. A comprehensive and systematic review with meta-analysis. Am J Obstet Gynecol 2022; 227: 401-13.e18.
4) Jahromi BN, Sadeghi S, Alipour S, et al: Effect of Melatonin on the Outcome of Assisted Reproductive Technique Cycles in Women with Diminished Ovarian Reserve: A Double-Blinded Randomized Clinical Trial. Iran J Med Sci 2017; 42: 73-8.
5) Bentov Y, Hannam T, Jurisicova A, et al: Coenzyme Q10 Supplementation and Oocyte Aneuploidy in Women Undergoing IVF-ICSI Treatment. Clin Med Insights Reprod Health 2014; 8: 31-6.
6) Xu Y, Nisenblat V, Lu C, et al: Pretreatment with coenzyme Q10 improves ovarian response and embryo quality in low-prognosis young women with decreased ovarian reserve: a randomized controlled trial. Reprod Biol Endocrinol 2018; 16: 29.
7) Wu JH, Yang DN, Cao LJ, et al: The effect of oral vitamin E supplementation on infertile women: a systematic review and meta-analysis. Clin Exp Obstet Gynecol 2021; 48: 216-22.

Q.72

排卵障害障害にエビデンスがあるサプリメントはありますか？

Answer

PCOSにおける排卵障害に対して，ミオイノシトール，ビタミンE，メラトニンなどの効果が期待されています。

Point

- 排卵障害に対して有効とされるサプリメントは存在するが，これらの効果の多くはPCOSを対象とした検討により確認されたものである。
- これらのサプリメントがPCOS以外の排卵障害に対して同等の効果を及ぼすかは不明である。

考え方・使い方

　　排卵障害に対して複数のサプリメントの有効性が示されているが，それらの報告の多くはPCOSを対象としており，他の排卵障害に対する効果は検証されていない（以下に示す文献はすべてPCOSを対象としたもの）。また，これらのサプリメントの多くはインスリン感受性を改善することで排卵率を高めるとされ，インスリン抵抗性が存在しない場合に同等の効果が得られるか否かは不明である。卵巣への直接作用が示唆されるサプリメントとして，ミオイノシトール，ビタミンE，メラトニン，レスベラトロールが挙げられる。

排卵障害（PCOS）に対して使用されるサプリメントの例と作用機序

　　ミオイノシトール，ビタミンE，レスベラトロール，メラトニンは卵巣への直接作用により排卵障害を改善するとされている。また，これらの一部はインスリン抵抗性を改善することで排卵を促すとされている。

卵巣への直接作用	・ミオイノシトール ・ビタミンE ・メラトニン ・レスベラトロール

I 栄養素・サプリメント編

II 疾患編

インスリン抵抗性の改善を介した作用	・ビタミンD ・ミオイノシトール ・葉酸 ・ビタミンB群 ・ビタミンE ・亜鉛 ・レスベラトロール ・コエンザイムQ10

Evidence

◆ ミオイノシトール

作用機序：ミオイノシトールはインスリン抵抗性の改善作用のほか，卵巣のFSHに対する反応性を増強する作用がある。

- **メタアナリシス**：効果あり。インスリン感受性・脂質代謝。（Unfer V, et al：*Endocr Connect* 2017[1]）
- **メタアナリシス**：効果あり。排卵，月経。
  効果不明。妊娠，流産，生産。（Pundir J, et al：*BJOG* 2018[2]）

◆ ビタミンE

作用機序：ビタミンEは抗酸化作用を介してインスリン抵抗性を改善するとされている。また，ビタミンEは不妊症患者において子宮内膜を厚くする作用や，PCOSにおいてアンドロゲンを低下させる作用をもつとされる。

- **後方視的検討**：効果あり（酸化ストレス，HMG用量，子宮内膜の厚さ）。（Chen J, et al：*BMC Womens Health* 2020[3]）

◆ メラトニン

作用機序：メラトニンは松果体から分泌されるホルモンで，既日リズムやフリーラジカルの消去にかかわるほか，卵胞発育，排卵，卵子の成熟などにも関与するとされている。

- **ランダム化比較試験**：効果あり（アンドロゲン過剰症）。（Jamilian M, et al：*Front Endocrinol* 2019[4]）

◆ レスベラトロール

作用機序：レスベラトロールは抗酸化作用を持つポリフェノールの一種で，シクロオキシゲナーゼ活性の阻害による抗炎症作用も有する。また，レスベラトロールはサーチュイン1の遺伝子活性を介して卵子の質を改善するとされている。

- **システマティックレビュー**：効果あり（アンドロゲン濃度・卵子の質）。
  効果なし（妊娠率・脂質代謝・アンドロゲン過剰症）。（Shojaei-Zarghani S, et al：*Reprod Sci* 2022[5]）

実際にこんな感じで説明してみましょう

原因や病状によって効果が期待できるサプリメントは異なります。使用には十分な相談が必要です。

（岩佐　武）

| 参考文献 |

1) Unfer V, Facchinetti F, Orrù B, et al: Myo-inositol effects in women with PCOS: a meta-analysis of randomized controlled trials. Endocr Connect 2017; 6(8): 647-58.
2) Pundir J, Psaroudakis D, Savnur P, et al: Inositol treatment of anovulation in women with polycystic ovary syndrome: a meta-analysis of randomised trials. BJOG 2018; 125(3): 299-308.
3) Chen J, Guo Q, Pei YH, et al: Effect of a short-term vitamin E supplementation on oxidative stress in infertile PCOS women under ovulation induction: a retrospective cohort study. BMC Womens Health 2020; 20(1): 69.
4) Jamilian M, Foroozanfard F, Mirhosseini N, et al: Effects of Melatonin Supplementation on Hormonal, Inflammatory, Genetic, and Oxidative Stress Parameters in Women With Polycystic Ovary Syndrome. Front Endocrinol 2019; 10: 273.
5) Shojaei-Zarghani S, Rafraf M: Resveratrol and Markers of Polycystic Ovary Syndrome: a Systematic Review of Animal and Clinical Studies. Reprod Sci 2022; 29(9): 2477-87.

Q.73

不妊治療中には，どんな食事をしたらよいですか？

Answer

不飽和脂肪酸と食物繊維と微量栄養素を中心に意識して摂取してください。

Point

- 地中海食は，妊孕性を向上させるエビデンスがある。
- "pro-fertility" 食（葉酸，ビタミンB$_{12}$，ビタミンD，低農薬の果物や野菜，全粒穀物，魚介類，乳製品，大豆食品の摂取量を多くし，高農薬の果物や野菜の摂取量を少なくした）が注目されている。
- 「日本人の食事摂取基準（2020年版）」に沿って食事摂取することで，同等の栄養を得られる。

　不妊症患者から「妊娠するために，良い食事とかありますか？」といった質問をしばしば受ける。日本の医学教育の中で栄養学は学ぶ機会がほとんどないため，医師は一般的に健康のためによいと考えられる「バランスのよい食事をとるようにしてください」と答えてしまうのではないだろうか。近年，食生活が不妊治療に与える多くの影響が報告されている。

地中海食

　地中海食とは，スペイン，イタリア，ギリシャ，トルコ，モロッコなどの地中海沿岸諸国の地中海地域の伝統的な食事スタイルである。果物や野菜，ナッツ類，豆類，全粒穀物，オリーブオイル（特にバージンオリーブオイルとエクストラバージンオリーブオイル）を多く摂取すること，乳製品，魚，鶏肉を適度に摂取すること，赤身肉や加工肉の摂取を制限すること，ワインを適度に飲むことなどが特徴である[1]。地中海食とは，不飽和脂肪酸と食物繊維が豊富で，抗酸化作用を有する必須微量栄養素の摂取を目指したものである[2,3]。

　2010年にスペイン，イタリア，ギリシャ，モロッコの4か国合同で申請した地中海食はユネスコの無形文化遺産に登録された。地中海食は，脳血管障害の予防[4]，総死亡率の減少[5]，がんのリスク減少[6]，認知機能の改善[7,8]，肥満，高血圧，高血糖，脂質代謝異常を

是正することで，メタボリックシンドロームを改善する[9, 10]。地中海食はテロメア長維持の調節因子として作用し，寿命にも関与してすることが数多く報告されている[11]。

> **Evidence**

- **横断観察研究**：Barreaらは，未治療の多嚢胞性卵巣症候群（polycystic ovary syndrome；PCOS）女性（112名）と年齢と体格指数（body mass index；BMI）をマッチさせた健常女性（対照群：112名）を対象に，地中海食の摂取状況を14項目からなるPREvención con DIetaMEDiterránea（PREDIMED）（範囲：0〜14：平均的なスコア6〜9，スコア10以上は摂取状況が良好と評価する）で解析した。PCOS女性は対照群と比較して，エクストラバージンオリーブオイル，豆類，魚介類，ナッツ類の摂取量が少なく，テストステロンやインスリン抵抗性が有意に高かった（P < 0.001）。さらに，PREDIMEDスコア≦6のカットオフ値（P < 0.001，曲線下面積（AUC）0.848，標準誤差0.036，95％CI：0.768〜0.909）が，PCOS女性の高テストステロン血症と関連性を認めた。この研究から，地中海食は，PCOSの病態と関連するテストステロン産生やインスリン抵抗性を改善しすることが明らかになった。（Barrea L, et al：Nutrients 2019[12]）

- **前向きコホート研究**：Karayiannisらは，初回の体外受精女性（244名，22〜41歳，BMI < 30kg/m2）に対して治療前に地中海食の摂取状況をMedDiet Score（範囲：0〜55：スコアが高い＝摂取量が多い）で評価し，アウトカムとして着床（率）・臨床妊娠（率）・生児獲得（率）を前向き研究として実施した。その結果，MedDiet Score：30点以下の女性（79名）は，MedDiet Score：36点以上の女性（86名）と比較して，臨床妊娠率（29.1 vs 50.0%，P = 0.012）および生児獲得率（26.6 vs 48.8%，P = 0.008）が有意に低かった（表1）。MedDiet Score：30点以下の女性とMedDiet Score：36点以上の女性を比較した多変量解析では，臨床妊娠は相対リスク0.35（95％CI：0.16〜0.78，P-trend = 0.01）であり，生児獲得は相対リスク0.32（95％CI：0.14〜0.71，P-trend = 0.007）であった。35歳以上の女性では臨床的妊娠および生児獲得とMedDietScoreが正の相関を示した（P < 0.01）。（Karayiannis D, et al：Hum Reprod 2018[13]）

- **前向きコホート研究**：Vujkovicらは，体外受精治療を受ける111組のカップルに対して治療前に食物摂取頻度調査票により食事摂取調査を実施し，地中海食の摂取量と治療成績を前向きコホート研究として実施した。地中海食の摂取量が多い

表1 MedDietScoreと体外受精成績

	MedDietScore			P値
	≦30	31〜35	≧36	
着床率（%）	50.6%（40/79）	58.2%（46/79）	60.5%（52/86）	0.416
臨床妊娠率（%）	29.1%（23/79）	48.1%（38/79）	50.0%（43/86）	0.012
生産率（%）	26.6%（21/79）	45.6%（36/79）	48.8%（42/86）	0.008

（Karayiannis D, et al: Hum Reprod 2018; 33(3): 494-502より引用）

と，妊娠に対するオッズ比は1.4（95％CI：1.0～1.9）であった。地中海食摂取は赤血球葉酸（$\beta = 0.13$），血中ビタミンB6（$\beta = 0.09$）および卵胞液中ビタミンB6（$\beta = 0.18$）と正の相関を認め，地中海食の妊孕性改善の要因として葉酸やビタミンB6の関与が示唆された。(Vujkovic M, et al：Fertil Steril 2010[4])

- **前向きコホート研究**：Ricciらは，前向きに地中海食摂取量調査を実施し，体外受精を受けた女性（474名：平均年齢36.6歳，範囲27～45歳）の妊娠転帰と地中海食摂取量の関連を検討した。その結果，414名（87.3％）に胚移植が行われ，150名（31.6％）が臨床的妊娠し，117名（24.7％）が生児を獲得した。地中海食摂取量のスコアからアルコール成分を抜いた解析では，地中海食の摂取量と良好胚獲得数は有意な傾向を示したが（P = 0.03），臨床的妊娠や生児獲得とは関連性を認めなかった。(Ricci E, et al：Am J Obstet Gynecol 2019[15])

- **前向きコホート研究**：オーストラリア女性（3,582名）を9年間追跡した前向きコホート研究によると，地中海食の摂取量と妊娠高血圧腎症の発症リスクが逆相関していた（四分位4と四分位1との比較（相対リスク比，0.58；95％CI：0.42～0.81）（表2）。(Schoenaker DA, et al：Am J Clin Nutr 2015[16])

◆ その他の食事

- **ランダム化比較試験**：Kermackらは，体外受精治療を受ける111組に対して，二重盲検ランダム化により，治療前に55組に，ビタミンD（10μg/日），ドコサヘキサエン酸（docosahexaenoic acid；DHA）（1200mg/日），エイコサペンタエン酸（eicosapentaenoic acid；EPA）（800mg/日），オリーブオイルを6週間介入し（介入群），56組が同期間，プラセボを投与し（プラセボ群），タイムラプス培養器を用い，初期胚発生の形態運動学的マーカーを解析した。介入群において，第4細胞周期完了までの時間が促進し（P < 0.001），第3細胞周期の同期性が短縮した。（P = 0.02）。また，3日目のKID Scoreが有意に増加した（P = 0.05）。この結果から，6週間という短期間のビタミンD，DHA，EPA，オリーブオイルの介入は，胚の分裂速度を促進し，胚の質を改善させる可能性が示唆された。(Kermack AJ, et al：Fertil Steril 2020[17])

表2 地中海食と妊娠高血圧腎症の関連性

地中海食の摂取量*	症例数/妊娠回数	妊娠高血圧腎症の発症数	調整後オッズ比
Q1	895/1470	99（6.7％）	1
Q2	896/1539	84（5.5％）	0.85（0.65-1.11）
Q3	896/1574	64（4.0％）	0.70（0.50-0.97）
Q4	895/1582	58（3.8％）	0.58（0.42-0.81）
P値			0.008

調整：総エネルギー摂取量，BMI,ビタミン・ミネラル摂取量，妊娠糖尿病，多胎，婚姻状態，居住地域，学歴，喫煙，身体活動
* Q1～Q4にかけて摂取量が多くなる。

(Schoenaker DA, et al: Am J Clin Nutr 2015; 102(1): 94-101 より引用)

生殖医療

表3 "Pro-Fertility" 食・地中海食と治療成績

	女性／治療周期	着床率 （95％信頼区間）	臨床的妊娠率 （95％信頼区間）	生児獲得率 （95％信頼区間）
Pro-Fertility食[a]				
Q1（11〜20）	103/182	0.46（0.39, 0.54）	0.40（0.33, 0.48）	0.33（0.26, 0.40）
Q2（21〜23）	90/165	0.53（0.45, 0.61）	0.46（0.38, 0.54）	0.32（0.25, 0.40）
Q3（24〜25）	78/123	0.65（0.56, 0.73）*	0.59（0.50, 0.68）*	0.48（0.39, 0.57）*
Q4（26〜32）	86/138	0.68（0.59, 0.76）*	0.61（0.52, 0.69）*	0.56（0.47, 0.64）*
P for trend		＜0.001	＜0.001	＜0.001
地中海食[b]				
Q1（17〜28）	90/170	0.49（0.41, 0.57）	0.43（0.35, 0.50）	0.31（0.25, 0.39）
Q2（29〜31）	93/150	0.62（0.53, 0.69））*	0.56（0.47, 0.64）*	0.47（0.39, 0.55）*
Q3（32〜33）	74/123	0.64（0.55, 0.72）*	0.57（0.48, 0.66）*	0.44（0.36, 0.53）*
Q4（34〜44）	100/165	0.55（0.47, 0.63）	0.48（0.40, 0.56）	0.41（0.34, 0.49）
P for trend		0.17	0.25	0.06

＊ Q1との比較によるP値＜0.05
a：Q1からQ4にかけて，pro-fertility食の摂取量が多くなる（Q1：第1四分位，Q2：第2四分位，Q3：第3四分位，Q4：第4四分位）
b：Q1からQ4にかけて，地中海食の摂取量が多くなる（Q1：第1四分位，Q2：第2四分位，Q3：第3四分位，Q4：第4四分位）

（Gaskins AJ, et al: Am J Obstet Gynecol 2019; 220(6): 567.e1-567.e18より引用）

> ■ **前向きコホート研究**：Gaskinらは，体外受精治療前に食物摂取頻度調査票により食事摂取調査を実施し，357組（治療周期608回）を追跡し，着床率，臨床的妊娠率，生児獲得率について，独自に開発した"pro-fertility"食（葉酸，ビタミンB$_{12}$，ビタミンD，低農薬の果物や野菜，全粒穀物，魚介類，乳製品，大豆食品の摂取量を多くし，高農薬の果物や野菜の摂取量を少なくした）と地中海食について，前向き研究を実施した。その結果，地中海食の摂取量は着床率，臨床的妊娠率，生児獲得率との関連を認めなかったが，"pro-fertility"食の摂取量はこれらの治療成績と関連した（表3）。（Gaskins AJ, et al：Am J Obstet Gynecol 2019[18]）

　本項では地中海食を中心に，食事と不妊症に関するエビデンスを紹介した。地中海食の成分は，厚生労働省が定める食事摂取基準で推奨されている栄養素と同じものである（図1）。つまり，厚生労働省が健康増進法の規定に基づき，国民の健康の保持・増進を図るうえで作成された『日本人の食事摂取基準（2020年版）』に沿って食生活を送ることが，本項で紹介したエビデンスと同等な効果を得られる可能性があるため，地中海食を特に意識する必要はないと思われる。

図1 健康増進法に基づき定める食事摂取基準（『日本人の食事摂取基準（2020年版）』より）

1　国民がその健康の保持増進を図る上で摂取することが望ましい**熱量**に関する事項

2　国民がその健康の保持増進を図る上で摂取することが望ましい次に掲げる**栄養素の量**に関する事項
　イ　国民の栄養摂取の状況からみてその欠乏が国民の健康の保持増進に影響を与えているものとして厚生労働省令で定める栄養素
　　・たんぱく質
　　・n-6系脂肪酸，n-3系脂肪酸
　　・炭水化物，食物繊維
　　・ビタミンA，ビタミンD，ビタミンE，ビタミンK，ビタミンB_1，ビタミンB_2，ナイアシン，ビタミンB_6，ビタミンB_{12}，葉酸，パントテン酸，ビオチン，ビタミンC
　　・カリウム，カルシウム，マグネシウム，リン，鉄，亜鉛，銅，マンガン，ヨウ素，セレン，クロム，モリブデン
　ロ　国民の栄養摂取の状況からみてその過剰な摂取が国民の健康の保持増進に影響を与えているものとして厚生労働省令で定める栄養素
　　・脂質，飽和脂肪酸，コレステロール
　　・糖類（単糖類又は二糖類であって，糖アルコールでないものに限る。）
　　・ナトリウム

 実際にこんな感じで説明してみましょう

　地中海食という食事スタイルが妊孕性を向上させるエビデンスがありますが，実際には，不飽和脂肪酸と食物繊維と微量栄養素などを意識して摂取し，乳製品・魚・鶏肉もバランスよく摂取することです。ただし，そのような食事スタイルは不妊治療に特化したものではないため，食事スタイルを変えたからすぐに，治療が上手くいくとは限りません。ただ，その食事スタイルを継続することは健康増進のために意味あることなので，是非とも取り組んでください。

（太田邦明，高橋俊文）

参考文献

1) Valentina R, Temple NJ, La Vecchia C, et al: Mediterranean diet and cardiovascular disease: a systematic review and meta-analysis of observational studies. Eur j Nutr 2019; 58(1): 173-91.
2) Liyanage T, Ninomiya T, Wang A, et al: Effects of the Mediterranean diet on cardiovascular outcomes—a systematic review and meta-analysis. PloS one 2016; 11(8): e0159252.
3) Guasch-Ferré M, WC Willett WC: The Mediterranean diet and health: A comprehensive overview. 2021; 290(3): 549-66.
4) Salas-Salvadó J, Becerra-Tomás N, García-Gavilán JF, et al: Mediterranean diet and cardiovascular disease prevention: what do we know? Prog Cardiovasc Dis 2018; 61(1): 62-7.
5) Dernini S, Berry EM, Serra-Majem L, et al: Med Diet 4.0: the Mediterranean diet with four sustainable benefits. Public Health Nutr 2017; 20(7): 1322-30.

6) Schwingshackl L, Hoffmann G: Adherence to Mediterranean diet and risk of cancer: a systematic review and meta‐analysis of observational studies. Int J Cancer 2014; 135(8): 1884-97.

7) Sofi F, Macchi C, Abbate R, et al: Effectiveness of the Mediterranean diet: can it help delay or prevent Alzheimer's disease？ J Alzheimers Dis 2010; 20(3): 795-801.

8) Psaltopoulou T, Sergentanis TN, Panagiotakos DB, et al: Mediterranean diet, stroke, cognitive impairment, and depression: a meta-analysis.
Ann Neurol 2013; 74(4): 580-91.

9) Sofi F, Macchi C, Abbate R, et al: Mediterranean diet and health status: an updated meta-analysis and a proposal for a literature-based adherence score. Public Health Nutr 2014; 17(12): 2769-82.

10) Kastorini C, Milionis HJ, Esposito K, et al: Panagiotakos Demosthenes B. The effect of Mediterranean diet on metabolic syndrome and its components: a meta-analysis of 50 studies and 534,906 individuals. J Am Coll Cardiol 2011; 57(11): 1299-313.

11) Baliou S, Ioannou P, Apetroaei M, et al: The Impact of the Mediterranean Diet on Telomere Biology: Implications for Disease Management-A Narrative Review. Nutrients 2024; 16(15): 2525.

12) Barrea L, Angela A, Giuseppe A, et al: Adherence to the Mediterranean Diet, Dietary Patterns and Body Composition in Women with Polycystic Ovary Syndrome（PCOS）.
Nutrients 2019; 11(10): 2278.

13) Karayiannis D, Kontogianni MD, Mendorou C, et al: Adherence to the Mediterranean diet and IVF success rate among non-obese women attempting fertility. Hum Reprod 2018; 33(3): 494-502.

14) Vujkovic M, de Vries JH, Lindemans J, et al: The preconception Mediterranean dietary pattern in couples undergoing in vitro fertilization/intracytoplasmic sperm injection treatment increases the chance of pregnancy. Fertil Steril 2010; 94(6): 2096-101.

15) Ricci E, Bravi F, Noli S, et al: Mediterranean diet and outcomes of assisted reproduction: an Italian cohort study. Am J Obstet Gynecol 2019; 221(6): 627.e1-627.e14.

16) Schoenaker DA, Soedamah-Muthu SS, Callaway LK, et al: Prepregnancy dietary patterns and risk of developing hypertensive disorders of pregnancy: results from the Australian Longitudinal Study on Women's Health. Am J Clin Nutr 2015; 102(1): 94-101.

17) Kermack AJ, Lowen P, Wellstead SJ, et al: Effect of a 6-week "Mediterranean" dietary intervention on in vitro human embryo development: the Preconception Dietary Supplements in Assisted Reproduction double-blinded randomized controlled trial. Fertil Steril 2020; 113(2): 260-9.

18) Gaskins AJ, Nassan FL, Chiu YH, et al: Dietary patterns and outcomes of assisted reproduction. Am J Obstet Gynecol 2019; 220(6): 567.e1-567.e18.

Q.74
子宮内膜症に対してエビデンスがあるサプリメントはありますか？

Answer
動物実験や細胞を用いた実験ではありますが、ヒトに投与した研究ではエビデンスがあるサプリメントはありません。

Point
子宮内膜症の病変制御や子宮内膜症に伴う症状のコントロールに効果があるサプリメントを検討する。
病変制御：子宮内膜症性卵巣嚢胞の縮小，腹膜病変の縮小・消失
症　　状：月経困難症，骨盤痛，性交痛，排便痛などの改善

考え方・使い方

　子宮内膜症は主に生殖可能年齢の女性が罹患する疾患であり，月経困難症，骨盤痛，排便痛，排尿痛，性交痛などを伴う深刻な疾患である。子宮内膜症に対する治療法は手術療法と薬物療法であり，薬物療法は対症療法のほか，排卵を制御するホルモン療法が用いられる。ホルモン療法には，年代に応じて，いくつかの選択肢があるものの，すべて排卵を抑制するため，妊娠を希望する女性には用いることができない。そこで，子宮内膜症の病変制御や子宮内膜症に伴う症状のコントロールに効果があるサプリメントを検討する（図1）。

　動物実験や細胞レベルでは，ビタミンなどのサプリメント成分が子宮内膜症病変の縮小や子宮内膜症に伴う炎症や増殖を抑制することが報告されているものの，サプリメントを

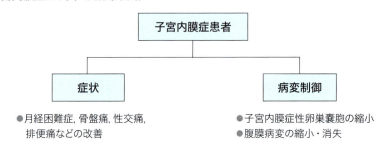

図1 子宮内膜症に対する治療戦略

用いた臨床研究のすべてで効果を証明できていない。

　その理由としては，サプリメントは補完医療であり，患者背景によって大きくその効果が異なることがある。また，人体に無害な程度での摂取が推奨されているため，効果をもたらすほどの投与ができていないことも考えられる。各エビデンスともに子宮内膜症患者を対象としているものの，重症度や摂取期間，摂取量が異なっているため，サプリメントの介入が必ずしも即結果を出すわけではなく，またその性質上，『効く人もいる』という可能性のもとに称することを留意する必要がある。

　妊娠を希望する女性は現行のホルモン療法を選択することができず，痛みなどに対する対症療法しか行えない。ホルモン療法を用いることができない患者に対しての新たな治療戦略としてサプリメントが期待されている。

Evidence

【子宮内膜症に伴う症状の改善効果について】

◆ ビタミンD

作用機序：ビタミンDは抗炎症作用，抗酸化作用などをもつことが知られているが，重症子宮内膜症患者では血中ビタミンD値が有意に低いことが報告されている。また，細胞レベルでは子宮内膜症細胞の増殖や炎症を抑制する効果をもつ。動物実験では，子宮内膜症病変の縮小を認める。（Miyashita M, et al：J Clin Endocrinol Metab 2016[1]）

メタアナリシス：効果あり。月経困難症が改善した。

メタアナリシス：効果なし。妊娠率やその他症状に効果を認めなかった。（Shrateh O, et al：Ann Med Surg 2024[2]）

システマティックレビュー：効果なし。月経困難症，骨盤痛，体外受精治療成績に効果を認めなかった。（Kalaitzopoulos DR, et al：Reprod Biol Endocrinol 2022[3]）

ランダム化比較試験：効果あり。骨盤痛，抗酸化能に効果を認めた。（Mehdizadehkashi A, et al：Gynecol Endocrinol 2021[4]）

ランダム化比較試験：効果なし。骨盤痛に効果を認めなかった[5]。Nodler. JL. et al. Am J Clin Nutr. 2020 Jul 1；112（1）：229-236.

◆ ビタミンC，ビタミンE

作用機序：子宮内膜症の発症や進行に酸化ストレスの関与が示唆されており，抗酸化物質が酸化ストレスの発生を抑え，炎症や細胞障害を抑制する可能性がある。

システマティックレビュー／メタアナリシス：効果あり。慢性骨盤痛，性交痛，月経困難症が改善した。（Bayu P, et al：PLoS One 2024[6]）

ランダム化比較試験：効果あり。骨盤痛，月経困難症，性交痛が改善し，抗酸化マーカーが上昇した。

ランダム化比較試験：効効果なし。抗酸化力に効果を認めなかった。（Amini L, et al：Pain Res Manag 2021[7]）

ランダム化比較試験：効果あり。慢性骨盤痛，月経困難症，性交痛が改善した。(Santanam N, et al：Transl Res 2013[8])

◆ オメガ3脂肪酸

作用機序：成長因子の分泌や細胞の生存を抑え，子宮内膜症の進展を減少させる可能性がある。

ランダム化比較試験：効果なし。骨盤痛に改善を認めたが有意差なし。(Nodler. JL. et al：Am J Clin Nutr 2020[9])

◆ レスベラトロール

作用機序：抗炎症作用が子宮内膜症に伴う炎症を抑える可能性がある。(Taguchi A, et al：J Obstet Gynaecol Res 2014)

ランダム化比較試験：効果なし。痛みに効果を認めなかった。(da Silva DM, et al：J Endocr Soc 2017)

【子宮内膜症病変への効果について】

病変制御に作用する栄養素に関するヒトへの臨床研究はなかったため，エビデンスは示せなかった。

 実際にこんな感じで説明してみましょう

　研究レベルでは，子宮内膜症に対する効果が期待されるサプリメントがいくつかあるものの，患者さんに対する臨床研究では明らかな効果はわかっていません。今後の研究が待たれます。

（宮下真理子，甲賀かをり）

参考文献

1) Miyashita M, Koga K, Izumi G, et al: Effects of 1,25-Dihydroxy Vitamin D3 on Endometriosis. J Clin Endocrinol Metab 2016; 101(6): 2371-9.
2) Shrateh ON, Siam HA, Ashhab YS, et al: The impact of vitamin D treatment on pregnancy rate among endometriosis patients: a systematic review and meta-analysis. Ann Med Surg (Lond) 2024; 86(7): 4098-111.
3) Kalaitzopoulos. DR, Samartzis N, Daniilidis A, et.al: Reprod Biol Endocrinol. Effects of vitamin D supplementation in endometriosis: a systematic review. Reprod Biol Endocrinol 2022; 20(1): 176.
4) Mehdizadehkashi A, Rokhgireh S, Tahermanesh K, et al: The effect of vitamin D supplementation on clinical symptoms and metabolic profiles in patients with endometriosis. Gynecol Endocrinol 2021; 37(7): 640-5.
5) Nodler JL, DiVasta AD, Vitonis AF, et al: Supplementation with vitamin D or ω-3 fatty acids in adolescent girls and young women with endometriosis (SAGE): a double-blind, randomized, placebo-

controlled trial. Am J Clin Nutr 2020; 112(1): 229-36.

6）Bayu P, Wibisono JJ: Vitamin C and E antioxidant supplementation may significantly reduce pain symptoms in endometriosis: A systematic review and meta-analysis of randomized controlled trials. PLoS One 2024; 19(5): e0301867.

7）Amini L, Chekini R, Nateghi MR, et al: The Effect of Combined Vitamin C and Vitamin E Supplementation on Oxidative Stress Markers in Women with Endometriosis: A Randomized, Triple-Blind Placebo-Controlled Clinical Trial. Pain Res Manag 2021; 2021: 5529741.

8）Santanam N, Kavtaradze N, Murphy A, et al: Antioxidant supplementation reduces endometriosis-related pelvic pain in humans. Transl Res 2013; 161(3): 189-95.

9）Nodler JL, DiVasta AD, Vitonis AF, et al: Supplementation with vitamin D or ω-3 fatty acids in adolescent girls and young women with endometriosis (SAGE): a double-blind, randomized, placebo-controlled trial. Am J Clin Nutr 2020; 112(1): 229-36.

10）Taguchi A, Wada-Hiraike O, Kawana K, et al: Resveratrol suppresses inflammatory responses in endometrial stromal cells derived from endometriosis: a possible role of the sirtuin 1 pathway. J Obstet Gynaecol Res 2014; 40(3): 770-8.

11）da Silva DM, Gross LA, Neto EPG, et al: The Use of Resveratrol as an Adjuvant Treatment of Pain in Endometriosis: A Randomized Clinical Trial. J Endocr Soc 2017; 1(4): 359-69.

Q.75

ホットフラッシュにエビデンスがあるサプリメントはありますか？

Answer

ホットフラッシュの原因となるエストロゲンの低下に着目し，エストロゲン作用をもつサプリメントに効果が期待できます。

Point

- ● ホットフラッシュは，周閉経期の女性に認められる症状で急な熱感と発汗を伴う。
- ● ホットフラッシュの原因は，主にエストロゲン分泌の低下である。
- ● エストロゲンに類似したサプリメントがホットフラッシュの改善に効果があると考えられる。

▶ 考え方・使い方

　ホットフラッシュは，周閉経期から閉経期へ移行する際に起こる「ほてり」と「発汗」を指す。主な原因は，卵巣機能低下によるエストロゲン分泌の減少である。ホットフラッシュの症状の強さは，「頻度」と「重症度」で評価される。症状出現の頻度に加えて，発汗がなく，ほてりの感覚のみを「軽症」，発汗を伴うほてりがあるが活動を継続できるものを「中等症」，発汗を伴うほてりがあり，活動を継続できないものを「重症」とする。

　ホットフラッシュには，エストロゲンの補充が効果的であるが，エストロゲンと類似した作用をもつ化合物もサプリメントとして開発・利用されている。その一つが，イソフラボンなどのphytoestrogen（植物性エストロゲン）があり，サプリメントとして使用されている。ホットフラッシュの「頻度」と「重症度」の2つの項目を改善可能なサプリメントを検討した。

Evidence

◆ 大豆イソフラボン

作用機序：大豆イソフラボンは，哺乳類のエストロゲンと化学的・生物学的に類似しており，エストロゲン受容体βに結合し転写を活性化させる。

システマティックレビュー／メタアナリシス（17の研究）：効果あり。13の研究で

ホットフラッシュの頻度を改善した。また，9の研究でホットフラッシュの重症度を改善した。(Taku K, et al：Menopause 2012[1])

◆ エクオール

作用機序：エクオールは，イソフラボンの一種であるダイゼインから腸内細菌によって代謝・生成される。腸内細菌の種類によってエクオールを産生可能な人とそうでない人が存在する。イソフラボンより強いエストロゲン作用をもつ。

ランダム化比較試験：効果あり。ホットフラッシュの頻度を改善した。エクオール20mg/日または40mg/日はイソフラボンよりも効果があった。(Taku K, et al：Menopause 2012[1]，Jenks BH, et al：J Womens Health（Larchmt）2012[2])

システマティックレビュー／メタアナリシス：効果あり。閉経女性のホットフラッシュの重症度を軽減させた[3]。(Daily J, et al：Journal of medicinal food 2022[3])

◆ クルクミン・ビタミンE

作用機序：クルクミンは，ポリフェノールの1種でターメリックに多く含まれる。抗酸化作用・抗炎症作用と弱いエストロゲン作用をもつ。

ランダム化比較試験：ホットフラッシュに対してビタミンEは効果あり。クルクミンは効果なし。ビタミンEはホットフラッシュの頻度を減少させた。(Yousefi-Nodeh H, et al：Health Care Women Int 2022[4])

ランダム化比較試験：効果あり。クルクミン500mgは4週後，ビタミンE 200IU/日は8週後に効果ホットフラッシュの頻度を減少させた。(Ataei-Almanghadim K, et al：Complement Ther Med 2020[5])

ランダム化比較試験：効果なし。ビタミンEはホットフラッシュの回数を減少させない。(Barton DL, et al：J Clin Oncol 1998[6])

◆ レッドクローバー

作用機序：マメ科植物に属し，イソフラボンを含む。エストロゲンに類似した作用をもつ。

システマティックレビュー：効果あり。レッドクローバー（80mg/日）は，ホットフラッシュの頻度を減少させた。(Thomas AJ, et al：Maturitas 2014[7])

ランダム化比較試験：効果なし。ホットフラッシュに対する効果は認めない。(Tice JA, et al：JAMA 2003[8])

◆ マグネシウム

作用機序：基礎研究では，マグネシウムがエストロゲン・プロゲステロンの恒常性に関与する。

ランダム化比較試験：効果なし。ホットフラッシュの頻度・重症度を改善しない。(Park H, et al：Menopause 2015[9])

◆ ブラックコホシュ

作用機序：キンポウゲ科の植物に属する。米国，欧州では，更年期の症状緩和の目的で販売されている。直接的なエストロゲン活性はない。視床下部の体温調節機能の改善に関与する可能性が示唆されている。

ランダム化比較試験：効果なし。ホットフラッシュの頻度・重症度を改善しない。(Park H, et al：Menopause 2015[9])

 実際にこんな感じで説明してみましょう

　ホットフラッシュの原因は主にエストロゲンの低下なので，エストロゲン作用をもつサプリメントであれば効果があるかもしれません。

（北島百合子）

参考文献

1) Taku K, Melby MK, Kronenberg F, et al: Extracted or synthesized soybean isoflavones reduce menopausal hot flash frequency and severity: systematic review and meta-analysis of randomized controlled trials. Menopause 2012; 19(7): 776-90.
2) Jenks BH, Iwashita S, Nakagawa Y, et al: A pilot study on the effects of S-equol compared to soy isoflavones on menopausal hot flash frequency. J Womens Health (Larchmt) 2012; 21(6): 674-82.
3) Daily J, Ko K, Ryuk J, et al: Equol Decreases Hot Flashes in Postmenopausal Women: A Systematic Review and Meta-Analysis of Randomized Clinical Trials. Journal of medicinal food 2022; 22(2); 127-39.
4) Yousefi-Nodeh H, Farshbaf-Khalili A, Oskouei BS, et al: Curcumin and vitamin E improve hot flashes, lipid profile, and fasting blood glucose without any detrimental effect on the liver and renal function in postmenopausal women: A triple-blind placebo-controlled clinical trial. Health Care Women Int 2024; 45(11): 1184-206.
5) Ataei-Almanghadim K, Farshbaf-Khalili A, Ostadrahimi AR, et al: The effect of oral capsule of curcumin and vitamin E on the hot flashes and anxiety in postmenopausal women: A triple blind randomised controlled trial. Complement Ther Med 2020; 48: 102267.
6) Barton DL, Loprinzi CL, Quella SK, et al: Prospective evaluation of vitamin E for hot flashes in breast cancer survivors. J Clin Oncol 1998; 16(2): 495-500.
7) Thomas AJ, Ismail R, Taylor-Swanson L, et al: Effects of isoflavones and amino acid therapies for hot flashes and co-occurring symptoms during the menopausal transition and early postmenopause: a systematic review. Maturitas 2014; 78(4); 263-76.
8) Tice JA, Ettinger B, Ensrud K, et al: Phytoestrogen supplements for the treatment of hot flashes: the Isoflavone Clover Extract (ICE) Study: a randomized controlled trial. JAMA 2003; 290(2): 207-14.
9) Park H, Qin R, Smith TJ, et al: North Central Cancer Treatment Group N10C2 (Alliance): a double-blind placebo-controlled study of magnesium supplements to reduce menopausal hot flashes. Menopause 2015; 22(6): 627-32.

Q.76

骨粗鬆症予防にエビデンスがあるサプリメントはありますか?

Answer

骨粗鬆症予防に必要な栄養素には,カルシウム,ビタミンD,ビタミンK₂,抗酸化栄養素などがあります。

Point

- まず日常生活での食事からの摂取を心がける。
- 不足分をサプリメントでバランスよく摂取する。
- カルシウム含有のサプリメントの過剰摂取による高カルシウム血症に注意する。

骨粗鬆症予防に必要な栄養素

骨粗鬆症予防に特に必要な栄養素には,カルシウム,ビタミンD,ビタミンK₂がある。この3つの栄養素を含有する食品からの不足分をサプリメントでバランスよく摂取し,腸管でのカルシウムの吸収を助け骨への沈着を促すことが骨粗鬆症予防に重要となる(表1)[1]。その他,ビタミンや抗酸化栄養素も関与する。

表1 特に注意すべき栄養素の推奨摂取量

栄養素	推奨摂取量	食事摂取基準 (2020年版)*	耐容上限量
カルシウム	食品から700〜800mg (サプリメント・カルシウム剤を使用する場合には注意が必要である)	成人男 :750〜800mg 75歳以上男:700mg 成人女 :650mg 75歳以上女:600mg(推奨量)	成人男女:2,500mg
ビタミンD	400〜800IU(10〜20μg)	成人男女:8.5μg(目安量)	成人男女:100μg
ビタミンK	250〜300μg	成人男女:150μg(目安量)	設定なし (現時点で科学的根拠がないため)

*日本人の食事摂取基準(2020年版)より抜粋

(麻見直美ほか:日本臨床 2023; 81(増刊号1):279-87より引用)

カルシウム

食品では乳製品，大豆製品，魚介類，海藻，小魚などに多く含まれる。日本人に必要な摂取量は成人男女で650〜800mg/日であるが，実際の摂取量は500mg/日程度で不足している。カルシウムのサプリメントやカルシウムにビタミンDやマグネシウムが含有されたOTC薬（一般用医薬品）も販売されている。カルシウムのサプリメントやカルシウム薬のみで1日500mg以上摂取しない。またビスホスホネート製剤やビタミンD製剤の薬物療法を開始する場合は，高カルシウム血症（倦怠感，食欲不振，筋力低下，口渇，多飲，多尿，悪心，嘔吐，情緒不安定，傾眠，めまい，昏睡など）に注意が必要である。

ビタミンD

食品では魚介類，キノコ類に多く含まれるが，日光浴でも体内合成される。必要摂取量は8.5μg/日であるが，これは日光による合成を鑑みた量であり，施設入居の高齢者など日に当たらない生活の場合は不足している可能性がある。

ビタミンK_2

藻類・野菜類・豆類・納豆など多くの食品に含まれ，腸内細菌によっても合成され，必要摂取量は150μg/日である。骨中のオステオカルシンを活性化し，カルシウムの骨沈着を促すために必要である。

骨質に関与するビタミン

骨強度には骨密度と骨質が影響する。骨質に関する栄養素には，ビタミンB_6（食品では魚，肉類），ビタミンB_{12}（貝類，レバー），葉酸（レバー，緑野菜）がある。

抗酸化栄養素

骨粗鬆症は閉経後のエストロゲン濃度の低下により起こりやすく，酸化ストレスにより悪化する。抗酸化栄養素と骨密度に関するランダム化比較試験のメタアナリシスが最近報告されている[2〜4]。

Evidence

◆ 抗酸化栄養素

- **メタアナリシス**：n-3系脂肪酸（α-リノレン酸，EPA，DHAなど）のランダム化比較試験のメタアナリシスのサブ解析の結果では，女性または60歳未満の成人ではn-3系脂肪酸補給は大腿骨頸部の骨密度の増加と関連した。（Gao J, et al：Nutrients 2023[2]）

- **メタアナリシス**：閉経後の女性に対するポリフェノール（イソフラボン，イプリフラボン，ゲニステインなど）補給の効果を検討したランダム化比較試験のメタアナリシスでは，24カ月間以上のポリフェノール補給に限定すると，腰椎骨密度に対する有意な効果を認めた。（Salvio G, et al：Antioxidants（Basel）

2023[3])

- **メタアナリシス**：イソフラボンのランダム化比較試験によるメタアナリシスでは，イソフラボン補給は腰椎・大腿骨頸部・橈骨遠位端の骨密度を有意に改善した。（Inpan R, et al：Osteoporos Int 2024[4]）

COLUMN

骨粗鬆症予防に有用な健康食品

これらの検索には，国立健康・栄養研究所の「健康食品の安全性・有効性情報」が有用である[5]。

● **毎日骨ケアMBP®（雪印メグミルク）：特定保健用食品**

破骨細胞機能を抑制し骨芽細胞機能を促進して骨密度を高める機能があるMBP（Milk Basic Protein，乳塩基性蛋白質）を含む。乳製品にアレルギーのある者には摂取を勧めない。機能性表示食品のMBP®ドリンクもあり。

● **骨こつケア®（カルピス健康通販）：機能性表示食品**

枯草菌（バチルス・サブチルス）C-3102株を含む。腸内環境を整えて骨密度を改善する。6カ月間の摂取で大腿骨骨密度を改善した臨床データあり。ビタミンKを含むためワルファリン服用者での摂取は勧められない。

● **カルメイト®（サントリー）：栄養機能食品**

カルシウムに加えマグネシウム，ビタミンD，ビタミンK，ラクツロースを含み，カルシウム吸収率を向上させている。腎機能が低下している場合は注意が必要。ビタミンKを含むためワルファリン服用者での摂取は勧められない。

● **エクエル®（大塚製薬）：食品**

大豆を乳酸菌で発酵させて産生されるエクオールを含む。エストロゲンと似た働きのエクオールを摂取することで更年期障害や骨密度の減少を緩やかにする可能性がある。

カルシウム含有のサプリメントなどを使用の際には，食事からの摂取と異なり簡便に耐容上限量を超えた摂取が継続される危険性があることに注意が必要である。

 実際にこんな感じで説明してみましょう

骨粗鬆症予防に必要な栄養素は，日常生活の食事や日光浴で摂ることが可能ですが，不足分をサプリメントや健康食品などでの摂取することをお勧めします。

（倉林　工）

参考文献

1) 麻見直美, 塚原典子：骨粗鬆症の予防, 治療, 管理 骨粗鬆症患者の指導 食事・栄養指導, サプリメント 日本臨床 2023; 81（増刊号1）：279-87.

2) Gao J, Xie C, Yang J, et al: The Effects of n-3 PUFA Supplementation on Bone Metabolism Markers and Body Bone Mineral Density in Adults: A Systematic Review and Meta-Analysis of RCTs. Nutrients 2023; 15(12): 2806.

3) Salvio G, Ciarloni A, Gianfelice C, et al: The Effects of Polyphenols on Bone Metabolism in Postmenopausal Women: Systematic Review and Meta-Analysis of Randomized Control Trials. Antioxidants（Basel）2023; 12(10): 1830.

4) Inpan R, Takuathung MN, Sakuludomkan W, et al: Isoflavone intervention and its impact on bone mineral density in postmenopausal women: a systematic review and meta-analysis of randomized controlled trials. Osteoporos Int 2024; 35(3): 413-30.

5) 国立健康・栄養研究所：健康食品の安全性・有効性情報.
https://hfnet.nibiohn.go.jp（最終閲覧2024年12月12日）

Q.77

更年期障害にエビデンスがあるサプリメントはありますか？

Answer

ホットフラッシュにはS-エクオールやビタミンB$_6$が有効とされています。また，骨代謝にはS-エクオール，イソフラボン，ビタミンEが有効とされています。

Point

● 更年期障害に対して複数のサプリメントが使用されているが，S-エクオールのようにエビデンスが得られているものとそうでないものとが混在している。

● 患者の病態と目的に応じてサプリメントを使い分ける必要がある。

考え方・使い方

更年期女性ではホットフラッシュなどの症状のほか，骨粗鬆症，動脈硬化，メタボリックシンドロームなどのリスクが高まることが知られている。これらに対して下記に挙げたものを含め複数のサプリメントが用いられているが，その効果やエビデンスレベルはさまざまであり，個々の特性を理解したうえで使用することが望まれる。

更年期で使用されるサプリメントの例と効果が期待される疾患・部位

S-エクオール	イソフラボン	ビタミンB$_6$	ビタミンE
・ホットフラッシュ ・骨代謝 ・心血管系疾患 ・糖脂質代謝 ・認知機能 ・皮膚・関節	・ホットフラッシュ ・骨代謝 ・心血管系疾患 ・認知機能	・ホットフラッシュ ・心血管系疾患	・骨代謝 ・心血管障害

I 栄養素・サプリメント編

II 疾患編

267

Evidence

◆ S-エクオール

作用機序：骨や血管に分布するERβに作用することで，ホットフラッシュなどの更年期症状を軽減する。一方，骨代謝の改善，心疾患予防，関節や皮膚への効果，認知機能への効果なども期待されているが，これらについては確証が得られていない。

メタアナリシス：効果あり（ホットフラッシュ）。(Daily JW, et al：J Med Food 2019[1])

前向き観察研究：効果あり（骨代謝・心疾患）。(Yoshikata R, et al：J Altern Complement Med 2018[2])

ランダム化比較試験：効果あり（糖代謝・脂質代謝）。(Yoshikata R, et al：J Altern Complement Med 2018[2])

◆ イソフラボン

作用機序：ポリフェノールの一種であり，植物性エストロゲンの代表例として知られている。ERβとの親和性が高く，さまざまな生理活性をもつ可能性があるとされている。更年期障害や骨粗鬆症への有用性について検討されているが，根拠は得られていない。

メタアナリシス：わずかに効果あり（ホットフラッシュの回数）。(Howes LG, et al：Maturitas 2006[3])

メタアナリシス：効果あり（骨密度）。(Ishimi Y, et al：Soy Protein Res Japan 2009[4])

◆ ビタミンB6

作用機序：生体内で数多くの生化学反応の補酵素として作用する。更年期女性において，ビタミンB6の摂取量が多いほど心血管疾患のリスクやホットフラッシュの重症度が低いことが報告されている。

疫学研究：効果あり（心血管疾患）。(Rimm EB, et al：JAMA 1998[5])
前向き研究：効果あり（心筋梗塞）。(Ishihara J, et al：J Am Coll Nutr 2008[6])
横断研究：効果あり（ホットフラッシュ）。(Odai T, et al：Climacteric 2019[7])

◆ ビタミンE

作用機序：脂質の酸化を抑制することで動脈硬化を予防する。また，骨粗鬆症の予防効果があるとされているが，過剰摂取した場合には逆に骨量が低下する可能性もある。その他，認知症やうつ病の予防効果についても報告されている。

疫学研究：効果あり（冠動脈疾患）。(Stampfer MJ, et al：N Engl J Med 1993[8])
疫学研究：効果あり（認知症）。(Aoki S, et al：Sci Rep 2021[9])
横断研究：効果あり（骨密度）。(Odai T, et al：Nutrients 2019[10])
基礎研究：悪影響（高用量の場合）（骨量）。(Fujita K, et al：Nat Med 2012[11])

実際にこんな感じで説明してみましょう

症状や病状を確認したうえで，効果の期待できるサプリメントを検討しましょう。

（岩佐　武）

| 参考文献 |

1) Daily JW, Ko B, Ryuk J, et al: Equol Decreases Hot Flashes in Postmenopausal Women: A Systematic Review and Meta-Analysis of Randomized Clinical Trials. J Med Food 2019; 22(2): 127-39.
2) Yoshikata R, Myint KZY, Ohta H, et al: Effects of Equol Supplement on Bone and Cardiovascular Parameters in Middle-Aged Japanese Women: A Prospective Observational Study. J Altern Complement Med 2018; 24(7): 701-8.
3) Howes LG, Howes JB, Knight DC: Isoflavone therapy for menopausal flushes: a systematic review and meta-analysis. Maturitas 2006; 55(3): 203-11.
4) Ishimi Y, Taku K, Umegaki K, et al: Systematic Review and Verification of Preventive Effects of Soy Constituents on Lifestyle-Related Diseases: Isolated Soy Isoflavone Supplements for Postmenopausal Bone Loss: Meta-Analysis of Randomized Controlled Trials（Part Ⅱ）. Soy Protein Res Japan 2009; 12: 11-21.
5) Rimm EB, Willett WC, Hu FB, et al: Folate and vitamin B6 from diet and supplements in relation to risk of coronary heart disease among women. JAMA 1998; 279(5): 359-64.
6) Ishihara J, Iso H, Inoue M, et al: Intake of folate, vitamin B6 and vitamin B12 and the risk of CHD: the Japan Public Health Center-Based Prospective Study Cohort Ⅰ. J Am Coll Nutr 2008; 27(1): 127-36.
7) Odai T, Terauchi M, Hirose A, et al: Severity of hot flushes is inversely associated with dietary intake of vitamin B_6 and oily fish. Climacteric 2019; 22(6): 617-21.
8) Stampfer MJ, Hennekens CH, Manson JE, et al: Vitamin E consumption and the risk of coronary disease in women. N Engl J Med 1993; 328(20): 1444-9.
9) Aoki S, Yamagishi K, Maruyama K, et al: Dietary intake of tocopherols and risk of incident disabling dementia. Sci Rep 2021; 11(1): 16429.
10) Odai T, Terauchi M, Hirose A, et al: Bone Mineral Density in Premenopausal Women Is Associated with the Dietary Intake of α-Tocopherol: A Cross-Sectional Study. Nutrients 2019, 11(10): 2474.
11) Fujita K, Iwasaki M, Ochi H, et al: Vitamin E decreases bone mass by stimulating osteoclast fusion. Nat Med 2012; 18(4): 589-94.

Q.78

尿漏れにエビデンスがあるサプリメントはありますか？

Answer

　エビデンスは確立していませんが，ビタミンDの不足が尿漏れと関係していること，ビタミンDの接種が有効であることが示唆されています。

Point

- ビタミンDと尿漏れの関連性を示唆する報告が存在するが，否定的な意見も多く結論は得られていない。
- ビタミンDを含め尿漏れに対するサプリメントの有効性は確立していない。

考え方・使い方

　ビタミンDには排尿筋の機能を改善し尿意切迫感を低下させる作用があるとされている。ビタミンDの不足が尿漏れのリスクを高めることや，ビタミンDの補充が尿漏れに有効であることが報告されているが，否定的な意見も多い。現状では有効性に対するエビデンスが不足しており，尿漏れに対して漫然とビタミンDを使用することは避けるべきである。

図 泌尿生殖器系症状に対するビタミンD補充の効果

骨盤底機能の改善	・排尿にかかわる筋肉の機能維持 ・尿漏れの予防
感染予防	・免疫機能と感染防御機構の向上 ・尿路感染症の予防
性機能	・膣内のpH低下による膣乾燥の改善 ・性欲や性的満足感の向上

Evidence

◆ ビタミンD

作用機序：膀胱上に存在するビタミンD受容体を介して作用する。ビタミンDの不足は排尿筋の強さや機能に影響し，ビタミンDを補充することでこれらは改善するとされている。

◆ ビタミンDの不足が及ぼす影響

- **横断的研究**：影響あり（Badalian SS, et al：Obstet Gynecol 2010[1]）
- **後方視的検討**：影響あり（Parker-Autry, et al：Int Urogynecol J 2012[2]）
- **横断的研究**：影響なし（Lee HS, et al：J Korean MedSci 2017[3]）
- **横断的研究**：影響なし（Stafine SN, et al：BJOG 2020[4]）

◆ ビタミンD摂取が及ぼす影響

- **前向き研究**：効果あり（Dallosso HM, et al：Neurourol Urodyn 2004[5]）
- **前向き研究**：効果なし（Vaughn CP, et al：Urology 2021[6]）
- **前向き研究**：効果なし（Markland AD, et al：J Steroid Biochem Mol Biol 2020[7]）

  実際にこんな感じで説明してみましょう

十分な根拠はありませんが，ビタミンD摂取で症状が改善する可能性があります。

（岩佐　武）

参考文献

1) Badalian SS, Rosenbaum PF: Vitamin D and pelvic floor disorders in women: results from the National Health and Nutrition Examination Survey. Obstet Gynecol 2010; 115(4): 795-803.
2) Parker-Autry, Markland AD, Ballard AC, et al: Vitamin D status in women with pelvic floor disorder symptoms. Int Urogynecol J 2012; 23(12): 1699-705.
3) Lee HS, Lee JH: Vitamin D and Urinary Incontinence among Korean Women: a Propensity Score-matched Analysis from the 2008-2009 Korean National Health and Nutrition Examination Survey. J Korean MedSci 2017; 32(4): 661-5.
4) Stafine SN, Mørkved S, Gustafsson MK, et al: Vitamin D and stress urinary incontinence in pregnancy: a cross-sectional study. BJOG 2020; 127(13): 1704-11.
5) Dallosso HM, McGrother CW, Matthews RJ, et al: Nutrient composition of the diet and the development of overactive bladder: a longitudinal study in women. Neurourol Urodyn 2004; 23(3): 204-10.
6) Vaughn CP, Markland AD, Huang AJ, et al: Vitamin D Intake and Progression of Urinary Incontinence in Women. Urology 2021; 150: 213-8.
7) Markland AD, Vaughan C, Huang A, et al: Vitamin D intake and the 10-year risk of urgency urinary incontinence in women. J Steroid Biochem Mol Biol 2020; 199: 105601.

Q.79

PMSに対してエビデンスがあるサプリメントはありますか？

Answer

　PMSに対して，多くのサプリメントが試されており，ランダム化比較試験で有効性が示されているものもあります。

Point

- 軽症のPMSに対しては，セルフケアとして，生活習慣改善とともにサプリメントの使用も選択肢となる。
- ビタミンB$_6$，ビタミンD，カルシウム，サフランなどは月経前の諸症状の改善効果が期待できる。
- チェストベリーはPMSの諸症状を改善することが示されている。

　月経前症候群（PMS）は，「月経前3～10日間の黄体後期に発症する多種多様な精神的あるいは身体的症状で，月経発来とともに減弱あるいは消失するもの」であり，また，月経前不快気分障害（premenstrual dysphoric disorder：PMDD）は，月経前に著しい精神症状を示すものをさす。中等度以上のPMSやPMDDでは，薬物療法や心理療法を行うことが多いが，大部分の女性が該当する軽症PMSへの対応は，生活習慣改善やサプリメントが主体となる。実際，数多くのサプリメントの，PMSに対する有効性が試されてきた。産婦人科系の各ガイドラインにおいて，PMSに有効として記載されているサプリメントを，表1に示す。多くのサプリメントが記載されていることがわかる。

表1 各ガイドラインでPMSに有効とされているサプリメント

	国	示されているサプリメント
産婦人科診療ガイドライン 婦人科外来編2023	日本	ビタミンB$_6$，カルシウム，マグネシウム，エクオール，チェストベリー
RCOG Green-top guideline No.48	英国	ベネフィットあり カルシウム，ビタミンD，チェストベリー，サフラン Mixed results ビタミンB$_6$，マグネシウム，イソフラボン，セントジョーンズワート
ACOG Clinical Practice Guideline	米国	カルシウム，チェストベリー

RCOG: Royal College of Obstetricians & Gynaecologists, ACOG: American Congress of Obstetricians

女性医学

Evidence

◆ ビタミンB_6

メタアナリシス：ビタミンB_6摂取は月経前症状全般を改善していた。複数のプラセボ対象無作為化試験において，精神的症状（o＜0.001）と身体的症状（p＝0.006）がいずれも有意に改善した。以上から，ビタミンB_6がPMSの治療として安価かつ効率的なものであることが確認された（Soheila S, et al：J Chem Pharm Sci 2016[1]）

◆ カルシウム

ランダム化比較試験：プラセボ対照ランダム化比較試験の結果で，1200mg/日のカルシウム摂取により，プラセボと比較し黄体期の月経前症状スコアの低下割合が有意に大きかったと報告されている（Thys-Jacobs S, et al：Am J Obstet Gynecol 1998[2]）。

◆ ビタミンD

メタアナリシス：ビタミンDは，青年期の女性においてPMSに関連したQOLや気分障害を改善することが示されている。ビタミンD補充によるPMS症状への効果を検討した5試験を検討した結果，ビタミンD補充はPMS症状の改善に有効であることが認められた。一方，血清25OHビタミンDとPMS症状の関連においては，有意な相関はみられなかった（Arab A, et al：J Am Coll Nutr 2019[3]）。

◆ チェストベリー（Vitex agnus-castus）

※チェストベリー（Vitex agnus-castus）は，地中海沿岸地域に自生するチェストツリーの果実であり，西洋ハーブの一種である。日本国内ではPMSに対する適応を有する第一類のOTC医薬品（要指導医薬品）として，薬局で販売されている。

メタアナリシス：3つのプラセボ対照ランダム化比較試験のメタアナリシスの結果において，チェストベリーを服用した女性はコントロール群に対し，月経前症状の寛解率が2.57倍（95％CI：1.52～4.35）高かった（Csupor D, et al：Complement Ther Med 2019；47：102190[4]）

◆ サフラン

ランダム化比較試験：月経周期の第3周期と第4周期で，サフラン含有カプセル群はコントロール群と比較し，月経前症状スコアとハミルトンうつ病評価尺度が有意に改善していたことが報告されている（Agha-Hosseini M, et al：BJOG 2008[5]）

◆ γ-トコフェロールおよびγ-トコトリエノール，エクオール，カルシウム含有食品

プラセボ対象比較試験：γ-トコフェロールおよびγ-トコトリエノールは，ビタミンEの同族体であり，その代謝物であるγ-carboxyethyl hydroxychroman（CEHC）はナトリウム利尿作用をもつことが報告されている。エクオール，カルシウム，γ-トコフェロール，γ-トコトリエノールを含有した食品の，月経前症状に対する有効性が確認されている（樋口智子ほか：日本女性医学学会雑誌 2022[6]）

Ⅰ 栄養素・サプリメント編

Ⅱ 疾患編

注意点や合併症

　本文で挙げた以外に，海外ではPMS/PMDDに対し，ハーブ類であるセントジョーンズワート（セイヨウオトギリソウ）がよく使用される。日本国内で正式な販売はされていないが，月経前の精神症状に対する効果が高いとされるため，わが国の女性もインターネットなどを通じて入手していることがある。

　しかし，セントジョーンズワートは，CYP3A4の誘導作用があることから，さまざまな薬剤の効果に影響を与えることが知られている。特に，PMS/PMDDに対し第一選択で使用されるOC・LEPや，選択的セロトニン再取り込み阻害薬（SSRI）との相互作用が生じるため，いずれも併用注意と添付文書に記載されている。そのため，PMS/PMDDの診療においては，セントジョーンズワートの摂取有無についても確認したほうがよい。

実際にこんな感じで説明してみましょう

　PMSにエビデンスのあるサプリメントは，ビタミンB_6やビタミンD，カルシウム，サフランなど，いくつか挙げられます。また，ハーブであるチェストベリーは，日本で唯一PMSに適応のある医薬品として，薬局で販売されています。一方，PMSはQOLを低下させる立派な疾患ですので，サプリメントで症状が十分に改善しない場合は，産婦人科などで相談してください。

（小川真里子）

参考文献

1) Soheila S, Faezeh K, Kourosh S, et al: Effects of vitamin B6 on premenstrual syndrome: A systematic review and meta-analysis. Journal of Chemical and Pharmaceutical Sciences 2016; 9(3): 1346-53.
2) Thys-Jacobs S, Starkey P, Bernstein D, et al: Calcium carbonate and the premenstrual syndrome: effects on premenstrual and menstrual symptoms. Premenstrual Syndrome Study Group. Am J Obstet Gynecol 1998; 179(2): 444-52.
3) Arab A, Golpour-Hamedani S, Rafie N, et al: The Association Between Vitamin D and Premenstrual Syndrome: A Systematic Review and Meta-Analysis of Current Literature J Am Coll Nutr 2019; 38(7): 648-56.
4) Csupor D, Lantos T, Hegyi P, et al: Vitex agnus-castus in premenstrual syndrome: A meta-analysis of double-blind randomised controlled trials. Complement Ther Med 2019; 47: 102190.
5) Agha-Hosseini M, Kashani L, Aleyaseen A, et al: Crocus sativus L. (saffron) in the treatment of premenstrual syndrome: a double-blind, randomised and placebo-controlled trial. BJOG 2008; 115(4): 515-9.
6) 樋口智子，上野友美，内山成人，ほか：γ-トコフェロール，γ-トコトリエノール，エクオールおよびカルシウム含有食品の黄体期における不定愁訴軽減効果：無作為化プラセボ対照二重盲検クロスオーバー比較試験. 日本女性医学学会雑誌 日女性医会誌 2022；29(4)：578-87.

Q.80

男性不妊に対してエビデンスがあるサプリメントはありますか？

Answer

男性不妊に対してサプリメントの確固たるエビデンスはありません。しかしながら，近年前向きの比較試験で精液所見の改善や，生殖補助医療の治療成績向上の効果が示されてきています。

Point

- 男性妊活用のサプリメントには明確に推奨できるほどのエビデンスはまだない。
- サプリメントの有効性を示す前向きの比較試験が複数あり，有効性が示されてきている。
- サプリメントにより精液所見改善，体外受精の成績向上の効果が期待できる。
- 特に精液の酸化ストレスが高い場合，または体外受精を行う場合にはメリットがあると考えられる。

男性不妊に対するサプリメントのエビデンスとガイドラインでの取り扱い

サプリメントなどによる抗酸化療法は生児獲得率（live birth rate；LBR）や妊娠率の向上に，低いエビデンスだが有用性があるとシステマティックレビューでは報告されており[1]，抗酸化療法が有用である可能性がある[1]。

わが国の男性不妊症診療ガイドラインでは「特発性の男性不妊症患者において抗酸化剤投与は推奨されるか？」というCQがあり，そのAnswerは，「抗酸化剤投与は精液所見の改善および妊娠率の向上に寄与するとする報告はあるものの，十分な根拠はない。推奨グレード C エビデンスレベル II」である[2]。また，米国泌尿器科学会と米国生殖医学会から出されている男性不妊症のガイドラインでは，「臨床医は，サプリメント（例えば，抗酸化剤，ビタミン）の男性不妊症に対する臨床的有用性には疑問があることを患者に説明すべきである。既存のデータでは，この目的に使用すべき特定の薬剤を推奨するには不十分である。（conditional recommendation；evidence level：Grade B)」と記載がある[3]。

このようにガイドラインで推奨できるようなデータはまだまだ不十分であるものの，冒頭のレビューでは弱いエビデンスながら有用性が示されているという状況である。

男性妊活に関連して行われたサプリメントの前向き試験結果

　男性不妊症診療におけるサプリメントの前向き比較試験による研究結果が近年わが国からいくつか報告されている[4~6]。

　ガイドライン上では積極的に推奨されていないものの，わが国で実施された前向き比較試験では男性妊活に対してサプリメントの良好な結果が示されている。

　抗酸化サプリメントは特に精液の酸化ストレスが高い状況の症例，体外受精を行う症例ではメリットがあると考えられる。抗酸化サプリメントでは消化器系の有害事象がマイルドながら頻度が上昇するとされている[1]。最近では，精液の酸化ストレスを測定できる医療機関も出てきたので，早めに測定することによって的確症例をみきわめ，治療の是非を判断できるのでお勧めしたい。

Evidence

- **抗酸化サプリメントと漢方薬の効果を比較したランダム化比較試験**：この研究では乏精子症または精子無力症の男性31症例を，抗酸化サプリメント（L-カルニチン，亜鉛，アスタキサンチン，コエンザイムQ10，ビタミンC，ビタミンB$_{12}$，ビタミンE）と漢方薬の補中益気湯の2つの治療群に無作為に割り付けた。総運動精子数を両群の治療前と12週間服用後で比較した。結果，サプリメント群では，総運動精子数は有意に改善した。一方，漢方薬では，総運動精子数は増加傾向を示した。（Terai K, et al：Reprod Med Biol 2019[4]）

- **抗酸化サプリメントとビタミンB$_{12}$の効果をランダム化試験で比較した研究**：精液検査で異常が認められた症例を，ビタミンC，ビタミンE，コエンザイムQ10，亜麻仁油による抗酸化物質共同補充療法（SOサポート）とメチルコバラミン療法の2つの治療法のいずれかに無作為に割り付けた。精液中の酸化ストレスレベルの指標として，酸化還元電位（ORP）を測定し，精液検査も行った。その結果，3ヵ月の治療を終えた67症例から結果を得られた。抗酸化剤の併用療法およびメチルコバラミン療法とも精液のパラメータに有意な変化を認めなかった（後者で精子濃度は増加）。治療前の精液中のORP値がカットオフ値より高い場合，両治療とも精子濃度を有意に増加させた。（Yamasaki K, et al：Reprod Med Biol 2022[5]）

- **男性妊活用のサプリメントについて，精液所見と体外受精に対する効果をみた研究**：妊娠を目指しているカップルの29~41歳の男性パートナーを対象に，葉酸と亜鉛を含む抗酸化サプリメント（メネビット；リコピン6mg，ビタミンE30mg，ビタミンB$_6$ 1.3mg，ビタミンB$_{12}$ 2.4μg，ビタミンC 180mg，亜鉛12mg，セレン60μg，葉酸400μg，L-カルニチン50mg）を毎日摂取する群（n＝84）と，6カ月間摂取しない群（n＝52）が参加者の希望により振り分けられた。3カ月後と6カ月後の血清中の酸化物質レベル，精液検査のパラメータ，酸化ストレス，精子DNA断片化の変化を分析した。さらに，6カ月後に行った胚移植後の着床率，臨床妊娠率，流産率を，抗酸化サプリメントを摂取した群と摂

取しなかった群で比較した．その結果，酸化還元電位（sORP）が高い男性では，精子濃度とsORPの有意な改善が観察された．良好胚盤胞到達率は増加する傾向にあり，着床率と臨床妊娠率も6カ月間の介入後に有意に増加した．
（Ogawa S, et al：Antioxidants 2024[6]）

 実際にこんな感じで説明してみましょう

強い証拠はまだありませんが，男性妊活用のサプリメントで有効とのデータが出ているものがありますので，試してみましょう．

（小宮　顕）

参考文献

1) de Ligny W, Smits RM, Mackenzie-Proctor R, et al: Antioxidants for male subfertility. Cochrane Database Syst Rev 2022; 5(5): CD007411. doi: 10.1002/14651858.CD007411.pub5. PMID: 35506389; PMCID: PMC9066298.
2) 日本泌尿器科学会編：男性不妊症診療ガイドライン2024年版．大阪，メディカルレビュー社．
3) Brannigan RE, Hermanson L, Kaczmarek J, et al: Updates to Male Infertility: AUA/ASRM Guideline(2024). J Urol 2024; 15: 101097JU0000000000004180.
4) Terai K, Horie S, Fukuhara S, et al: Combination therapy with antioxidants improves total motile sperm counts: A Preliminary Study. Reprod Med Biol 2019; 19(1): 89-94.
5) Yamasaki K, Uchida M, Watanabe N, et al: Effects of antioxidant co-supplementation therapy on spermatogenesis dysfunction in relation to the basal oxidation-reduction potential levels in spermatozoa: A pilot study. Reprod Med Biol 2022; 21(1): e12450.
6) Ogawa S, Ota K, Nishizawa K, et al: Micronutrient Antioxidants for Men (Menevit®) Improve Sperm Function by Reducing Oxidative Stress, Resulting in Improved Assisted Reproductive Technology Outcomes. Antioxidants 2024; 13(6): 635.

Q.81

性機能障害に対してエビデンスがあるサプリメントはありますか？

Answer

性機能障害に対するサプリメントのエビデンスは限られていますが，性欲低下にはマカやフェヌグリーク，勃起機能低下にはL-アルギニンや高麗人参，早漏にはセントジョンズワートが補助的に用いられることがあります。射精遅延に対しては有効性が確認されたサプリメントはありません。いずれも補助的な手段であり，第一選択は薬物療法が推奨されます。

Point

- 性反応のどの相の障害かを問診などから特定して，症状の改善が期待できるサプリメントを選択する。
    - 性欲低下障害：テストステロンを増加，もしくはアンドロゲン様効果を高めることにより性欲低下を改善する。
    - 勃起不全（erectile dysfunction；ED）：血管内皮での一酸化窒素（NO）の合成を促進し，EDを改善する。
    - 射精障害（ejaculatory dysfunction；EjD）：選択的セロトニン再取り込み阻害薬（SSRI）に類似した作用により早漏を改善する。射精遅延（腟内射精障害）に有効なサプリメントはない。

考え方・使い方

性反応は，性欲相，興奮相，オルガズム相の3相からなる。すなわち，性欲⇒興奮⇒オルガズムの流れがあり，性欲相の障害は，興奮相とオルガズム相に影響を及ぼし，興奮相の障害はオルガズム相に影響を与える。性欲がなければ，性的興奮は起こらず，性的興奮がなければオルガズムに到達しない（図1）。

図1 性機能障害

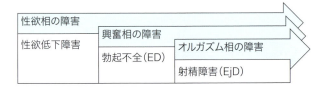

男性不妊

　古来，性機能障害に対しては，さまざまな動植物由来の天然成分がいわゆる媚薬として用いられてきた。媚薬は，その作用機序によって，性欲を増進する物質，勃起機能を高める物質，性的快感を高める物質の3つのグループに分類できる。

　不妊治療に関連する性機能障害は，性欲低下障害，勃起障害および射精遅延（腟内射精障害）が多いが，実質的に射精遅延に効果的な薬物やサプリメントはない。したがって，性欲促進，勃起機能の改善を目的に媚薬として用いられてきた成分を含むサプリメントが候補となるが，性機能障害のサプリメントの研究はまだ不十分であり，個々の成分の有効性を示すデータは限られている。

Evidence

◆ フェヌグリーク（コロハ）

作用機序：エストロゲンとテストステロンの前駆体として用いられるステロイドのサポニンを含み，テストステロンが増加し，性欲を昂進させ，性的興奮，オルガズムを改善する。

【性欲相，興奮相，オルガズム相】

ランダム化比較試験：効果あり。EDのない男性の性的興奮とオルガズムを増進させる（Steels E, et al：Phytother Res 2011[1]）

システマティックレビュー：効果あり。男性のテストステロンを増加させる（Smith SJ, et al：Adv Nutr 2021[2]）

◆ マカ

作用機序：マカに存在する植物ステロールまたは植物性エストロゲンによりアンドロゲン様効果を高める可能性がある。

【性欲相・興奮相】

ランダム化比較試験：効果あり。軽度のED患者におけるIIEF-5スコアを有意に改善（Zenico T, et al：Andrologia 2009[3]）

ランダム化比較試験：効果あり。健康な成人男性の性欲を増加（Gonzales GF, et al：Andrologia 2002[4]）

ランダム化比較試験：効果あり。トレーニングを積んだサイクリストの持久力を上げ，性欲も改善した（Stone M, et al：J Ethnopharmacol 2009[5]）

システマティックレビュー：効果あり。男性の性機能を改善させる（Shin BC, et al：BMC Complement Altern Med 2010[6]）

◆ L-アルギニン

作用機序：NOの合成と放出を促進し，陰茎海綿体の平滑筋を弛緩させ，海綿体動脈の血流を増加させる。精巣への血流を高めることで，テストステロンの合成と分泌を改善する。

【興奮相】

システマティックレビュー：効果あり。軽度から中等度のED患者に効果あり（Rhim HC, et al：J Sex Med. 2019[7]）

メタアナリシス：効果あり。PDE-5阻害薬と併用でED患者の性機能とテストステロン改善（Xu Z, et al：Andrologia 2021[8]）

ランダム化比較試験：効果あり。EDのある男性の勃起機能を改善（Ledda, A, et al：BJU Int 2010[9]）

ランダム化比較試験：効果あり。軽度から中等度のEDがある糖尿病患者にPDE-5阻害薬と併用が有効（Taieb ME, et al：J Sex Med 2019[10]）

◆ 高麗人参

作用機序：血管内皮でのNO合成を促進し，陰茎海綿体の平滑筋を弛緩させる。

【興奮相】

ランダム化比較試験：効果あり。軽度から中等度のED患者の勃起を改善（de Andrade E, et al：Asian J Androl 2007[11]）

システマティックレビュー：わずかな効果あり。EDに対してささいな効果しか示せなかった（Lee HW, et al：World J Mens Health 2022[12]）

◆ ハマビシ（Tribulus terrestris）

作用機序：血管内皮とNO神経終末からのNO放出を増加させ，血管拡張を誘発する。

【興奮相】

ランダム化比較試験：効果あり。軽度から中等度のEDの男性において，性機能を改善（Kamenov Z, et al：Maturitas 2017[13]）

ランダム化比較試験：効果なし。プラセボと比較してIIEFやテストステロンを改善せず（Santos CA, et al：Actas Urol Esp 2014[14]）

◆ イカリソウ（Horny goat weed）

作用機序：ホスホジエステラーゼ5（PDE5）を阻害する作用があり，勃起を改善させる可能性が示唆される（Shindel AW, et al：J Sex Med 2010[15]）

【興奮相】

PubMedに掲載されている雑誌では，sexual dysfunctionに関するRCTは発見できなかった。

◆ オトギリソウ（セントジョンズワート Hypericum Perforatum）

作用機序：有効成分であるヒプリシンとハイパーフォリンが，セロトニンの取り込みを阻害し，SSRIに類似した作用をもたらす。

【オルガズム相】

ランダム化比較試験：効果あり。プラセボと比較して腟内射精潜時（IELT）を延長（早漏を改善）（Asgari, SA, et al：UroToday Int J 2010[16]）

実際にこんな感じで説明してみましょう

サプリメント単独で効果を期待するのではなく，サプリメントを生活習慣の改善や薬物療法と併用すると，効果を実感しやすいかもしれません。

(今井　伸，藤﨑　明)

| 参考文献 |

1) Steels E, Rao A, Vitetta L: Physiological aspects of male libido enhanced by standardized Trigonella foenum-graecum extract and mineral formulation. Phytother Res 2011; 25(9): 1294-300.
2) Smith SJ, Lopresti AL, Teo SYM, et al: Examining the Effects of Herbs on Testosterone Concentrations in Men: A Systematic Review. Adv Nutr 2021; 12(3): 744-65.
3) Zenico T, Cicero AFG, Valmorri L, et al: Subjective effects of Lepidium meyenii (Maca) extract on well-being and sexual performances in patients with mild erectile dysfunction: a randomised, double-blind clinical trial. Andrologia 2009; 41(2): 95-9.
4) Gonzales, GF, Córdova A, Vega K, et al: Effect of Lepidium meyenii (MACA) on sexual desire and its absent relationship with serum testosterone levels in adult healthy men. Andrologia 2002; 34(6): 367-72.
5) Stone M, Ibarra A, Roller M, et al: A pilot investigation into the effect of maca supplementation on physical activity and sexual desire in sportsmen. J Ethnopharmacol 2009; 126(3): 574-6.
6) Shin BC, Lee MS, Yang EJ, et al: Maca (L. meyenii) for improving sexual function: a systematic review. BMC Complement Altern Med 2010; 10: 44.
7) Rhim HC, Kim MS, Park Y, et al: The Potential Role of Arginine Supplements on Erectile Dysfunction: A Systemic Review and Meta-Analysis. J Sex Med 2019; 16(2): 223-34.
8) Xu Z, Liu C, Liu S, et al: Comparison of efficacy and safety of daily oral L-arginine and PDE5Is alone or combination in treating erectile dysfunction: A systematic review and meta-analysis of randomised controlled trials. Andrologia 2021; 53(4): e14007.
9) Ledda, A, Belcaro G, Cesarone MR, et al: Investigation of a complex plant extract for mild to moderate erectile dysfunction in a randomized, double-blind, placebo-controlled, parallel-arm study. BJU Int 2010; 106(7): 1030-3.
10) Taieb ME, Hegazy E, Ibrahim A, et al: Daily Oral l-Arginine Plus Tadalafil in Diabetic Patients with Erectile Dysfunction: A Double-Blinded, Randomized, Controlled Clinical Trial. J Sex Med 2019; 16(2): 1390-7.
11) de Andrade E, de Mesquita AA, Joaquim de Almeida Claro J, et al: Study of the efficacy of Korean Red Ginseng in the treatment of erectile dysfunction. Asian J Androl 2007; 9(2): 241-4.
12) Lee HW, Lee MS, Kim T, et al: Ginseng for Erectile Dysfunction: A Cochrane Systematic Review. World J Mens Health 2022; 40(2): 264-9.
13) Kamenov Z, Fileva S, Kalinov K, et al: Evaluation of the efficacy and safety of Tribulus terrestris in male sexual dysfunction-A prospective, randomized, double-blind, placebo-controlled clinical trial. Maturitas 2017; 99: 20-6.
14) Santos CA, Reis LO, Destro-Saade R, et al: Tribulus terrestris versus placebo in the treatment of erectile dysfunction: A prospective, randomized, double blind study. Actas Urol Esp 2014; 38(4): 244-8.
15) Shindel AW, Xin Z, Lin G, et al: Erectogenic and neurotrophic effects of icariin, a purified extract of horny goat weed (Epimedium spp.) in vitro and in vivo. J Sex Med 2010; 7(4 Pt 1): 1518-28.
16) Asgari, SA, Falahatkar S, Sharifi SHH, et al: Safety and Efficacy of the Herbal Drug Hypericum Perforatum for the Treatment of Premature Ejaculation. UroToday Int J 2010; 3(3).

Q.82

精液所見を向上させるためにエビデンスがあるサプリメントってありますか?

Answer

これまで，さまざまなサプリメントが用いられているものの，明らかに精液所見を改善させるというエビデンスを有するサプリメントは存在しません。ただし，少数例に対する観察研究で，精液所見の改善を報告した研究はいくつか存在します。

Point

● 男性不妊症（特発性造精機能障害）に対するサプリメントは未だ経験的に行われていることが多い。

● ビタミンB_{12}，ビタミンE，ビタミンC，コエンザイムQ10，L-カルニチン，アスタキサンチン，亜鉛などの抗酸化作用を有するサプリメントは造精機能を改善させる可能性が期待される。

考え方・使い方

男性不妊症の原因として，80%以上を占めるのが造精機能障害であり，さらにその半数は原因不明（特発性）である（表1）[1]。

精液中の酸化ストレスが精液所見を悪化させることから，抗酸化力を有したサプリメントが経験的に使用されてきた。

2015年度厚生労働省子ども・子育て支援推進調査研究事業での男性不妊症全国調査で，サプリメントを含んだ治療の有効性は41.7%（有効135名，無効192名）であった。

大多数例のRCTはなされておらず，いずれもエビデンスレベルが低く，摂取用量，摂取期間を含めて，有効性の不安定さについて患者に十分説明しておく必要がある。

筆者らは抗酸化力を有するビタミンB_{12}，ビタミンE，ビタミンC，コエンザイムQ10，L-カルニチン，アスタキサンチン，亜鉛を含んだサプリメント合剤の投与で総運動精子数の改善を報告した[2]。

表1 男性不妊症の原因

造精機能障害	82.4%
原因不明	51.0%
精索静脈瘤	36.6%
その他	12.4%
精路通過障害	3.9%
性機能障害	13.5%

男性不妊

Evidence

◆ ビタミンB$_{12}$

作用機序：精巣におけるDNA合成を介した代謝賦活作用。

■ **観察研究**：3,000µg/日，3ヵ月間の内服で精子濃度も精子運動率も有意な改善（岡田　弘ほか：日泌尿会誌 1986）[3]

◆ ビタミンE

作用機序：精子の酸化的障害を抑制。

■ **ランダム化比較試験**：効果あり。クロミフェンクエン酸塩25mg/日との併用療法で精液所見改善[4, 5]（Ghanem H, et al：Fertil Steril 2010[4]）（ElSheikh MG, et al：Andrology 2015[5]）

◆ ビタミンC

作用機序：精液の抗酸化作用。

■ **ランダム化比較試験**：効果なし。ビタミンE（800mg/日）とビタミンC（1000mg/日）の併用療法で精液所見の改善なし（Rolf C, et al：Hum Reprod 1999[6]）

■ **観察研究**：効果あり。2,000mg/日，2カ月間の内服で，精子濃度・精子運動率・正常形態率が有意に改善（Akmal M, et al：J Med Food 2006[7]）

◆ コエンザイムQ10

作用機序：ミトコンドリア内膜に分布する脂質，ユビキノンの一つであり，強い抗酸化作用を有することから，細胞膜を活性酸素の障害から保護し，精子のエネルギー代謝を促進する。

■ **ランダム化比較試験**：効果あり。300mg/日，26週間の内服でプラセボと比較して，精子濃度，精子運動率が有意に改善（Safarinejad MR：J Urol 2009[8]）

■ **ランダム化比較試験**：効果なし。200mg/日，12週間の内服でプラセボと比較して精液所見の改善なし（Nadjarzadeh A et al：J Endocrinol Invest 2011[9]）

■ **ランダム化比較試験**：効果あり。200mg/日，26週間の内服でプラセボと比較して，精子濃度，精子運動率，形態率が有意に改善（Safarinejad MR, et al：J Urol 2012[10]）

■ **メタアナリシス**：効果あり（Rafael L, et al：J Assist Reprod Genet 2013[11]）

◆ L-カルニチン

作用機序：ミトコンドリアを活性化，ATPを産生させることから精液所見を改善させる。

■ **ランダム化比較試験**：効果あり。2g/日，2カ月の内服で，プラセボと比較して

総運動精子数を改善（Lenzi A, et al：Fertil Steril 2003[12]）
- **ランダム化比較試験**：効果あり。クロミフェンクエン酸塩との併用療法の有用性（Mahmoudreza M, et al：Urol J 2010[13]）

◆ **亜鉛**

作用機序：精子細胞膜の安定化や精子アクロシン活性の抑制から運動能を亢進させる。
- **観察研究**：効果あり。3カ月間の服用で，精液所見が改善（Chia SE, et al：J Androl 21：53-7, 2000[14]）
- **ランダム化比較試験**：効果なし。葉酸5mg/日，亜鉛30mg/日，6カ月間の服用で，プラセボと比較して精液所見（精液量，精子濃度，精子運動率，正常形態率，総運動精子数）の改善なし（Schisterman EF, et al：JAMA 2020[15]）

◆ **マカ**

作用機序：明確ではない。
- **システマティックレビュー**：一部効果あり。3つのプラセボを用いたランダム化比較試験と2つの観察研究を含んだレビューで，少なくとも精子運動率が改善（Lee MS, et al：Maturitas 2016[16]）

 実際にこんな感じで説明してみましょう

　精液所見を改善させる特効薬はありません。しかし，精液の酸化ストレスが上昇すると，精液所見が悪化することが示されていますので，抗酸化作用を有したサプリメントは精液所見を改善させる可能性があります。実際，これまで少数例の患者さんに対して投与して，良好な結果を示したサプリメントはいくつかあります。ただ，どのサプリメントが効果的なのかは患者さんごとに異なると思われます。なにより，多くの症例に対する比較研究で明らかに精液所見を改善することが証明されたサプリメントはいまだありません。これらのことを十分ご理解いただいたうえで，サプリメントの服用を試してみましょう。

（辻村　晃）

男性不妊

参考文献

1) 厚生労働省子ども・子育て支援推進調査研究事業：我が国における男性不妊に対する検査・治療に関する調査研究．平成27年度総括・分担研究報告書 研究代表者，湯村　寧．

2) Terai K, Horie S, Fukuhara S, et al: Combination therapy with antioxidants improves total motile sperm counts: A Preliminary Study. Reprod Med Biol 2019; 19(1): 89-94.

3) 岡田　弘，藤沢正人，岡本恭行，ほか：乏精子症患者に対するメチルコバラミン（CH_3-B_{12}）の臨床的検討．日泌尿会誌 1986; 77(5): 701-6.

4) Ghanem H, Shaeer O, El-Segini A, et al: Combination clomiphene citrate and antioxidant therapy for idiopathic male infertility: a randomized controlled trial. Fertil Steril 2010; 93(7): 2232-5.

5) ElSheikh MG, Hosny MB, Elshenoufy A, et al: Combination of vitamin E and clomiphene citrate in treating patients with idiopathic oligoasthenozoospermia: A prospective, randomized trial. Andrology 2015; 3(5): 864-7.

6) Rolf C, Cooper TG, Yeung CH, et al: Antioxidant treatment of patients with asthenozoospermia or moderate oligoasthenozoospermia with high-dose vitamin C and vitamin E: a randomized, placebo-controlled, double-blind study. Hum Reprod 1999; 14(4): 1028-33.

7) Akmal M, Qadri JQ, Al-Waili NS, et al: Improvement in human semen quality after oral supplementation of vitamin C. J Med Food 2006; 9(3): 440-2.

8) Safarinejad MR: Efficacy of coenzyme Q10 on semen parameters, sperm function and reproductive hormones in infertile men. J Urol 2009: 182(1): 237-48.

9) Nadjarzadeh A, Sadeghi MR, Amirjannati N, et al: Coenzyme Q10 improves seminal oxidative defense but does not affect on semen parameters in idiopathic oligoasthenoteratozoospermia: a randomized double-blind, placebo controlled trial. J Endocrinol Invest 2011; 34: e224-8.

10) Safarinejad MR, Safarinejad S, Shafiei N, et al: Effects of the reduced form of coenzyme Q10 (ubiquinol) on semen parameters in men with idiopathic infertility: a double-blind, placebo controlled, randomized study. J Urol 2012; 88(2): 526-31.

11) Rafael L, González-Comadrán M, Solà I, et al: Coenzyme Q10 and male infertility: a meta-analysis. J Assist Reprod Genet 2013; 30(9): 1147-56.

12) Lenzi A, Lombardo F, Sgrò P, et al: Use of carnitine therapy in selected cases of male factor infertility: a double-blind crossover trial. Fertil Steril 2003; 79(2): 292-300.

13) Moradi M, Moradi A, Alemi M, et al: Safety and efficacy of clomiphene citrate and L-carnitine in idiopathic male infertility: a comparative study. Urol J 2010; 7(3): 188-93.

14) Chia SE, Ong CN, Chua LH, et al: Comparison of zinc concentrations in blood and seminal plasma and the various sperm parameters between fertile and infertile men. J Androl 2000; 21(1): 53-7.

15) Schisterman EF, Sjaarda LA, Clemons T, et al: Effect of Folic Acid and Zinc Supplementation in Men on Semen Quality and Live Birth Among Couples Undergoing Infertility Treatment: A Randomized Clinical Trial. JAMA 2020; 323(1): 35-48.

16) Lee MS, Lee HW, You S, et al: The use of maca (Lepidium meyenii) to improve semen quality: A systematic review. Maturitas 2016; 92: 64-9.

Q.83

早産予防にエビデンスがあるサプリメントは
ありますか？

Answer

妊娠中のオメガ3脂肪酸の摂取による早産の低下，ラクトフェリン，プロバイオ
ティクスによる早産予防の効果が報告されています。また，高血圧による早産リスク
を減らすのにカルシウムのサプリメントが有効とされています。

Point

- 早産予防に効果があるとされるサプリメントについて，いくつかの研究がある。
- オメガ3脂肪酸（ドコサヘキサエン酸（DHA）とエイコサペンタエン酸（EPA）：
  妊娠中にDHAやEPAを含むオメガ3脂肪酸を摂取することで早産が低下すること
  が示されている。
- ラクトフェリン：腟内や子宮内の細菌叢を整え，抗菌作用や抗炎症作用により早産
  予防に効果があるという研究がある。
- プロバイオティクス：腸内細菌叢を正常化し，早産防止につながる可能性があると
  言われている。
- カルシウム：高血圧による早産リスクを低減するために，カルシウムのサプリメン
  トが有効とされている。

▶ 考え方・使い方

　　早産には自然早産と人工早産がある。自然早産の原因には頸管無力症，絨毛膜羊膜炎等
の感染や炎症が，人工早産の原因には母体合併症（重篤な妊娠高血圧腎症），胎児機能不
全などが知られている。

　　自然早産の原因に子宮内感染や炎症があるため，腟内・子宮内・腸内細菌叢を整え，抗
菌作用や抗炎症作用のあるサプリメントが早産予防として挙げられる。

● オメガ3脂肪酸（DHAとEPA）

　　オメガ3脂肪酸は，えごま油や小型魚類に含まれる多価不飽和脂肪酸であり，その代謝
産物には抗炎症作用があり，早産予防効果が報告されている。一方でその効果を否定する
報告もあり，地域ごとの食文化や介入する妊婦集団の背景の違いが研究間の結果の不一致

周産期

に関係していると考えられる。

● ラクトフェリン（Lactoferrin：LF）

プレバイオティクスの一つであるラクトフェリンは，ヒト乳汁中などに含まれる糖蛋白である。IgA分泌を促進し粘膜の防御作用に働き，抗菌作用，抗炎症作用があり，*Lactobacillus*の発育を抑制しない特性も報告されている。そのため，細菌性腟症や子宮内膜炎，子宮内感染の予防・治療に役立ち，早産のリスクを減らす可能性が示されている。細菌性腟症で早産を繰り返す女性に効果があるという報告がある。

● プロバイオティクス（Probiotics：PB）

活性生菌製剤（Probiotics：PB）は腸内細菌叢を正常化することにより免疫的機序から種々の疾患の発症を抑えることが知られている。早産ハイリスク妊娠において，細菌叢正常化による子宮内感染の低減により早産防止につながる可能性が示唆されている。

● カルシウム

妊娠中の高用量（1日1g以上）のカルシウム補充は，特にカルシウム摂取が少ない地域の女性や，子癇前症のリスクが高い女性において，子癇前症のリスクを低下させる安全な方法である可能性がある。カルシウムを補充する女性の方が，死亡の可能性や，子癇前症や高血圧に関連する重篤な問題が生じる可能性が低く，早産の可能性も低いとされている。

> **Evidence**

◆ オメガ3脂肪酸

- **システマティックレビュー**：オメガ3（サプリメントおよび食品）の介入をプラセボまたはオメガ3なしと比較した70RCTs（参加者19,923名）を対象とした。妊娠中のオメガ3脂肪酸の摂取により，オメガ3脂肪酸の摂取をしなかった場合と比較して，37週未満の早産（13.4% vs 11.9%；risk ratio（RR）0.89, 95% 信頼区間（CI）0.81 〜 0.97；26RCTs, 参加者10,184名；高いエビデンスレベル），34週未満の早産（4.6% vs 2.7%；RR 0.58, 95% CI 0.44 〜 0.77；9 RCTs, 参加者5204 名 高いエビデンスレベル）がいずれも低かった。（Middleton P, et al: Cochrane Database Syst Rev 2018[1]）

- **前方視的介入研究**：妊娠24週以降29週未満で頸管長25mm以下，あるいは34週未満で20mm以下の妊婦（n＝91）にEPA 1,800mg/日を最大35週6日まで内服継続を行った。対象群として，過去の症例から臨床背景を一致させたヒストリカルコントロールを用いた。EPA内服群の早産率11%に対し，コントロール群23%であり，有意（p＝0.03）にEPA内服群では早産率が低下していた。本研究では子宮内の感染徴候がある症例を除外しているため，24週以降の頸管長短縮例，非感染性早産に対する抑制効果が期待される。（永松 健：日周産期・新生児会誌 2022[2]）

I 栄養素・サプリメント編

II 疾患編

◆ ラクトフェリン
- **症例報告**：難治性細菌性腟炎の患者に早期段階からラクトフェリン（LF）のサプリメントを内服したところ，LF投与開始後にLactobacillusが有意となり腟内細菌叢の改善が認められ，正期産で分娩になった。(Otsuki K, et al：J Obstet Gynaecol Res 2011[3])
- **システマティックレビュー**：6研究（333妊婦）のうち，ラクトフェリンを摂取する女性は，37週未満の早産が低かった（OR 0.43, 95%CI：0.2〜0.9）。(D'Amico A, et al：Minerva Obstet Gynecol 2023[4])

◆ プロバイオティクス
- **後方視的研究**：早産ハイリスク妊婦に妊娠早期から妊娠維持に必須のClostridiumを含有するProbioticsを投与したところ，32週未満の早産頻度が有意に低下した（PB群 2.2% vs Non-PB群 25.0%, P＝0.001）。(Kirihara N, et al：J Obstet Gynaecol Res 2018[5])

◆ カルシウム
- **システマティックレビュー**：27研究（参加女性18,064名）のうち，妊娠中の高用量（1日1g以上）のカルシウム補充とプラセボを比較した13研究（参加女性15,730例）のメタアナリシスを行った。カルシウムを補充する女性の方が，死亡，子癇前症（質の低いエビデンス）や高血圧に関連する重篤な問題が生じる可能性が低く，早産の可能性も低かった（11研究，参加女性15,275名：RR 0.76, 95%CI 0.60〜0.97；I^2＝60%；質の低いエビデンス）。

  カルシウム摂取量が少ない環境では，カルシウム補充は子癇前症の深刻な結果を減らすための重要な戦略となる。高用量の補充が困難である場合には，補充しないよりは，低用量のサプリメント（500〜600mg/日）を検討するほうがよいと思われる。(Hofmeyr GJ, et al：Cochrane Database Syst Rev 2018[6])

 実際にこんな感じで説明してみましょう

　いくつかの早産予防に有効とされているサプリメントがあります。自然早産予防には，オメガ3脂肪酸，ラクトフェリン，プロバイオティクス，妊娠高血圧による早産予防にカルシウムのサプリメントが挙げられます。

（米田徳子）

周産期

参考文献

1）Middleton P, Gomersall JC, Gould JF, et al: Omega-3 fatty acid addition during pregnancy. Cochrane Database Syst Rev 2018; 11(11): CD003402.

2）永松　健：シンポジウム3「早産予防〜第三世代へ〜」子宮頸管長短縮妊婦へのオメガ3脂肪酸内服による早産予防研究−臨床研究法に沿った介入研究の実施. 日周産期・新生児会誌 2022；57(4)：636-8.

3）Otsuki K, Tokunaka M, Oba T, et al: Administration of oral and vaginal prebiotic lactoferrin for a woman with a refractory vaginitis recurring preterm delivery: appearance of lactobacillus in vaginal flora followed by term delivery. J Obstet Gynaecol Res 2014; 40(2): 583-5.

4）D'Amico A, Buca D, Tinari S, et al: Role of lactoferrin in preventing preterm birth and pregnancy complications: a systematic review and meta-analysis. Minerva Obstet Gynecol 2023; 75(3): 273-8.

5）Kirihara N, Kamitomo M, Tabira T, et al: Effect of probiotics on perinatal outcome in patients at high risk of preterm birth. J Obstet Gynaecol Res 2018; 44(2): 241-7.

6）Hofmeyr GJ, Lawrie TA, Atallah ÁN, et al: Calcium supplementation during pregnancy for preventing hypertensive disorders and related problems. Cochrane Database Syst Rev 2018; 10(10): CD001059.

Q.84

妊娠高血圧腎症の予防にエビデンスがあるサプリメントはありますか？

Ⓐnswer

　妊娠中のサプリメントとしてのカルシウム補充は，妊娠高血圧腎症（PE）の予防に十分なエビデンスがあります。

Point

● カルシウムは妊娠高血圧腎症（PE）の予防に十分なエビデンスのあるサプリメントである。

● 1日500mgのカルシウム補充によりPEのリスクをおおよそ半分に軽減することができる。

● ビタミンDはPEの予防効果が近年報告されつつある。エビデンスレベルはまだ十分とは言えないながらも期待の持てるサプリメントである。

考え方・使い方

　妊娠高血圧腎症（preeclampsia：PE）の発症予防について最もエビデンスのある薬剤としては，低用量アスピリンが知られているが，サプリメントとして十分にエビデンスのあるものとしてはカルシウムのみである。カルシウムは血管平滑筋の調節や血管内皮機能に重要な役割を果たし，正常な血圧調整に寄与する。2011年以降，WHOは低カルシウム摂取国において，PE予防のためにカルシウム補充を推奨してきた。2022年のメタアナリシス（30研究，20,445名）では，カルシウム補充によりPE発症のリスク比は0.49（95% CI0.39〜0.61）であった[1]。注目すべき点として，もともとカルシウム摂取量が少ない地域ではカルシウム補充によるリスク軽減効果が認められたが（リスク比0.45［0.35〜0.58］），もともとカルシウム摂取量が十分な地域では有意ではなかった（リスク比0.62［0.37〜1.06］）。

　厚生労働省「国民健康・栄養調査（2019年）」によると，わが国における1日あたりのカルシウム摂取量は20〜64歳までの女性では494mgであり，推奨値の650mgからは約25%不足している。また，他国と比べた場合，米国950mg，ラテンアメリカ10か国622mg，アジアパシフィック32か国 653 mgであり，わが国のカルシウム摂取量はかなり不足していることが明らかである。低カルシウム摂取国の一つであるわが国では，カルシウ

ム補充によるPE予防効果が期待される。

カルシウム補充量については，現在WHOは高用量（1,500〜2,000mg）を推奨しているが，低カルシウム摂取国（インド，タンザニア）における2万人以上の初産婦を対象とした最近の大規模なランダム化比較試験により，低用量（500mg）は高用量（1,500mg）に対してPE予防効果は非劣勢であることが明らかになった[2]。

一方，カルシウムの過剰摂取に関して全く懸念がないわけではない。1日1,000mg以上のカルシウム補充で心臓血管系の副作用が増大するという海外の報告もあるものの，近年のメタアナリシスでも見解が異なっている[3, 4]。厚生労働省が定めるカルシウム摂取量の上限は，1日あたり2,500mgであり，生殖年齢女性の平均カルシウム摂取量は約500mgであることを考慮すると，1,500mgを補充しても問題ないことは確かである。また高用量の負担とコストの観点からも，サプリメントとして1日500mgのカルシウム補充が適当と考えられる。

ビタミンDについては，2020年のメタアナリシス（29研究，4,777名）では，PEのオッズ比 0.37（0.26〜0.52）と有意に減少させた[5]。また，妊娠20週までにビタミンD補充を開始した場合，オッズ比はさらに低下した［0.35（0.24〜0.50）］。ビタミンDの最適な摂取量についての知見は一貫しておらず，Irwindaらの研究では，低用量［＞2,000IU（＝50μg）／日］のビタミンD補充でもPRのリスクを有意に低下させ，高用量（＞2,000IU/日）との差は認められなかった[6]。2019年のコクランレビューや2024年に発表された複数のメタアナリシスでもPEに対する予防的効果を示しており，ビタミンDの有効性を示唆する報告が増えている。また，2022年に報告されたPE予防法に関連する130のランダム化比較試験（1122,916名）のネットワークメタアナリシスによると，カルシウム，低分子ヘパリン，アスピリン，ビタミンD，運動の5つがPEの予防に効果的であることが明らかになった[7]。しかしながら，2024年のコクランレビューではPEを予防する効果は否定的であった［リスク比0.53（0.21〜1.33）］[8]。ただし，この研究では信頼性の高い評価ツールを用いた結果，解析対象が1研究165名のみに限定されており，十分なエビデンスとはいいがたい。以上のように，ビタミンDのPEに対する予防的効果については期待が持てるものの，現時点ではエビデンスレベルはまだ十分であるとはいえず，今後さらなるエビデンスの蓄積が必要である。

他のサプリメントとしては，ビタミンA，ビタミンB$_6$，ビタミンC，ビタミンE，葉酸，亜鉛，鉄，マグネシウム，L-アルギニン，オメガ3脂肪酸，コエンザイムQ10，lycopeneなどもPEの予防的効果を検証した報告があるものの，すべてに関して十分なエビデンスがあるとはいえない。

Evidence

◆ ビタミンB$_6$

メタアナリシス：有効性なし。リスク比1.71（0.85〜3.45）（2研究，1,197名），(Salam RA, Cochrane Database Syst Rev. 2015[9])

◆ ビタミンC

メタアナリシス：有効性なし。リスク比0.92（0.80〜1.05）（16研究，21,956名），
（Rumbold A, et al: Cochrane Database Syst Rev. 2015[10]）

◆ ビタミンE

メタアナリシス：有効性なし。リスク比0.91（0.79〜1.06）（14研究，20,878名），
（Rumbold A, et al: Cochrane Database Syst Rev. 2015[11]）

◆ 葉酸

メタアナリシス：有効性なし。リスク比0.57（0.31〜1.05）（5研究，208,270名），
（Cui H, et al: Complement Ther Med 2024[12]）

◆ マグネシウム

メタアナリシス：有効性がある可能性があるがエビデンスは十分でない，リスク比
0.76（0.59〜0.98）（7研究，2,653名）。（Yuan J, et al: Biol Trace Elem Res.
2022[13]）

◆ 亜鉛

メタアナリシス：有効性なし。リスク比0.93（0.62〜1.42）（6研究，2,568名）。
（Carducci B, et al: Cochrane Database Syst Rev. 2021[14]）

◆ 鉄

メタアナリシス：有効性なし。リスク比1.63（0.87〜3.07）（4研究，1,704名）。
（Peña-Rosas JP, et al: Cochrane Database Syst Rev. 2015[15]）

◆ L-アルギニン

メタアナリシス：有効性がある可能性があるがエビデンスは十分でない。リスク比
0.38（0.25〜0.58）（2研究，524名）。（Sagadevan S, et al: Asian Pacific
Journal of Reproduction. 2021[16]）

◆ オメガ3脂肪酸

メタアナリシス：有効性がある可能性があるがエビデンスは十分でない。リスク比
0.75（0.57〜0.98）（8研究，8,741名）。（Firouzabadi FD, et al: Pharmacol Res.
2022[17]）

> **実際にこんな感じで説明してみましょう**
>
> 妊娠高血圧腎症の予防のため，1日500mgのカルシウムをサプリメントとして摂取しましょう。

（牛田貴文）

参考文献

1) Kinshella MW, Sarr C, Sandhu A, et al: Calcium for pre-eclampsia prevention: A systematic review and network meta-analysis to guide personalised antenatal care. BJOG 2022; 129(11): 1833-43.
2) Dwarkanath P, Muhihi A, Sudfeld CR, et al: Two Randomized Trials of Low-Dose Calcium Supplementation in Pregnancy. N Engl J Med 2024; 390(2): 143-53.
3) Huo X, Clarke R, Halsey J, et al: Calcium Supplements and Risk of CVD: A Meta-Analysis of Randomized Trials. Curr Dev Nutr 2023; 7(3): 100046.
4) Myung SK, Kim H, Lee Y, et al: Calcium Supplements and Risk of Cardiovascular Disease: A Meta-Analysis of Clinical Trials. Nutrients 2021; 13(2): 368.
5) Fogacci S, Fogacci F, Banach M, et al: Vitamin D supplementation and incident preeclampsia: A systematic review and meta-analysis of randomized clinical trials. Clin Nutr 2020; 39(6): 1742-52.
6) Irwinda R, Hiksas R, Lokeswara AW, et al：Vitamin D supplementation higher than 2000 IU/day compared to lower dose on maternal-fetal outcome: Systematic review and meta-analysis. Womens Health (Lond) 2022; 17455057221111066.
7) Liu YH, Zhang Y, Chen J, et al: Comparative effectiveness of prophylactic strategies for preeclampsia: a network meta-analysis of randomized controlled trials. Am J Obstet Gynecol 2023; 228(5): 535-46.
8) Palacios C, Kostiuk LL, Cuthbert A, et al: Vitamin D supplementation for women during pregnancy. Cochrane Database Syst Rev 2024; CD008873.
9) Salam RA, Zuberi NF, Bhutta ZA, et al: Pyridoxine (vitamin B6) supplementation during pregnancy or labour for maternal and neonatal outcomes. Cochrane Database Syst Rev 2015; 2015(6): CD000179.
10) Rumbold A, Ota E, Nagata C, et al: Vitamin C supplementation in pregnancy. Cochrane Database Syst Rev 2015; 2015(9): CD004072.
11) Rumbold A, Ota E, Hori H, et al: Vitamin E supplementation in pregnancy. Cochrane Database Syst Rev 2015; 2015(9): CD004069.
12) Cui H, Zhang N, An JL, et al: Maternal folic acid supplementation to prevent preeclampsia: a systematic review and meta-analysis. Complement Ther Med 2024; 82: 103052.
13) Yuan J, Yu Y, Zhu T, et al: Oral Magnesium Supplementation for the Prevention of Preeclampsia: a Meta-analysis or Randomized Controlled Trials. Biol Trace Elem Res 2022 ; 200(8): 3572-81.
14) Carducci B, Keats EC, Bhutta ZA: Zinc supplementation for improving pregnancy and infant outcome. Cochrane Database Syst Rev 2021; 3(3): CD000230.
15) Peña-Rosas JP, De-Regil LM, Garcia-Casal MN, et al: Daily oral iron supplementation during pregnancy. Cochrane Database Syst Rev 2015; 2015(7): CD004736.
16) Sagadevan S, Oorvashree SH, Jahangir SM, et al: Effects of L-arginine on preeclampsia risks and maternal and neonatal outcomes A systematic review and meta-analysis. Asian Pacific Journal of Reproduction 2021; 10(6): 241-51.
17) Firouzabadi FD, Shab-Bidar S, Jayedi A: The effects of omega-3 polyunsaturated fatty acids supplementation in pregnancy, lactation, and infancy: An umbrella review of meta-analyses of randomized trials. Pharmacol Res 2022; 177: 106100.

Q.85

妊娠糖尿病の予防にエビデンスがあるサプリメントはありますか？

Answer

ビタミンD，鉄，イノシトールを含むサプリメントでは妊娠糖尿病発症を予防できる可能性があります。

Point

● 妊娠糖尿病発症を予防できる可能性があるサプリメントとしては，ビタミンD，鉄，イノシトールが挙げられるが，妊娠糖尿病は多因子疾患であることから体重管理などの重要性についても指導する。

考え方・使い方

妊娠糖尿病（gestational diabetes mellitus；GDM）は多因子から発症する疾患である。GDM発症リスク因子としては肥満，2型糖尿病家族歴，妊娠糖尿病の既往，多胎妊娠，多嚢胞性卵巣症候群，巨体児分娩の既往，高齢出産などが挙げられることから，予防可能なものと予防困難なものが存在することを認識する。その中ではプレコンセプションケアによりGDM発症を予防できることがあり，妊娠前からの指導は重要である。体重管理や栄養摂取状況とサプリメントのどちらがGDM発症を予防できるかは不明であるが，やせが多く，摂取エネルギーが第2次世界大戦直後よりも少ないと言われる最近の若年女性においてはサプリメントには一定の効果が期待される。一方で，過剰摂取はそのほかの周産期合併症発症率を上昇させる可能性があることも指導する。GDMはDevelopmental Origins of Health and Disease（DOHaD）においても重要な疾患である（図1）。GDM発症という短期的な予後にとらわれることなく，次世代の健康を視野に入れた長期的な健康増進を目指した管理が重要である。

図1 妊娠糖尿病とDOHaD

妊娠糖尿病合併妊婦の胎内では児は高血糖状態にさらされる。そのため，過成長となるリスクがある。巨大児などで出生した児は長期的に肥満や生活習慣病発症リスクを伴うことから，妊娠中の血糖コントロールは次世代の将来の健康につながっていく。

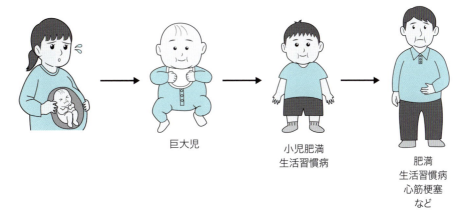

巨大児 → 小児肥満 生活習慣病 → 肥満 生活習慣病 心筋梗塞 など

Evidence

◆ ビタミンC

- **後方視的研究**：限定的な効果あり。水銀やヒ素に暴露されている妊婦はGDM発症リスクが高く，このような対象に対してはビタミンC摂取がGDM発症リスクを軽減した。（Wang Y, et al: J Diabetes Res 2024[1])）

◆ ビタミンD

【GDM発症予防効果】

- **コクランレビュー**：効果あり。GDMを予防できる可能性が示唆された（RR：0.51, 95%CI：0.27〜0.97）。ただし，カルシウム摂取を合わせた場合のプラセボに対する効果やカルシウムと他のミネラル摂取を合わせた場合のビタミンDを追加するかしないかでは有意な差はなかった。（Griffith RJ, et al: Cochrane Database Syst Rev 2020[2])）

【GDM合併妊婦における合併症発症率軽減】

- **ランダム化比較試験／メタアナリシス**：効果あり。GDM合併妊婦においては空腹時血糖値，インスリン治療導入，インスリン抵抗性指標，帝王切開分娩，母体入院，産後多量出血，巨大児，羊水過多，新生児仮死，早産，新生児高ビリルビン血症を減らした。（Wang M, et al: Clin Nutr 2021[3])）

◆ 葉酸

- **後方視的研究**：限定的に効果あり。葉酸摂取については「Never（葉酸摂取なし）」「Low（妊娠中400μg/日未満もしくは妊娠前や妊娠中1カ月未満の摂取）」「Medium-short（短期間400〜799μg/日摂取）」「Medium-adequate（適正期間400-799μg/日摂取）」「High-short（短期間800μg/日以上摂取）」「High-

図2 葉酸摂取と妊娠糖尿病発症との関連

葉酸摂取と妊娠糖尿病発症との関連はU字カーブを描いて，摂取不足も過剰も妊娠糖尿病発症リスクが増大する。本オッズ比は年齢，人種，教育，経産回数，糖尿病家族歴，喫煙，飲酒，経口糖負荷試験実施週数，非妊時BMIカテゴリーで調整されたオッズ比である。

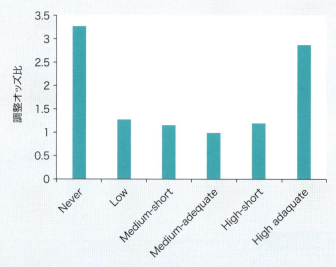

((Zou J, et al: Can J Diabetes 2023; 47(1): 78-84 より作成)

adequate（適正期間800μg/日以上摂取）」と分類し，Medium-adequateをreferenceとした場合にGDM発症の調整オッズ比がU字カーブを描くことが報告された（図2）。つまり，葉酸摂取については摂取不足のみならず，摂取過剰もGDM発症リスクが高い。(Zou J, et al: Can J Diabetes 2023[4])

◆ 鉄剤

■ **前方視的研究**：効果あり。プレコンセプションケアとして30mg/日以上の鉄剤を3カ月以上内服している群はGDM発症率が下がる。(Zhang Y, et al: Diabetes Res Clin Pract 2021[5])

◆ プロバイオティクス

■ **コクランレビュー**：効果なし。プラセボと比較して，GDM発症を予防できるというエビデンスは明らかにできなかった（平均Risk ratio [RR]：0.80, 95%CI：0.54-1.20）。(Davidson SJ, et al: Cochrane Database Syst Rev 2021[6])
■ **ランダム化比較試験／メタアナリシス**：効果なし。overweight（25kg/m² ≦非妊時BMI＜30kg/m²）やobese（非妊時BMI≧30kg/m²）に限定した場合も同様であり，これらを対象としたメタアナリシスにおいてもプロバイオティクス群とプラセボ群で有意な差はなかった（RR：1.03, 95%CI：0.81-1.30）。特に過剰なプロバイオティクス投与については妊娠高血圧腎症のリスクを有意に上げることが報告された（RR：1.91, 95%CI：1.03-3.55）。(Chu X, et al: Clin Nutr ESPEN 2022[7])
■ **ランダム化比較試験／メタアナリシス**：効果あり。GDM発症リスクを下げた。(Pakmehr A, et al: Front Med (Lausanne) 2022[8])

- ランダム化比較試験：効果なし。overweightやobeseにおける魚油とプロバイオティクスとの効果に関する二重盲検試験でもGDM発症を予防することはできなかった。(Pellonpera O, ET AL: Diabetes Care 2019[9])

◆ イノシトール

【GDM発症予防効果】
- コクランレビュー：効果あり。GDMを予防できる可能性が示唆された（RR：0.43, 95%CI：0.29～0.64）。(Griffith RJ, et al: Cochrane Database Syst Rev 2020[2])
- ランダム化比較試験／メタアナリシス：効果あり。overweightやobeseに限定しても4gのミオイノシトール摂取はGDM発症率を下げる可能性が示唆された（RR：0.54, 95%CI：0.30～0.96）。(Factor PA, et al: J ASEAN Fed Endocr Soc 2023[10])

【GDM合併妊婦における合併症発症率軽減】
- ランダム化比較試験／メタアナリシス：効果あり。妊娠高血圧症候群や早産を減らし、経口糖負荷試験の空腹時血糖値や2時間値を下げる効果が指摘され、ミオイノシトール内服群はコントロール群と比較してインスリン抵抗性指標や新生児低血糖発症率が低かった。(Li C, et al: Arch Gynecol Obstet 2024[11])

◆ オメガ3脂肪酸

- コクランレビュー：効果なし。(Griffith RJ, et al: Cochrane Database Syst Rev 2020[2])

実際にこんな感じで説明してみましょう

妊娠糖尿病を予防するにはビタミンD、鉄、イノシトールを含むようなサプリメントが効果的である可能性があります。しかし、妊娠糖尿病はさまざまな要因で発症する病気ですので、サプリメントだけでは予防することは困難です。特に体重の増え過ぎには注意して、食事内容を見直したり、無理がない程度の運動をするように心がけましょう。

（春日義史）

参考文献

1) Wang Y, Wu W, Zhang P, et al: Vitamin C Alleviates the Risk of Gestational Diabetes Mellitus Associated With Exposure to Metals. J Diabetes Res 2024; 2024: 1298122.
2) Griffith RJ, Alsweiler J, Moore AE, et al: Interventions to prevent women from developing gestational diabetes mellitus: an overview of Cochrane Reviews. Cochrane Database Syst Rev 2020; 6(6): CD012394.
3) Wang M, Chen Z, Hu Y, et al: The effects of vitamin D supplementation on glycemic control and

maternal-neonatal outcomes in women with established gestational diabetes mellitus: A systematic review and meta-analysis. Clin Nutr 2021; 40(5): 3148-57.

4) Zou J, Fu Q, Huang X, et al: U-shaped Association Between Folic Acid Supplementation and the Risk of Gestational Diabetes Mellitus in Chinese Women. Can J Diabetes 2023; 47(1): 78-84.

5) Zhang Y, Xu S, Zhong C, et al: Periconceptional iron supplementation and risk of gestational diabetes mellitus: A prospective cohort study. Diabetes Res Clin Pract 2021; 176: 108853.

6) Davidson SJ, Barrett HL, Price SA, et al: Probiotics for preventing gestational diabetes. Cochrane Database Syst Rev 2021; 4(4): CD009951.

7) Chu X, Yan P, Zhang N, et al: Probiotics for preventing gestational diabetes mellitus in overweight or obese pregnant women: A systematic review and meta-analysis. Clin Nutr ESPEN 2022; 50: 84-92.

8) Pakmehr A, Ejtahed HS, Shirzad N, et al: Preventive effect of probiotics supplementation on occurrence of gestational diabetes mellitus: A systematic review and meta-analysis of randomized controlled trials. Front Med (Lausanne). 2022; 9: 1031915.

9) Pellonpera O, Mokkala K, Houttu N, et al: Efficacy of Fish Oil and/or Probiotic Intervention on the Incidence of Gestational Diabetes Mellitus in an At-Risk Group of Overweight and Obese Women: A Randomized, Placebo-Controlled, Double-Blind Clinical Trial. Diabetes Care 2019; 42(6): 1009-17.

10) Factor PA, Corpuz H: The Efficacy and Safety of Myo-inositol Supplementation for the Prevention of Gestational Diabetes Mellitus in Overweight and Obese Pregnant Women: A Systematic Review and Meta-Analysis. J ASEAN Fed Endocr Soc 2023; 38(2): 102-12.

11) Li C, Shi H: Inositol supplementation for the prevention and treatment of gestational diabetes mellitus: a meta-analysis of randomized controlled trials. Arch Gynecol Obstet 2024; 309(5): 1959-69.

Q.86

妊婦にお勧めしたいサプリメントはありますか？

Answer

　妊婦向けの葉酸サプリメントをお勧めします。各種市販サプリメントは含有量・その他の成分は異なっており，どれがベストかわかっていません。不安なときは，使用前に医師に相談しましょう。

Point

- プレコンセプションからのバランスのよい食生活を提案。
- 神経管閉鎖障害予防には妊娠前から妊娠初期に葉酸サプリメント400μg/日が推奨。
- 妊娠中は非妊娠時と比べ，各種栄養素の必要摂取量が増加。
- 不足しがちな栄養素（葉酸・鉄・カルシウムなど）についてサプリメントで補給。
- ビタミンAは妊娠初期には催奇形性の危険性，サプリメントは過剰摂取の危険性に注意。

考え方・使い方

　妊娠は食生活を見直すよいきっかけであり，食育の最初の一歩となる。不妊治療開始など，妊娠を計画している女性を診療する場合には，厚生労働省のリーフレット[1]などを利用して，バランスのよい食生活により，母児の健康に必要なエネルギー・栄養素を摂取するように提案する。妊娠中は普段よりビタミン，カルシウム，鉄など複数の栄養素の推奨摂取量が多くなっていることも伝える（表1）。

表1 ビタミンと微量元素の妊娠中の摂取推奨量

	1日あたり摂取基準（推奨量）		1日平均摂取量 (n＝14)	1日平均摂取量 (n＝16)	米国推奨量
	妊娠初期	中期・後期			
ビタミンA（μgRAE）	650（18〜29歳） 700（30〜49歳）	730（18〜29歳） 780（30〜49歳）	338　⇩	473　⇩	770μg
ビタミンD（μg）	8.5（目安）		10.1　⇧	4.0　⇩	600IU
ビタミンE（mg）	6.5（目安）		6.8　⇧	7.6　⇧	15
ビタミンK（μg）	150（目安）		213　⇧	237　⇧	111
ビタミンB₁（mg）	1.3		0.73　⇩	0.9　⇩	1.4
ビタミンB₂（mg）	1.5		1.02　⇩	1.05　⇩	1.4
ナイアシン当量（mg）	11（18〜29歳） 12（30〜49歳）		30.1　⇧	27.6　⇧	18
ビタミンB₆（mg）	1.3		1.00　⇩	1.07　⇩	1.9
ビタミンB₁₂（μg）	2.8		6.8　⇧	4.9　⇧	4.54
葉酸（μg）	480		236　⇩	243　⇩	600
パントテン酸（mg）	5（目安）		5.2　⇧	5.49　⇧	6
ビタミンC*（mg）	110		70　⇩	83　⇩	85
鉄*（mg）	9	16	6.1　⇩	6.7　⇩	27
カルシウム*（mg）	650	650	500　⇩	456　⇩	1,000
DHA	目安　1.6g（n-3脂肪酸）		2.55g（n-3脂肪酸）　⇧	2.67g（n-3脂肪酸）　⇧	600mg
マグネシウム（mg）	310（18〜29歳） 330（30〜49歳）		210　⇩	205　⇩	350〜360
亜鉛（mg）	10		7.7　⇩	8.0　⇩	11

RAE：レチノール活性当量
赤字は，令和4年度，元年度の調査で推奨（目安）量を下回ったものを示す。
各種ビタミン・ミネラル・微量元素の不足による母児への悪影響の知見は蓄積しているが，サプリメント補充で母児の予後の改善を示した大規模なRCT研究は海外の研究が中心である。国によって結果が異なるものもあり，日本人の平均的な食生活で効果の高いサプリメント摂取による知見の確立が必要である。参考までに米国の摂取推奨量も示しているが，日本よりも多い。

ビタミンA

　脂溶性抗酸化物質で，特に妊娠後期は胎児への移行を考慮し付加量が設定されている。メタアナリシスで補充による貧血予防効果が示されている。一方，過量摂取は催奇形性があり特に妊娠初期は注意が必要である。

ビタミンD

　ビタミンD欠乏は，流早産，帝王切開，小児喘息，小児の自閉スペクトラム症などと関連する。補充により，メタアナリシスで小児喘息減少が示されている。

周産期

ビタミン B$_2$

ビタミン B$_2$ 欠乏は，低出生体重や四肢欠損や心奇形のリスクと関連する。鉄，葉酸といった他のサプリメントと同時に摂取すると貧血改善効果が増し，ビタミンAと同時摂取すると夜盲が減るというように，相乗効果がある。

葉酸

葉酸補充は神経管閉鎖障害（NTD）や大球性貧血を減らすことが証明されている。日本では食品の葉酸強化がないため，NTDリスク低減のために，妊娠前から妊娠初期には，吸収率の高いサプリメントによる補充（モノグルタミン酸型葉酸）が推奨される。その他，妊娠前からの補充は，早産，胎児発育不全，児の自閉症の減少と関連する。一方で，サプリメントの葉酸が体内で代謝されずに高濃度で維持されると，かえって自閉症や食物アレルギーのリスクを高めるので適量摂取が推奨される。

DHA

DHA補充は，早産や妊娠高血圧腎症リスクを減少させる。魚に多く含まれ，日本人の摂取量は欧米人より多く，表に示すように，推奨量を上回っている。

カルシウム

カルシウムは歯・骨の成長や血圧調節に重要で，欠乏は妊娠高血圧症候群リスクと関連し，メタアナリシスでサプリメントの予防効果が示され，ランダム化比較試験で補充による早産予防効果が示されている（p290「妊娠高血圧腎症」を参照）。

鉄・亜鉛

妊娠中期から後期に進むにつれて，鉄不足となりやすい。鉄補充は，貧血の予防効果についてはエビデンスレベルが高い。

亜鉛欠乏は，妊娠高血圧症候群，早産，児の喘息に関連する。早産はメタアナリシスで予防効果が示されている。

イノシトール

果物や豆類などに含まれるイノシトールは日本では摂取基準はない。NTD児の出産歴のある女性にミオイノシトール500〜1,000mgと葉酸5mgの摂取でNTD予防効果を示唆するランダム化比較試験がある。

以上の詳細は各論も参照されたい。

妊娠中のサプリと食事のバランスの考え方

妊娠2〜3カ月前から妊娠初期は，食生活に加え，葉酸400μg/日を含むサプリメント摂取が推奨される。市販マルチビタミンサプリには，その他のビタミン類・元素を推奨量かそれ以上を含むものが多い。ビタミン・元素類の補充に関して，低中所得国でのランダ

I 栄養素・サプリメント編

II 疾患編

301

ム化比較試験研究を含むメタアナリシスが主な根拠となっており，標準的な食生活を送る妊婦において同等の効果があるかは不明である。

一方で，表内で示したように，不足しがちな鉄，カルシウムなどを中心に，サプリメントで適切に補充することは有効かもしれない。ちなみにカルシウムは鉄と別々に摂取したほうが吸収が良いとされる。

また，妊娠中は過剰摂取や添加物にも注意が必要である。以上より，推奨量の栄養素をすべて含むサプリメントの使用ではなく，まずは食事からの摂取を心がけることが重要である。貧血を指摘された場合や自身の食生活を振り返って不足しがちな栄養素し絞ってサプリメントを利用するのが望ましいと考える。

Evidence

◆ ビタミンB6

作用機序：100以上の生体内酵素反応に影響し，妊娠中の欠乏は早産，吐気・嘔吐，児の口唇口蓋裂，神経発達異常のリスクの増加と関連する。

- **ランダム化比較試験**：効果あり。25mg/回，3回/日，3日間投与で吐気の重症度を軽減する可能性がある。(Sahakian V, et al：Obstet Gynecol 1991[6])
- **メタアナリシス**：不明。児の口唇口蓋裂，心血管奇形，神経発達，早産，妊娠高血圧腎症の予防効果については結論得られていない。(Salam RA, et al：Cochrane Database Syst Rev 2015[7])

◆ ビタミンC

作用機序：水溶性抗酸化物質で，妊娠中は発育やコラーゲン修復などにかかわり，貧血予防，児の呼吸機能改善に関与している可能性がある。

- **メタアナリシス**：効果あり。ビタミンC単独の補充（一般的に1,000mg/日投与）で早産期（RR = 0.66，95％CI：0.48〜0.91）および満期（RR = 0.55，95％CI：0.32〜0.94）の前期破水リスクを減少させた（Rumbold A, et al：Cochrane Database Syst Rev 2015[8]）。
- **メタアナリシス**：効果なし。妊娠高血圧腎症，胎児発育不全に関しては，効果は認められなかった（Rumbold A, et al：Cochrane Database Syst Rev 2008[9]）。

◆ マグネシウム

作用機序：妊娠中の欠乏は，妊娠高血圧症候群，早産，こむら返りのリスクと関連することが知られる。ただし，便秘症で酸化マグネシウムが処方されていることも多いので注意する。(Adams JB, et al：E Nutrients 2021[10])

- **メタアナリシス**：効果あり。おおよそ摂取推奨量（米国350〜360mg/日）の補充により早産リスクが低下した（RR = 0.58，95％CI：0.35〜0.96）（Zhang Y, et al：Nutr Rev 2021[11]）

> **実際にこんな感じで説明してみましょう**
>
> 葉酸不足の方が多いので，葉酸が400μg含まれるサプリメントがよいでしょう。その他の成分は食生活での摂取を中心に考え，献立をみて不足しがちな成分を上手にサプリメントで補充しましょう。

（小谷友美）

参考文献

1) 厚生労働省：妊産婦のための食事バランスガイド．https://sukoyaka21.cfa.go.jp/media/tools/s02_nin_lea001.pdf（最終閲覧日：2024年12月12日）
2) 厚生労働省：日本人の食事摂取基準（2020年版）「日本人の食事摂取基準」策定検討会報告書．2019．https://www.mhlw.go.jp/content/10904750/000586553.pdf（最終閲覧日：2024年12月12日）
3) 厚生労働省：令和4年国民健康・栄養調査結果の概要．https://www.mhlw.go.jp/content/10900000/001296359.pdf（最終閲覧日：2024年12月12日）
4) 厚生労働省：令和1年国民健康・栄養調査結果の概要．https://www.mhlw.go.jp/content/10900000/000687163.pdf（最終閲覧日：2024年12月12日）
5) Adams JB, Kirby JK, Sorensen JC, et al: Evidence based recommendations for an optimal prenatal supplement for women in the US: vitamins and related nutrients. Matern Health Neonatol Perinatol 2022; 8(1): 4.
6) Sahakian V, Rouse D, Sipes S, et al: Vitamin B6 is effective therapy for nausea and vomiting of pregnancy: a randomized, double blind placebo-controlled study. Obstet Gynecol 1991; 78(1): 33-6.
7) Salam RA, Zuberi NF, Bhutta ZA: Pyridoxine (vitamin B6) supplementation during pregnancy or labour for maternal and neonatal outcomes. Cochrane Database Syst Rev 2015; 2015(6): Cd000179.
8) Rumbold A, Ota E, Nagata C, et al: Vitamin C supplementation in pregnancy. Cochrane Database Syst Rev 2015; 2015(9): Cd004072.
9) Rumbold A, Duley L, Crowther CA, et al: Antioxidants for preventing pre-eclampsia. Cochrane Database Syst Rev 2008; 2008(1): Cd004227.
10) Adams JB, Sorenson JC, Pollard EL, et al: Evidence-Based Recommendations for an Optimal Prenatal Supplement for Women in the U.S., Part Two: Minerals. Nutrients 2021; 13(6): 1849.
11) Zhang Y, Xun P, Chen C, et al: Magnesium levels in relation to rates of preterm birth: A systematic review and meta-analysis of ecological, observational, and interventional studies. Nutr. Rev 2021; 79(2): 188-99.

Q.87

つわりの軽減に効果があるサプリメントはありますか?

Answer

あります。ただし，最も効果のあるものは，わが国では未承認です。

Point

- つわりに効果のあるサプリメントが存在する。
- より重症で体重の減少などを伴う妊娠悪阻には，サプリメントのレベルでは効果が不十分である。
- ビタミンB_6と抗ヒスタミン薬の合剤が世界的には悪阻に効果を示しているが，わが国では未承認である。

考え方・使い方

つわりは妊娠初期に起こる食欲不振や嘔吐であり，すべての妊婦の半数以上に発症する。この重症化したものが妊娠悪阻であり，体重減少や脱水症状を伴う。入院治療を必要とする場合もある。後者は深部静脈血栓症の合併もあり，輸液療法などの医学的な介入が望ましい。

ビタミンB_6（ピリドキシン）の効果はよく知られている。世界の妊婦に共通の悩みであり，多彩なサプリメントが発売されているが，症状に個人差が大きいため，効果についてもばらつきがある（アロマオイル系は症状を悪化させるリスクもある）。ただ，ショウガ（ジンジャー）の効果は比較的確立されており，つわりレベルならショウガはビタミンB_6単剤よりも優れているとのエビデンスも存在する。

一方，悪阻によるビタミン不足（特にウェルニッケ脳症を起こすビタミンB_1欠乏と胎児の形態異常につながる葉酸欠乏）について，特に葉酸はサプリメントで補充することが望ましいとの考え方もある。他項を参考のこと。ただし，葉酸がつわりに効くというエビデンスはない。

なお，サプリメントとして既に市販されているビタミンB_6に加え，わが国では未発売の抗ヒスタミン薬であるdoxylamineを組み合わせた薬剤（商品名Bonjesta）が世界的には中等度以上の妊娠悪阻に効果があるとされている。本邦未承認であり，日本産科婦人科学会が承認を要望している。承認されても処方薬として発売される可能性が高いが，サプリメントの延長として本項に記す（図1）。

周産期

図1 つわり・妊娠悪阻への対処

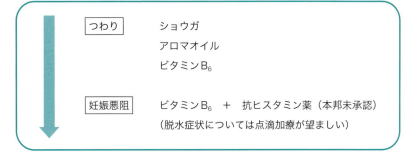

Evidence

◆ ショウガ

- ランダム化比較試験：1g/日で効果あり。（Fischer-Rasmussen W, et al：Eur J Obstet Gynecol Reprod Biol 1991[1]）（Vutyavanich T, et al：Obstet Gynecol 2001[2]）（Smith C, et al：Obstet Gynecol 2004[3]）

◆ アロマオイルなど

【ミントオイル】
- ランダム化比較試験：効果なし。（Pasha H, et al：Iran Red Crescent Med J 2012[4]）

【レモンオイル】
- ランダム化比較試験：綿花に2滴滴下して吸引し効果あり。（Kia PY, et al：Iran Red Crescent Med J 2014[5]）

【カモミール内服】
- ランダム化比較試験：抽出乾燥粉末1g/日×7日間で効果あり。（Modares M, et al：J Gorgan Univ Med Sci 2012[6]）

◆ ビタミンB_6

- ランダム化比較試験：ピリバキシン塩酸塩として30mg/日で効果あり。（Sahakian V, et al：Obstet Gynecol 1991[7]）（Vutyavanich T, et al：Am J Obstet Gynecol 1995[8]）

【ショウガとビタミンB_6の比較】
- ランダム化比較試験：効果　ショウガ＞ビタミンB_6。（Chittumma P, et al：J Med Assoc Thai 2007[9]）（Ensiyeh J, et al：Midwifery 2009[10]）

◆ 葉酸

- 単独では効果を示すエビデンスなし。

◆ ビタミンB₆ ＋ 抗ヒスタミン薬（doxylamine）

■ ランダム化比較試験：ピリバキシン塩酸塩10mg ＋ doxylamine succinate 10mg/日で効果あり。（Koren G, et al：Am J Obstet Gynecol 2010[11]）（Oliveira LG, et al：Obstet Gynecol 2014[12]）

 実際にこんな感じで説明してみましょう

つわりへの効果が科学的に証明されているサプリメントもあります。ただ，最も科学的に証明されているものは日本で発売されていません。また，つわりの症状や楽にできる方法，食べられるものには個人差が大きく，効果がないとされているものでも症状が改善される方はおられるでしょう。赤ちゃんへの影響が心配であれば持参して確認させてください。。

（成瀬勝彦）

| 参考文献 |

1) Fischer-Rasmussen W, Kjaer SK, Dahl C, et al: Ginger treatment of hyperemesis gravidarum. Eur J Obstet Gynecol Reprod Biol 1991; 38(1): 19-24.
2) Vutyavanich T, Kraisarin T, Ruangsri R: Ginger for nausea and vomiting in pregnancy: randomized, double-masked, placebo-controlled trial. Obstet Gynecol 2001; 97(4): 577-82.
3) Smith C, Crowther C, Willson K, et al: A randomized controlled trial of ginger to treat nausea and vomiting in pregnancy. Obstet Gynecol 2004; 103(4): 639-45.
4) Pasha H, Behmanesh F, Mohsenzadeh F, et al: Study of the effect of mint oil on nausea and vomiting during pregnancy. Iran Red Crescent Med J 2012; 14(11): 727-30.
5) Kia PY, Safajou F, Shahnazi M, et al: The effect of lemon inhalation aromatherapy on nausea and vomiting of pregnancy: a double-blinded, randomized, controlled clinical trial. Iran Red Crescent Med J 2014; 16(3): e14360.
6) Modares M, Besharat S, Rahimi Kian F, et al: Effect of Ginger and Chamomile capsules on nausea and vomiting in pregnancy. J Gorgan Univ Med Sci 2012; 14(1): 46-51.
7) Sahakian V, Rouse D, Sipes S, et al: Vitamin B6 is effective therapy for nausea and vomiting of pregnancy: a randomized, double-blind placebo-controlled study. Obstet Gynecol 1991; 78(1): 33-6.
8) Vutyavanich T, Wongtra-ngan S, Ruangsri R: Pyridoxine for nausea and vomiting of pregnancy: a randomized, double-blind, placebo-controlled trial. Am J Obstet Gynecol 1995; 173 (3 Pt 1):881-4.
9) Chittumma P, Kaewkiattikun K, Wiriyasiriwach B: Comparison of the effectiveness of ginger and vitamin B6 for treatment of nausea and vomiting in early pregnancy: a randomized double-blind controlled trial. J Med Assoc Thai 2007; 90(1): 15-20.
10) Ensiyeh J, Sakineh MC: Comparing ginger and vitamin B6 for the treatment of nausea and vomiting in pregnancy: a randomised controlled trial. Midwifery 2009; 25(6): 649-53.
11) Koren G, Clark S, Hankins GDV, et al: Effectiveness of delayed-release doxylamine and pyridoxine for nausea and vomiting of pregnancy: a randomized placebo controlled trial. Am J Obstet Gynecol 2010; 203(6): 571. e1-7.
12) Oliveira LG, Capp SM, You WB, et al: Ondansetron compared with doxylamine and pyridoxine for treatment of nausea in pregnancy: a randomized controlled trial. Obstet Gynecol 2014; 124(4): 735-42.

Q.88

地中海食（Mediterranean diet）が妊娠中に良いのだとテレビでみましたが，理由を教えてください

Answer

地中海食は，イタリア，スペイン，ギリシアなど地中海沿岸諸国の食事で，豆やナッツ類を多く含み，野菜が豊富，そして魚介類中心の料理です。地中海食を妊娠中に積極的に食べると，妊娠糖尿病や妊娠高血圧症候群の発症リスクを減らせるという報告があります。

Point

● 地中海食は，全粒穀物，豆，ナッツ類が豊富で野菜が多く，肉より魚貝類中心の料理。
● 妊娠中の地中海食の摂取により，妊娠糖尿病，妊娠高血圧症候群の発症リスクを減らせる可能性がある。

地中海食（Mediterranean diet）はイタリア，スペイン，ギリシアなど地中海沿岸諸国で食され，全粒穀物，豆，ナッツ類が豊富で，野菜を多く含む料理である。蛋白源として，チーズとヨーグルトが多く食され，また魚もよく摂取されるが肉は控えめである。脂質は主にオリーブオイルで摂取される。オリーブオイルや魚貝類には，多価不飽和脂肪酸が豊富に含まれる。つまり，地中海食は植物性蛋白質，食物繊維，不飽和脂肪酸と飽和脂肪酸の程よいバランスの脂質を含む食事スタイルである。これらの国々では，他の西欧諸国に比べて虚血性心疾患や糖尿病が少ないことが知られている。

妊娠中に地中海食を積極的に食することで，妊娠高血圧症候群，妊娠糖尿病の発症率を減らすことが報告されている。また地中海食が胎児発育不全を減らすこと，出生後の児の喘息・アトピー性皮膚炎などのアレルギー性疾患の発症を減らすこと，さらに出生後の発達障害（自閉症）の発症を減らすなど，児の神経発達にも影響を及ぼすという研究もある。そして地中海食は母体の腸内細菌の多様性を増加させ，短鎖脂肪酸を産生する腸内細菌を増やすという報告もある[1]。

食事は人間が生命活動を行う根幹になるものであり，個々人の嗜好や生活する土地の文化に大きく影響される。また摂取する食物の種類や量もばらばらであり，ある食文化（たとえばこのような地中海食）が人間の健康に与える影響を単純に評価することは難しい。しかし肉食を減らし，魚や野菜を中心とした食事が母体や胎児の健康に良いことは間違いないと思われる。

Evidence

◆ 妊娠糖尿病

- **ランダム化比較試験**：効果あり（英国）。妊娠18週から地中海食の摂取を開始すると，妊娠中の体重増加を対照群に比べて平均1.25kg減少させ，妊娠糖尿病の発症率を35％減少させた。（PLoS medicine 2019[2]）

- **ランダム化比較試験**：効果あり（スペイン）。妊娠8〜12週より地中海食にエクストラバージンオリーブオイルとピスタチオを提供すると，妊娠糖尿病の発症率を対照群の23％に対し，地中海食群は17％と減少させた。（Assaf-Balut C, et al：PLoS One 2017[3]）

- **コホート研究**：効果あり（米国）。地中海食摂取が多い群は，対照群に比べて妊娠糖尿病発症を減少（オッズ比：0.63）。（Makarem N, et al：JAMA Netw Open 2022[4]）

- **コホート研究**：効果あり（ギリシア）。妊娠前からの地中海食摂取が多い群は，対照群に比べて妊娠糖尿病の発症を減少（オッズ比：0.57）。（Tranidou A, et al：Nutrients 2023[5]）

- **コホート研究**：効果あり（イラン）。妊娠初期から地中海食が多い群は，対照群に比べて妊娠糖尿病の発症を減少（オッズ比：0.59）。（Mohtashaminia F, et al：BMC Pregnancy Childbirth 2023[6]）

◆ 妊娠高血圧

- **ランダム化比較試験**：効果なし（英国）。妊娠18週からの地中海食摂取は妊娠高血圧の発症予防に効果なし。ただし本研究では参加者の70％が経産婦であり，初産婦に多い妊娠高血圧を正確に評価できなかった可能性あり（PLoS medicine 2019[2]）

- **コホート研究**：効果あり（オーストラリア）。地中海食の摂取が多い群は，対照群に比べて妊娠高血圧の発症が42％減少した（Schoenaker DA, et al：Am J Clin Nutr 2015[7]）

- **コホート研究**：効果あり（ノルウエー）。地中海食摂取が多い群は，対照群に比べて初産婦のみ，妊娠高血圧の発症を減少させた（オッズ比：0.72）（Brantsaeter AL, et al：J nutr 2009[8]）

- **コホート研究**：効果あり（米国）。地中海食摂取が多い群は，対照群に比べて妊娠高血圧発症を減少させた（オッズ比：0.78）。（Minhas AS, et al：J Am Heart Assoc 2022[9]）

- **コホート研究**：効果あり（デンマーク）。地中海食摂取が多い群は，対照群に比べて妊娠高血圧の発症が減少した（オッズ比：0.79）。（Ikem E, et al：BJOG 2019[10]）

- **コホート研究**：効果あり（米国）。地中海食摂取が多い群は，対照群に比べて妊娠高血圧の発症が減少した（オッズ比：0.72）。（Makarem N, et al：JAMA

Netw Open 2022[4]）

◆ 胎児発育不全

- **ランダム化比較試験**：効果あり（スペイン）。妊娠19〜23週より地中海食摂取に加えてエクストラバージンオリーブオイルとウオールナッツを提供した群では，small for gestational age（SGA）児が14%だった。（Crovetto F, et al：JAMA 2021[11]）

- **ランダム化比較試験**：効果あり（スペイン）。妊娠8〜12週より地中海食にエクストラバージンオリーブオイルとピスタチオを提供すると，SGAは対照群の5.7%から地中海食群は1.2%に，またlarge for gestational age児は対照群の4.1%から地中海食群は0.9%に減少した。（Assaf-Balut C, et al：PLoS One 2017[3]）

- **ランダム化比較試験**：効果なし（英国）。妊娠18週からの地中海食開始はSGA児を減少させない。（PLoS medicine 2019[2]）

- **コホート研究**：効果あり（スペインとギリシア）。地中海食摂取が多い群は，対照群に比べて胎児発育不全が減少する（相対危険度：0.5）（Chatzi L, et al：Br J Nutr 2012[12]）

- **コホート研究**：効果あり（スペイン）。地中海食摂取が多い群は，対照群に比べて胎児発育不全が減少する（オッズ比：0.24）。妊娠初期の食事の質が，児の出生体重や胎児発育不全のリスクに関係する。（Rodriguez-Bernal CL, et al：Am J Clin Nutr 2010[13]）

◆ 出生後の神経発達

- **ランダム化比較試験**：効果あり（スペイン）。妊娠19〜23週の胎児発育不全の妊婦を対象として，地中海食にエクストラバージンオリーブオイルとウオールナッツを提供した群では，対照群に比べて，2歳児の認知機能（β値，5.02），社会性・情動コントロール（β値，5.15）が向上した。（Crovetto F, et al：JAMA Netw Open 2023[14]）

- **コホート研究**：効果あり（米国）。地中海食摂取が多い群は，対照群に比べて児の神経発達障害発症がわずかに減少する（オッズ比：0.9）。（Che X, et al：Precis Nutr 2023[15]）

- **コホート研究**：効果あり（中国）。地中海食摂取が多い群は，対照群に比べ，出生児の1歳時のコミュニケーション領域の発達が遅れる（相対危険度：0.34）。（Dai FC, et al：Front Nutr 2022[16]）

◆ 生後のアレルギー性疾患

- **文献検索（Literature review）**：効果あり。スペインとギリシア：地中海食は出生児の5歳時の喘息（オッズ比：0.22），アトピー性喘鳴（オッズ比：0.30）とアトピー性皮膚炎（オッズ比：0.55）の発症を減少させた。（Chatzi L, et al：

Public Health Nutr 2009[17])
- **コホート研究**：効果ありとなし（日本）。地中海食摂取群は，対照群に比べて4歳時の喘息発症率が減少したが（オッズ比：0.896），食物アレルギー，アトピー性皮膚炎，アレルギー性結膜炎，アレルギー性鼻炎の発症は変わらなかった。(Nakano K, et al：Nutrients 2023[18])
- **コホート研究**：効果なし（英国）。地中海食は，出生児の7〜9歳時の喘息，蕁麻疹，アトピー性皮膚炎を減少させない。

◆ 早産

- **ランダム化比較試験**：効果あり（スペイン）。妊娠8〜12週より地中海食にエクストラバージンオリーブオイルとピスタチオを加えると，早産の発症率は対照群の3.8％に比べ，地中海食群では1.2％と減少。(Assaf-Balut C, et al：PLoS One 2017[3])
- **コホート研究**：効果あり（オランダ）。地中海食は早産を減少（オッズ比：0.61）。(Mikkelsen TB, et al：Acta Obstet Gynecol Scand 2008[20])
- **コホート研究**：効果なし（ノルウエー）。地中海食は早産を減少させない。(Haugen M, et al：Acta Obstet Gynecol Scand 2008[21])

◆ その他

- **ランダム化比較試験**：効果あり（スペイン）。妊娠19〜23週の胎児発育不全の妊婦を対象として，地中海食にエクストラバージンオリーブオイルとウォールナッツを提供した群では，対照群に比べて妊娠中の母体の精神的ストレスと不安を軽減し，睡眠の質を改善した。(Casas I, et al：Nutrients 2023[22])
- **ランダム化比較試験**：効果あり（スペイン）。地中海食摂取が多い群は，対照群に比べて4歳児のoverweight/肥満を減少。(Diaz-Lopez A, et al：Nutrients 2024[23])

 実際にこんな感じで説明してみましょう

　妊娠中の食生活は，赤ちゃんの発育だけではなく，お母さんが正常な妊娠経過をたどるためにも重要です。地中海食というのは，地中海沿岸諸国の食事で，豆やナッツ類を多く含んで野菜が豊富，そして魚貝類中心の料理であり，妊娠中のお母さんや生まれてくる赤ちゃんに良い影響があることが報告されています。日常の食生活でも，糖質（清涼飲料水など），脂質（脂っこいもの）の過度の摂取は控えて，豆類，野菜，魚介類などを積極的に摂るようにしてみましょう。

（最上晴太）

周産期

| 参考文献 |

1) Miller CB, Benny P, Riel J, et al: Adherence to Mediterranean diet impacts gastrointestinal microbial diversity throughout pregnancy. BMC Pregnancy Childbirth 2021; 21(1): 558.

2) Wattar BHA, Dodds J, Placzek A, et al: Mediterranean-style diet in pregnant women with metabolic risk factors（ESTEEM）: A pragmatic multicentre randomised trial. PLoS medicine 2019; 16(7): e1002857.

3) Assaf-Balut C, Garcia de la Torre N, Duran A, et al: A Mediterranean diet with additional extra virgin olive oil and pistachios reduces the incidence of gestational diabetes mellitus（GDM）: A randomized controlled trial: The St. Carlos GDM prevention study. PLoS One 2017; 12(10): e0185873.

4) Makarem N, Chau K, Miller EC, et al: Association of a Mediterranean Diet Pattern With Adverse Pregnancy Outcomes Among US Women. JAMA Netw Open 2022; 5(12): e2248165.

5) Tranidou A, Dagklis T, Magriplis E, et al: Pre-Pregnancy Adherence to Mediterranean Diet and Risk of Gestational Diabetes Mellitus: A Prospective Cohort Study in Greece. Nutrients 2023; 15(4): 848.

6) Mohtashaminia F, Hosseini F, Jayedi A, et al: Adherence to the Mediterranean diet and risk of gestational diabetes: a prospective cohort study. BMC Pregnancy Childbirth 2023; 23(1): 647.

7) Schoenaker DA, Soedamah-Muthu SS, Callaway LK, et al: Prepregnancy dietary patterns and risk of developing hypertensive disorders of pregnancy: results from the Australian Longitudinal Study on Women's Health. Am J Clin Nutr 2015; 102(1): 94-101.

8) Brantsaeter AL, Haugen M, Samuelsen SO, et al: A dietary pattern characterized by high intake of vegetables, fruits, and vegetable oils is associated with reduced risk of preeclampsia in nulliparous pregnant Norwegian women. J nutr 2009; 139(6): 1162-8.

9) Minhas AS, Hong X, Wang G, et al: Mediterranean-Style Diet and Risk of Preeclampsia by Race in the Boston Birth Cohort. J Am Heart Assoc 2022; 11(9): e022589.

10) Ikem E, Halldorsson TI, Birgisdottir BE, et al: Dietary patterns and the risk of pregnancy-associated hypertension in the Danish National Birth Cohort: a prospective longitudinal study. BJOG: an international journal of obstetrics and gynaecology. BJOG 2019; 126(5): 663-73.

11) Crovetto F, Crispi F, Casas R, et al: Effects of Mediterranean Diet or Mindfulness-Based Stress Reduction on Prevention of Small-for-Gestational Age Birth Weights in Newborns Born to At-Risk Pregnant Individuals: The IMPACT BCN Randomized Clinical Trial. JAMA 2021; 326(21): 2150-60.

12) Chatzi L, Mendez M, Garcia R, et al: Mediterranean diet adherence during pregnancy and fetal growth: INMA (Spain) and RHEA (Greece) mother-child cohort studies. Br J Nutr 2012; 107(1): 135-45.

13) Rodriguez-Bernal CL, Rebagliato M, Iniguez C, et al: Diet quality in early pregnancy and its effects on fetal growth outcomes: the Infancia y Medio Ambiente（Childhood and Environment）Mother and Child Cohort Study in Spain. Am J Clin Nutr 2010; 91(6): 1659-66.

14) Che X, Gross SM, Wang G, et al: Impact of consuming a Mediterranean-style diet during pregnancy on neurodevelopmental disabilities in offspring: results from the Boston Birth Cohort. Precis Nutr 2023; 2(3): e00047.

15) Crovetto F, Nakaki A, Arranz A, et al: Effect of a Mediterranean Diet or Mindfulness-Based Stress Reduction During Pregnancy on Child Neurodevelopment: A Prespecified Analysis of the IMPACT BCN Randomized Clinical Trial. JAMA Netw Open 2023; 6(8): e2330255.

16) Dai FC, Wang P, Li Q, et al: Mediterranean diet during pregnancy and infant neurodevelopment: A prospective birth cohort study. Front Nutr 2022; 9: 1078481.

17) Chatzi L, Kogevinas M: Prenatal and childhood Mediterranean diet and the development of asthma and allergies in children. Public Health Nutr 2009; 12(9A): 1629-34.

18) Nakano K, Kuraoka S, Oda M, et al: Relationship between the Mediterranean Diet Score in Pregnancy and the Incidence of Asthma at 4 Years of Age: The Japan Environment and Children's Study. Nutrients 2023; 15(7): 1772.

19) Bedard A, Northstone K, Henderson AJ, et al: Mediterranean diet during pregnancy and childhood respiratory and atopic outcomes: birth cohort study. Eur Respir J 2020; 55(3): 1901215.

20) Mikkelsen TB, Osterdal ML, Knudsen VK, et al: Association between a Mediterranean-type diet and risk of preterm birth among Danish women: a prospective cohort study. Acta Obstet Gynecol Scand 2008; 87(3): 325-30.

21) Haugen M, Meltzer HM, Brantsaeter AL, et al: Mediterranean-type diet and risk of preterm birth among women in the Norwegian Mother and Child Cohort Study (MoBa) : a prospective cohort study. Acta Obstet Gynecol Scand 2008; 87(3): 319-24.

22) Casas I, Nakaki A, Pascal R, et al: Effects of a Mediterranean Diet Intervention on Maternal Stress, Well-Being, and Sleep Quality throughout Gestation-The IMPACT-BCN Trial. Nutrients 2023; 15(10): 2362.

23) Diaz-Lopez A, Rodriguez Espelt L, Abajo S, et al: Close Adherence to a Mediterranean Diet during Pregnancy Decreases Childhood Overweight/Obesity: A Prospective Study. Nutrients 2024; 16(4): 532.

Q.89

エコチル調査からわかってきた，栄養からみたプレコンセプションケアについて教えてください。

Answer

　国内における最大の出生コホート調査であるエコチル調査により，プレコンセプション期に抗炎症食をより多く摂取している妊婦の周産期予後が改善されうることが明らかとなりました。食事にフォーカスをおいたプレコンセプションケアは日常生活に強く結びつく行動変容につながるため，reasonableな介入因子と思われます。一方プレコンセプションケアは分娩歴や体格など，患者背景に影響を受けるため，個別化されたプレコンセプションケアが今後重要になってくると思われます。

Point

- DOHaD仮説は，妊娠中の母体の栄養や環境が胎児の長期的な健康に影響を与えるとする理論であり，プレコンセプションケアが重要視されている。
- 日本では「エコチル調査」という大規模な出生コホート研究が行われ，周産期医学における長期予後の解析に重要な役割を果たしている。ランダム化比較試験が難しい分野ではコホート調査が有用である。
- 食事による炎症促進・抑制が周産期予後に影響を与える可能性があり，食事炎症指標（DII）を用いてプレコンセプション期の食事と妊娠・出産の結果の関連がエコチル調査により研究されている。
- プレコンセプションケアとDOHaDの関連として，プレコンセプション期の炎症誘発食が3歳児の神経発達遅延リスクを増加させ，炎症抑制食がそのリスクを減少させることが示された。また，性差も認められた。
- 食事によるプレコンセプションケアは修正可能で重要な要因であるが，地域や個人の背景を考慮した個別化ケアが必要である。

▶ 考え方

　　成人疾病胎児起源仮説（DOHaD）は，子どもの成長過程で影響を受けた環境要因が，将来の健康状態に影響を与えるという理論である。この仮説に基づくと，プレコンセプショ

I 栄養素・サプリメント編

II 疾患編

313

ン期の栄養状態が胎児の発育に影響を及ぼし，長期的な健康に影響を与える可能性がある。

ランダム化比較試験（RCT）は医学研究において最も信頼性が高いとされる研究デザインだが，食事，プレコンセプションケア，世代を超えた長期予後解析の研究では，介入を伴うRCTが困難であるため，コホート調査が適している。近年はビッグデータの活用が注目され，周産期領域にもビックデータを用いたコホート研究の重要性が高まっている。

食事は多様で複雑であり，異なる食品群や栄養素，調理法など多くの要因をすべて考慮して研究するのは困難である。日常の食生活における抗炎症食と炎症誘発食のバランスが崩れることで慢性炎症が引き起こされる。WHOの報告によると非感染性疾患（NCD）が全世界の死亡原因の約70％を占め，これらは慢性炎症と関係している。筆者らは，食事による包括的炎症指標であるDII（Dietary inflammatory index）を使い，30種類の栄養素を基に食事の炎症性を評価し（図1），周産期予後との関連を調査した。

コホート調査における解析では対象集団を明確にする必要がある。今回プレコンセプション期のDIIの周産期予後は，分娩歴，妊娠前BMI，分娩方法，子宮内膜症の有無，出生児性別により異なる。今後は母児長期予後改善を目指した個別化されたプレコンセプションケアが重要となる。

図1 食事摂取質問票より10万妊婦のDIIを計算した

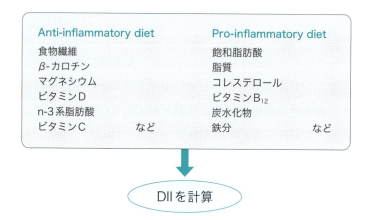

Evidence

【エコチル調査からわかったこと】

◆ 妊娠前（プレコンセプション）の炎症誘導食摂取（DII高値）は

- 妊娠初期の白血球上昇に関連[1]
- 34週未満の早産リスク上昇[1]
- 2,500g未満の低出生体重児のリスク上昇[1]
  (Ishibashi M, et al：Matern Child Nutr 2020[1])
- 初産婦に経腟分娩においてpH＜7.10のリスク上昇（Kyozuka H, et al：Nutrients 2020[2])
- 経産婦において妊娠34週未満の早発妊娠高血圧症候群のリスク上昇（Kyozuka

H, et al：Pregnancy Hypertens 2022[3]）
- 妊娠前BMI23.0 to ＜25.0の女性：妊娠24週前診断の早発妊娠糖尿病のリスク上昇（Kyozuka H, et al：Nutrients 2022[4]）
- 3歳児神経発達
    DIIが高い栄養（炎症誘導食）：神経発達遅延のリスク上昇
    DIIが低い栄養（抗炎症食）：神経発達遅延リスク減少
        ただし影響を受ける神経発達項目には男児女児による差を認めた。
        （Kyozuka H, et al：Nutrition 2022[5]）

◆ **子宮内膜症妊婦とプレコンセプション期の抗炎症食摂取（DII低値）は**

- 34週未満の早産のリスク減少
- 1,500g未満の低出生体重児のリスク減少（Kyozuka H, et, al：Nutrition 2021[6]）

◆ **DIIと体重について**

- 妊娠前のDIIが高いと妊娠時極端なObesityかやせ状態となる。（Kyozuka H, et al：Nutrients 2022[4]）

 実際にこんな感じで説明してみましょう

周産期予後や子どもの予後をよくするために，日常的に抗炎症食を多く摂取することを心がけましょう。

（経塚　標）

参考文献

1) Ishibashi M, Kyozuka H, Yamaguchi A, et al: Effect of proinflammatory diet before pregnancy on gestational age and birthweight: The Japan Environment and Children's Study. Matern Child Nutr 2020; 16(2): e12899.
2) Kyozuka H, Murata T, Fukuda T, et al: Dietary Inflammatory Index during Pregnancy and the Risk of Intrapartum Fetal Asphyxia: The Japan Environment and Children's Study. Nutrients 2020; 12(11): 3482.
3) Kyozuka H, Murata T, Fukuda T, et al: Preconception dietary inflammatory index and hypertension disorders of pregnancy: The Japan environment and children's study. Pregnancy Hypertens 2022; 28: 114-20.
4) Kyozuka H, Murata T, Isogami H, et al: Preconception Dietary Inflammatory Index and Risk of Gestational Diabetes Mellitus Based on Maternal Body Mass Index: Findings from a Japanese Birth Cohort Study. Nutrients 2022; 14(19): 4100.
5) Kyozuka H, Murata T, Fukuda T, et al: Association between preconception dietary inflammatory index and neurodevelopment of offspring at 3 years of age: The Japan Environment and Children's Study. Nutrition 2022; 102: 111708.
6) Kyozuka H, Nishigori H, Murata T, et, al: Prepregnancy antiinflammatory diet in pregnant women with endometriosis: The Japan Environment and Children's Study. Nutrition 2021; 85: 111129.

Q.90

友人の子供が生まれつきの病気があったみたいで，葉酸を飲んでいなかったことを後悔していましたが，これから妊娠を考えている私にできることはありますか？

Answer

　はい，あります。赤ちゃんを授かることを考え始めたら早い時期から葉酸を含む食品を意識して摂取してください。また食事からの葉酸摂取だけでは足りないので，葉酸を含むサプリメントを服用してください。

Point

- 葉酸をたくさん含む食事を意識して摂取すること。
- 葉酸サプリメントを使うこと。
- 妊娠を検討しているならばすぐに始めること。
- しかし，葉酸だけがすべての原因ではないことは知っておくべき。

▶ 考え方・使い方

脊髄髄膜瘤とは

　おそらくご友人のお子さんは出生後からみられる脊髄髄膜瘤という脊髄の病気があったと考えられる。この脊髄髄膜瘤は胎生3〜4週に生じる神経管閉鎖という脳・脊髄などの神経系の形成が何らかのことが原因でうまく閉鎖ができなかったため生じる病気であり，症状としては下肢の麻痺，膀胱直腸（排泄機能）障害などがみられ，髄膜瘤ができた場所によって例えば車椅子での生活になる，装具をつければ杖歩行ができる，装具があれば自力で歩けるなど下肢の症状が決まる。膀胱直腸の機能の中枢は脊髄の下端に存在するといわれるため，ほぼ全員の患児で膀胱直腸障害が生じる。

　手術は，生まれてすぐ48時間以内に小児脳神経外科医が行い体外に飛び出してしまっている神経組織を本来あるべきところに戻し，感染予防の目的で外の世界と交通を遮断することが目的となる。残念ながら生まれてすぐ大きな手術を受けても機能改善は望めないのが現状である。

　海外では2000年代から脊髄髄膜瘤に対する胎児手術が行われており，この手術は患児の運動機能が改善し，高い頻度で併発する水頭症の発生が減る反面，早産のリスクや母体へのリスクもあるということがわかっており，現在ではいかに母体への侵襲を減らすかということが議論されている。わが国でも手術の安全性の確認が行われており，数年先には

この手術がわが国でも行われることが期待される。

脊髄髄膜瘤予防としての葉酸摂取

　もう1つ脊髄髄膜瘤には特徴があり，葉酸摂取によって脊髄髄膜瘤の発生率を下げることができるということである。第二次対戦中にオランダで脊髄髄膜瘤を含む神経管閉鎖不全症が増加し，その原因として母体の栄養が関与しているのではないかという仮説の元に英国を中心に調査をしたところ葉酸をしっかり摂取していた群で脊髄髄膜瘤の発生率が下がったというデータが得られた[1]。

　この論文を元に世界各国で穀類や乳製品に葉酸が添加される施策が進み，その効果が示されている。例えばコスタリカでは食物に葉酸添加を行った後，脊髄髄膜瘤の発生頻度が下がっただけではなく，髄膜瘤の部位において胸椎レベルが減少し，腰椎レベルが増加した。これは装具を使用すれば歩ける患児が増えたことを示している[2]。

　また米国でも葉酸添加前後では10,000出生中4.07例から3.15例に減少がみられ，発生部位も頚胸椎を含む上位レベルの発生は24.6％から8.8％まで低下していた。葉酸は脊髄髄膜瘤の発生頻度を減少するだけではなく，葉酸添加政策は重症度の高い脊髄髄膜瘤の患児を減らす効果があったことを示している[3]。

　わが国に目を向けると，厚生労働省から2000年に「神経管閉鎖障害の発症リスク低減のための妊娠可能な年齢の女性等に対する葉酸摂取に係わる適切な情報提供の推進について」という提言が出されているが，十分に浸透しているとは言い切れない[4]。

プレコンセプション期での葉酸摂取の重要性

　また難しいのは，神経系は前述した通り胎生3～4週で形成されるため，葉酸が必要な時期は妊娠に気づく前であり，妊娠に気付いた時期から摂取してもあまり効果がないといわれている。そのため妊娠を意識している若い女性は葉酸を自身で摂取するように心がける必要がある。

　葉酸を豊富に含む食物には緑黄色野菜をはじめ，肉類，卵黄，牛乳，豆乳などがあるが残念ながらこの食材の多くはポリグルタミン酸型葉酸を含み50％は代謝されて体内で利用されないと言われている。また日本人は葉酸を上手に代謝できない遺伝子型をもつ場合が多いという点も強調すべきである。一方葉酸サプリメントは主にモノグルタミン酸型葉酸が含まれておりその活性は2倍あると言われており85％は体内で利用される。つまり食事から十分な葉酸を摂取するには大量の食材は必要であり，さらに摂取した葉酸がなかなか利用できない体質である可能性がある日本人女性は妊娠を意識する早い時期から葉酸のサプリメントを利用することが重要である。

　もう少し詳細な話をすると脊髄髄膜瘤の責任遺伝子の検索は各国の研究者が行なっているが，責任遺伝子の候補はまだ200以上あるといわれている。葉酸の代謝経路に関与していない遺伝子も多く存在し葉酸摂取が足りなかったことが脊髄髄膜瘤発症の原因すべてではないことがいえる[5]。母体糖尿病，抗てんかん薬，ビタミンA過剰摂取などが脊髄髄膜瘤発祥の危険因子であることもわかっているため，妊娠を意識し始めた時期に薬の見直しなど適切な対応が必要となる。

> **Evidence**
>
> - **ランダム化比較試験**：神経管閉鎖不全症を出産したことのある1,817人を対象に7カ国33施設にてランダム化二重盲検試験（randomize double-blind prevention trial）が施行され，葉酸の摂取による予防効果は72％（相対リスク0.28，95％CI：0.12〜0.71）であった．妊娠を意識する時期からの葉酸の摂取によって脊髄髄膜瘤の発生頻度は下がる．(Prevention of neural tube defects：Lancet 1991[1])
> - 葉酸を穀類などの食品に添加する政策は脊髄髄膜瘤の発生頻度を下げるだけでなく，発症したとしても重症度の高い患児の頻度を下げる．(Caceres A, et al：Childs Nerv Syst 2023[2], Mai CT, et al：J Pediatr 2022[3])
> - ただし，葉酸摂取不足がすべての原因ではなく，その他多くの責任遺伝子が候補として上がっている．(Shimoji K, et al：Childs Nerv Syst 2013[5])

 実際にこんな感じで説明してみましょう

赤ちゃんを迎えることを考えたら，緑黄色野菜を中心に葉酸を含む食品をたくさんとることと，葉酸サプリメントの使用も検討してください．

（下地一彰）

| 参考文献 |

1) Prevention of neural tube defects: results of the Medical Research Council Vitamin Study. MRC Vitamin Study Research Group. Lancet 1991; 338(8760): 131-7.
2) Caceres A, Jimenez-Chaverri AL, Alpizar-Quiros PA et al: Pre and postnatal care characteristics and management features of children born with myelomeningocele in the post-folate fortification era of staple foods in Costa Rica (2004-2022). Childs Nerv Syst 2023; 39: 1755-64.
3) Mai CT, Evans J, Alverson CJ et al: Changes in Spina Bifida Lesion Level after Folic Acid Fortification in the US. J Pediatr 2022; 249: 59-66.
4) 厚生労働省：神経管閉鎖障害の発症リスク低減のための妊娠可能な年齢の女性等に対する葉酸の摂取に係る適切な情報提供の推進について. 2000. https://www.mhlw.go.jp/houdou/2006/02/dl/h0201-3a3-03c.pdf（最終閲覧2024年12月12日）
5) Shimoji K, Kimura T, Kondo A, et al: Genetic studies of myelomeningocele. Childs Nerv Syst 2013; 29: 1417-25.

索　引

あ

亜鉛 ···················· 158, 167, 224, 276, 282, 301
　—欠乏症 ·····································159
　—不足 ·······································158
アスタキサンチン ············ 133, 136, 220, 276, 282
亜麻仁油 ···276
アルギニン ···149
アルファカルシドール ·····························207
アンチエイジング ··········· 20, 108, 112, 192, 211, 217
イソトレチノイン ···································37
イソフラボン ································ 239, 267
イソフラボン・アグリコン ·························189
一炭素代謝 ···42
イノシトール ···························· 129, 295, 301
インスリン抵抗性 ········· 110, 129, 224, 225, 247, 248
うつ病 ······································ 180, 181
栄養素 ···17
エクオール ······························· 175, 177, 261
エコチル調査 ······································313
エストロゲン ······································260
エルデカルシトール ·······························207
炎症 ··172
オステオカルシン ·································201
悪阻 ··304
オメガ3脂肪酸 ······························· 172, 286
オルガズム相 ······································278

か

活性酸素（ROS） ······················· 114, 137
カルシウム ·············· 183, 201, 264, 273, 287, 301
カルニチン ··197
機能性表示食品 ····································18
クエン酸第一鉄 ····································215
クエン酸第二鉄水和物 ·····························215
血管内皮細胞障害 ···································76
月経前症候群（PMS） ···················· 182, 272

月経前不快気分障害（PMDD） ·················272
血清亜鉛濃度 ······································159
血栓 ··76
ゲニステイン ······································189
ケラチノサイト ····································211
抗炎症作用 ······························· 117, 211, 220
高血圧 ···31
抗酸化栄養素 ······································264
抗酸化作用 ····················· 117, 180, 188, 220
抗酸化物質 ·································· 138, 141
抗酸化療法 ··275
甲状腺 ··229
更年期 ··177
高濃度ビタミンC ·································197
抗ヒスタミン薬 ····································304
興奮相 ··278
高ホモシステイン血症 ·····························228
抗ミュラー管ホルモン ························ 86, 89
抗リン脂質抗体 ····································229
抗老化作用 ··117
コエンザイムQ10 ········110, 112, 114, 224, 241, 245,
　　　　　　　　　　　　　　　　　　248, 276, 282
国際産婦人科連合 ···································23
ココア ··170
骨粗鬆症 ···················· 177, 180, 181, 217, 263
骨代謝 ······································ 201, 267
骨密度 ······································ 217, 267
骨リモデリング ····································201
コラーゲン ··197
コレカルシフェロール ·····························207

さ

サーチュイン遺伝子 ···························· 112, 117
細菌叢 ··123
サフラン ··273
サプリメント ····················· 14, 17, 188, 241, 244
酸化還元電位（ORP） ····························276

319

酸化ストレス　80, 110, 114, 133, 136, 141, 220, 276, 282

紫外線 ·································· 82

子宮筋腫 ·································· 117

子宮内膜厚 ·································· 238

子宮内膜症 ·································· 117, 256

子宮内膜脱落膜化 ·················· 21, 37, 120

死産 ·································· 37, 230

自閉スペクトラム症 ·················· 53, 68

射精障害（EjD） ·································· 278

常位胎盤早期剥離 ·································· 76

ショウガ ·································· 305

食物繊維 ·································· 250

神経管閉鎖障害 ·················· 47 ,49, 52, 68, 228

心血管系疾患 ·································· 267

シンバイオティクス ·································· 126

睡眠 ·································· 216

生活習慣病 ·································· 26

性機能 ·································· 217

性交痛 ·································· 218

精子DNA断片化 ·································· 276

生殖補助医療 ·································· 131

性欲相 ·································· 278

性欲低下障害 ·································· 278

脊髄髄膜瘤 ·································· 316

セルロプラスミン ·································· 161

セレン ·································· 276

喘息 ·································· 71

早期皮膚老化 ·································· 211

早産 ·································· 31, 76, 172, 286

早発卵巣不全 ·································· 241

た

体外受精 ·································· 251

胎児形態異常 ·································· 37

胎児発育不全 ·································· 76

大豆 ·································· 175

大豆イソフラボン ·················· 177, 189, 260

ダイゼイン ·································· 189

胎盤関連産科合併症（PMPC） ·················· 68, 76

胎盤機能不全 ·································· 76

胎盤形成不全 ·································· 76

多嚢胞性卵巣症候群（PCOS）
·················· 89, 110, 117, 129, 131, 251

短鎖脂肪酸 ·································· 127

男性酸化ストレス不妊症 ·································· 114

男性不妊 ·································· 114

男性不妊症診療ガイドライン ·································· 275

チェストベリー ·································· 273

地中海食 ·································· 250, 307

着床不全 ·································· 233

腸内細菌叢 ·································· 186

つわり ·································· 304

テストステロン ·································· 245

鉄 ·································· 214, 301

鉄欠乏性貧血 ·································· 164

デヒドロエピアンドロステロン ·················· 106

てんかん ·································· 68

銅 ·································· 170

銅／亜鉛-スーパーオキシドディスムターゼ
·································· 151, 161

銅欠乏症 ·································· 170

統合医療 ·································· 14

動脈硬化 ·································· 177

トコトリエノール ·································· 273

な

難治性腟炎 ·································· 126

ニコチンアミドモノヌクレオチド ·················· 246

二分脊椎症 ·································· 68

日本人の食事摂取基準 ·································· 54

乳酸菌 ·································· 123, 233

尿漏れ ·································· 270

妊娠高血圧症候群（HDP） ·················· 29, 68, 76

妊娠高血圧腎症（PE） ·················· 77, 290

妊娠糖尿病 ·················· 29, 31, 294

認知機能 ·································· 267

認知症 ·································· 180, 181

は

排卵障害 ·································· 247

非NTD先天奇形 ……………………………… 28	ヘモグロビン ……………………………… 155, 214
ビタミンA ……………………………… 37, 40, 300	ヘルスリテラシー ………………………………… 20
ビタミンB ……………………………… 192, 193	ヘルパーT細胞 ………………………… 85, 229, 234
ビタミンB群 ……………………………… 224	勃起不全（ED）……………………………… 278
ビタミンB$_2$ ……………………………… 44, 301	ホットフラッシュ ……………………… 260, 267
ビタミンB$_6$ ………………… 44, 267, 273, 276	ホモシステイン …………… 44, 76, 192, 193
ビタミンB$_{12}$ ………………… 44, 276, 282	ポリグルタミン酸型葉酸（folate）………… 42, 46
―耐用上限量（妊婦）………………………… 28	ポリフェノール ………………… 117, 120, 186
―付加量（妊婦）………………………… 28	ポリメラーゼ ……………………………… 151
ビタミンC ……………………… 238, 276, 282	
ビタミンD …27, 30, 82, 91, 93, 201, 207, 211, 224, 228, 245, 248, 264, 270, 273, 295, 300	**ま**
―耐用上限量（妊婦授乳婦）………………… 31	マイクロバイオーム ……………………… 234
―目安量（妊婦授乳婦）………………… 31	マカ ………………………………………… 279
ビタミンE ……95, 97, 100, 180, 181, 224, 238, 246, 247, 267, 276, 282	マグネシウム ……………………………… 183
	マルチビタミン ………………… 21, 61, 89, 228
ビタミンK ……………………………… 201	ミオイノシトール ………… 129, 131, 224, 247, 248
ビタミンK$_2$ ……………………………… 264	ミトコンドリア ………………… 110, 117, 144
必須脂肪酸 ……………………………… 172	無脳児 ……………………………………… 68
必須微量栄養素 ……………………………… 250	メタボリック症候群 ……………………… 177
菲薄化子宮内膜 ……………………………… 237	メチオニン ………………………………… 76, 79
非ヘム鉄 ……………………………… 214	メチルコバラミン ………………………… 276
肥満 ……………………………………… 224	メチルトラップ現象 ………………………… 30
微量ミネラル ……………………………… 158	メチレンテトラヒドロ葉酸還元酵素（MTHFR）………………… 44, 50, 66, 80, 229
貧血 ……………………………………… 216	メラトニン ………………… 103, 224, 245, 247
不育症 ……………………………… 89, 228	モノグルタミン酸型葉酸（folic acid）……42, 46, 65
フェヌグリーク ……………………………… 279	
ブテロイルモノグルタミン酸型葉酸 ……… 65	**や**
不妊症 ……………………………………… 85	葉酸 ……………………27, 28, 224, 228, 276, 301, 316
不飽和脂肪酸 ……………………… 137, 250	―摂取量（妊娠中）………………………… 72
フマル酸第一鉄 ……………………………… 215	代謝されない―………………………… 54
プレコンセプションケア ……… 24, 52, 313, 317	葉酸欠乏症 ……………………………… 52
プレバイオティクス ……………………… 123, 126	葉酸サプリメント …………47, 52, 57, 66
プレビタミンD ……………………………… 207	葉酸代謝経路 ………………… 42, 61, 192
プロバイオティクス ………… 123, 126, 228, 233, 287	
プロビタミンD ……………………………… 207	**ら**
平均赤血球葉酸濃度 ……………………… 50	酪酸 ……………………………………… 127
米国疾病管理予防センター ……………… 52	ラクトバチルス …………………………… 124
米国予防医療専門委員会（USPSTF）………47, 50	ラクトフェリン ………………… 126, 287
ヘム ……………………………………… 155	卵巣機能低下 ……………………………… 241

卵巣予備能 ……………………………… 86, 108
卵胞発育 ………………………………………… 86
リコピン ………………………………………… 276
流産 …………………………… 37, 89, 120, 228
レスベラトロール …… 117, 120, 186, 224, 241, 246, 247
レチニルエステル ……………………………… 34
レチノイド ……………………………………… 34
レチノイン酸 …………………………………… 37
レチノール ………………………………… 34, 37

欧文・数字

α-トコフェロール ………………… 95, 98, 183
βカロテン ……………………………………… 34
γ-トコフェロール …………………… 183, 273
CDC ……………………………………………… 52
Cu/Zn-SOD ………………………… 151, 161
dehydroepiandrosterone；DHEA …… 106, 108
Developmental Origins of Health and
　Diseases；DOHaD ………………… 26, 294
DFI ……………………………………………… 80
DHA …………………………………………… 301
DHEA ……………………………… 217, 241, 245
dietary folate ………………………………… 46
DNA fragmentation index ………………… 80
DNA合成 ……………………………………… 43
DNA断片化 …………………………… 114, 137
DNA複製 ……………………………………… 43
DNAメチル化 ………………………………… 44
dysbiosis ……………………… 123, 228, 233
EPDS ………………………………………… 156
FIGO …………………………………………… 23
FIGO栄養チェックリスト …………………… 23
folate ………………………………………… 42
folic acid ………………………………… 42, 46
folic acid food fortification ………………… 47
gestational diabetes mellitus；GDM …… 29, 294
GMP（適正製造規範）………………………… 66
hypertensive disorders of pregnancy；HDP
　……………………………………………… 29, 76
Iron deficiency anemia：IDA ……………… 164

L-アルギニン ……………………… 149, 238, 279
L-カルニチン …………………… 141, 144, 276, 282
lactobacillus ……………………………… 230, 234
lactobacillus dominated microbiota；LDM
　……………………………………………… 123
Male Oxidative Stress Infertility；MOSI …… 114
mediterranean diet ………………………… 307
methylenetetrahydrofolate reductase；
　MTHFR ………………………………… 44, 66, 80
microbiome ………………………………… 123
microbiota …………………………………… 123
MTHFR遺伝子多型C677T ……………… 44, 66
neural tube defects；NTDs ……………… 49, 68
NK細胞 …………………………… 85, 120, 229
non-LDM ……………………………………… 123
non communicable diseases；NCDs ……… 26
One Carbon Metabolism ………………… 42, 192
oxidative stress；OS ………………… 137, 141
placenta mediated pregnancy complication；
　PMPC …………………………………… 68, 76
premenstrual syndrome；PMS ………… 182, 272
polycystic ovary syndrome；PCOS
　……………………………… 89, 224, 247, 251
polyunsaturated fatty acid；PUFA ……… 137
preeclampsia；PE ……………………… 77, 290
premenstrual dysphoric disorder：PMDD …272
pro-fertilly食 ………………………………… 253
reactive oxygen species；ROS …………… 114
S-エクオール ……………………… 175, 177, 267
Think Nutrition First ………………………… 23
trace mineral ………………………………… 158
unmetabolized folic acid；UMFA ………… 54
WHO …………………………………………… 52
25(OH)D …………………………………… 93, 207

エビデンスで答える！
女性診療で必要な栄養素・サプリメントの知識90

2025年 4月 1日　第1版第1刷発行

■編　集　岩佐　武　いわさ たけし
　　　　　黒田恵司　くろだ けいじ
　　　　　小谷友美　こたに ともみ
　　　　　太田邦明　おおた くにあき

■発行者　吉田　富生

■発行所　株式会社メジカルビュー社
　　　　　〒162-0845 東京都新宿区市谷本村町2-30
　　　　　電話　03(5228)2050(代表)
　　　　　ホームページ https://www.medicalview.co.jp/

　　　　　営業部　FAX 03(5228)2059
　　　　　　　　　E-mail eigyo@medicalview.co.jp

　　　　　編集部　FAX 03(5228)2062
　　　　　　　　　E-mail ed@medicalview.co.jp

■印刷所　株式会社暁印刷

ISBN978-4-7583-2353-6 C3047

©MEDICAL VIEW, 2025. Printed in Japan

・本書に掲載された著作物の複写・複製・転載・翻訳・データベースへの取り込みおよび送
　信（送信可能化権を含む）・上映・譲渡に関する許諾権は，（株)メジカルビュー社が保有し
　ています.
・ JCOPY 〈出版者著作権管理機構 委託出版物〉
　本書の無断複写は著作権法上での例外を除き禁じられています. 複写される場合は，その
　つど事前に，出版者著作権管理機構（電話 03-5244-5088，FAX 03-5244-5089，e-mail：
　info@jcopy.or.jp）の許諾を得てください.

・本書をコピー，スキャン，デジタルデータ化するなどの複製を無許諾で行う行為は，著作
　権法上での限られた例外（「私的使用のための複製」など）を除き禁じられています. 大
　学，病院，企業などにおいて，研究活動，診察を含み業務上使用する目的で上記の行為を
　行うことは私的使用には該当せず違法です. また私的使用のためであっても，代行業者等
　の第三者に依頼して上記の行為を行うことは違法となります.